小郎中学医记

——爷孙俩的中医故事 6

曾培杰 陈创涛 编 著

中国中医药出版社
·北 京·

图书在版编目（CIP）数据

小郎中学医记.爷孙俩的中医故事.6/曾培杰，陈创涛编著.—北京：中国中医药出版社,2023.6

ISBN 978－7－5132－6687－1

Ⅰ.①小… Ⅱ.①曾… ②陈… Ⅲ.①中医学—普及读物 Ⅳ.① R2－49

中国版本图书馆 CIP 数据核字（2021）第 010734号

中国中医药出版社出版

北京经济技术开发区科创十三街 31 号院二区 8 号楼

邮政编码　100176

传真　010-64405721

山东华立印务有限公司印刷

各地新华书店经销

开本 710×1000　1/16　印张 15.25　字数 263 千字

2023 年 6 月第 1 版　2023 年 6 月第 1 次印刷

书号　ISBN 978－7－5132－6687－1

定价　58.00 元

网址　www.cptcm.com

服 务 热 线　010-64405510

购 书 热 线　010-89535836

维 权 打 假　010-64405753

微信服务号　zgzyycbs

微商城网址　https://kdt.im/LIdUGr

官 方 微 博　http://e.weibo.com/cptcm

天猫旗舰店网址　https://zgzyycbs.tmall.com

如有印装质量问题请与本社出版部联系（010-64405510）

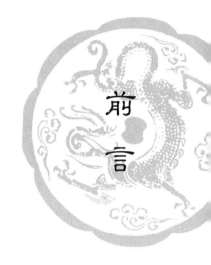

前言

当我们提出要以故事形式来创作《小郎中学医记》时，原人民军医出版社的王显刚老师便大力支持，同时寄来一套《名老中医用药心得》，这是他策划的《名老中医学术经验传承》系列里的一个分支，现在已经出版了《名老中医用药心得》1～4辑，后续修订扩充，计划出版15辑。

这套书在老中医经验图书里含金量是相当高的，书里汇集了众多名老中医用药精髓，堪称干货满地，灵机遍纸，俯拾皆是。书里既有老中医的独到用药体会，也有老中医验证了几十年的单验方、食疗方、外用方等，颇能启发医者临床思路。可像这类浓缩了精华的中医书籍，很多初学中医的读者却望洋兴叹，难以迅速登堂入室。

中华文化的精髓必须经过浓缩，就像古文字、文言文的产生一样，只有浓缩，才能在历史长河里不断地被传承保存下来。就像牛奶浓缩成奶粉后，才能保存得更久。

可中华文化这么多浓缩的精华，要后学者一下子吃透，就明显有些吃不消。那该怎么办呢？浓缩就要稀释，奶粉就要冲水。

所以我们认为：最能代表中药精华浓缩的，莫过于《中药大辞典》；最能体现中药灵活运用的，莫过于《名老中医用药心得》；最能够体现中医精髓的，莫过于医案医话。

常言道，明清以后，医案为最。这些医案虽小，却是中医理法方药一气呵成、豁然贯通的结晶。

但最能让读者读进去的形式，还是故事、小说。把中医故事化、小说化，其实就相当于把奶粉加水稀释，冲成可口的奶汁，既方便喝，又容易吸收。

所以我们便用爷孙俩的中医故事形式，以医案医话为情节，还原名老中医用药精华，重现古人凝炼中医精髓干货的过程。

这样读者在阅读的同时，能够很快学到东西，这也是中医发展必须从普及教育传播开始的一个因缘！

中医普及学堂

2022 年冬

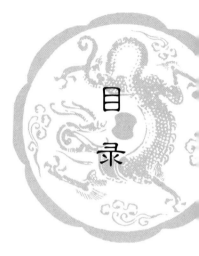

目录

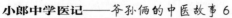

1. 人参

◎脾虚腹泻理中汤

《医学启源》记载，人参治脾胃阳气不足。

一病人常年在冰库里工作，经常不明原因腹泻。平时即使不腹泻，大便也不成形，或大便稀溏，一日八九次，不思饮食，有一年多了。医生见他舌苔黄厚腻，认为是湿热为患，给他用了葛根芩连汤、香连丸之类的药，吃了效果欠佳。而且腹部还老是胀满。

爷爷看他脸色苍白，精神疲乏，脉象濡弱，便说，这个不能攻，要靠补。小指月说，爷爷，他舌头有一层黄厚腻苔，为何要用补呢？

爷爷笑笑说，这层垢腻只是假象，是中土阳虚、水湿不化之象，而非湿热。再把他脉象濡弱，完全没有热象，尺脉偏迟，面色㿠白，明显属于阳虚湿泻。

小指月说，那他腹部胀满呢？爷爷说，腹部胀满，但不拒按，反而喜按，故非实邪，可见属于虚胀。再加上久病多虚，屡治不愈，元气不足，遂用理中汤（人参、炒白术、干姜、炙甘草），重用人参 20 克，能大补肺脾之气，人参又是久病虚劳内伤第一要药。病人连服 5 剂，大便成形，不再泄泻。再服 10 剂，巩固疗效，精神振作，食欲大增。

爷爷说，要么以后你换个工作，要么在冰库工作时做好防寒措施，手足不要受凉。觉得腹中稍微冷痛时，就吃理中丸，来强壮脾阳。这病人说，为什么呢？

爷爷说，脾主四肢，又主大腹，四肢受凉，必然寒气循经传入大腹，导致消化不良，故而大便稀溏，精神不振，所以不受凉就是保卫脾胃方。

随后小指月在小笔记本中记道：

一味人参治腹泻伤阳。谢某，男，6 个月。患儿腹泻多日，泻下水样便，当地乡医给予输液、肌内注射抗生素、服止泻药等中西药并进而罔效。家人惶急，遂邀钟明远老中医往诊。症见患儿神情淡漠，睡中露睛，四肢发凉，腹壁起皱而无弹力，身有微汗，息微音低，口唇淡白无华。钟老仔细辨证，认为患儿脾胃素虚，加以腹泻多日，所见一派泻利过损脾阳之候，症情险急，即投予石柱人参 3 克（切开，米炒），嘱炖汁少少与之灌服。药后小儿安睡至当晚子时，即能睡醒思乳，腹泻亦止。翌晨，患儿精神大振，喂吃羹汤。复以参苓白术散加白豆蔻 1

粒，藿香2克，水煎服，连投2剂，调理而愈。(《名老中医用药心得》)①

◎独参汤，救汗脱

《本草新编》记载，盖人气脱于一时，血失于顷刻，精走于须臾，阳绝于旦夕，他药缓不济事，必须用人参一二两，或四五两，作一剂煎服以救之，否则阳气遽散而死矣。

有个小孩子，感冒后体虚，又吃了生冷之品，导致腹泻。后虽然泄泻停止，但手足发冷，面色苍白，汗出如雨，神昏欲睡，这该怎么办呢？

爷爷说，救急，首先要明白是脱证，还是闭证。如果是闭证，就要开窍醒神，用麝香、冰片之品。如果是脱证，就要急救回阳，用人参、附子之药。

小指月仔细摸小孩子的脉象，非常微细，明显气力不续，显然是个脱证，津随阳脱，故汗泄不已。爷爷迅速给这小孩子用上独参汤，用上好的野山参。如果没有野山参，可以用红参。灌下参汤后，孩子慢慢精神振作起来，精神一振作，汗出淋漓就消失了，随后以山药粥养脾胃而愈。

小指月说，爷爷，大汗淋漓，为什么用人参？爷爷说，有形的津血不能速生，无形的阳气应当急固。人参大补元气，气能摄血，也能摄津液，只要元气一回，津血自固。小指月说，原来是这样，难怪《药性歌括四百味》里记载，人参味甘，大补元气，止渴生津，调营养卫。随后小指月在小笔记本中记道：

阳虚气脱案。一男婴，3个半月。因发热、鼻塞、偶咳1天，在当地医院诊治，诊为感冒，治以西药，热退后回家。至晚10时许，发热又起，肌热灼手，烦躁不安，其家长给服"泰诺林滴剂"约1.2毫升，半小时后，小儿汗出淋漓，肌肤青冷，神靡目闭。适逢方正浩老中医在此邻家做客，因夜深途难而邀视。诊之，汗出如水，渗透夹衣，面唇苍白，精神委靡，双目紧闭，声音低怯，呼吸气微，四肢青冷，舌淡，脉虚弱。此乃徐灵胎所谓"汗大出之后，卫气尽泄，必阳衰而畏寒"，属津伤阳虚气脱证也。至于亡阳未剧，尤可挽回。急治补气回阳，固脱生津。陆渊雷云："回其阳则津自生。"却身在他处，用药何如？幸哉，适病家有高丽参，令取约5克，煎汁频服，服尽顷刻，汗出渐止，面唇转红，体温肢暖，神安入睡，已度危境矣。

---

① 本系列图书所引用名老中医经验，除非特别指出，均是引自原人民军医出版社出版的《名老中医用药心得》系列 (本系列图书最新修订版将由中国中医药出版社出版)，后续不再一一指出。

◎ 人参大补元气

有个病人，腹部长了瘤子，要做手术。他有些害怕，既担心流血过多，又忧虑手术痛苦。爷爷笑笑说，手术时有营养供给，又有麻醉，你这些担忧都没必要。

病人又问，很多做完手术的人都体虚无力，你看有没有预防的中药？爷爷说，这样吧，你在手术前，每天用人参粉 1 克，配合三七粉 2 克，开水送服，连服 3 日，如果手术期间不能进水，你可以口含参片，这样津液滋润，也不觉得渴。

病人就按爷爷说的去做，不仅在手术期间减少了出血，而且术后康复也快。因为人参能大补元气，三七可活血化瘀，元气足则能耐受痛苦，气血活则瘀滞容易排去。这样推陈出新，身体当然恢复得快。随后小指月在小笔记本中记道：

丰明德经验：人参促进胎儿分娩。老人肾亏，膀胱不约，夜间尿频，民间习在晚间口含人参一片。又常见富户人家嫁女时，因路途遥远，乘轿小解不便，口含人参，即无便意。再如孕妇在临产前以白糖煎参水饮之，或口嚼人参饮片，能增强孕妇体力，以促进胎儿分娩。足证其大补元气之功一斑。

魏承宗经验：独参汤可催生。旷某，临盆 2 日，接生员报告曰：儿生不下，打针、服药不应，儿头已抵玉门，子宫开口约四指。诊之，脉弱无力，面白形衰，语言低细。病者自诉，气常下陷，倦怠异常，头晕不能动摇，动则欲倒。证属气虚至极，乃嘱服独参汤，一次 30 克，先后进服 90 克而获平产。若家贫无参，可仿高鼓峰法，每用党参、黄芪各 30 克，当归 15 克，川芎 10 克，冬月加肉桂 10 克以温之，屡试有验。

◎ 怪病治心

《神农本草经》记载，人参主补五脏，安精神，定魂魄，止惊悸，除邪气，明目，开心益智。

有个病人晚上不敢睡觉，闭上眼睛就有很多幻觉，各类鬼怪纷纷扑过来，好像自己要被吞噬一样，说出来没人信。医生也说他精神出了问题。

爷爷说，有果必有因，病人一般不会凭空打妄语。

小指月切他脉象迟缓无神，摸他手又是凉的。

爷爷问他，你住在哪里呢？这病人说，我住在地下室，房租便宜些。

爷爷说，不要省钱省出病来。你身体心脏阳气不够，不能住阴暗潮湿的地方。你换个楼层高一点的或干燥向阳的地方住，阳气足，这病就好得快。

病人被折腾得精神不振，没法安睡，马上听从老先生建议，找了个五楼住。爷爷又叫他用红参打粉冲服，每次3克，这样既节省药材，也能提高疗效。

结果病人自从服食红参粉后，再也没有出现幻觉、梦鬼怪，睡眠质量明显提高，白天便有精神工作了。小指月说，这人参能安精神、定魂魄啊。

爷爷说，前提是病人脉力不够，心脏阳气亏虚。同时，人的住房环境也很重要。如果住在闹市，就很容易梦到打闹；住在地下室，潮湿阴暗，就容易梦到鬼怪。这都是心主神志功能失调，所以怪病要调心。随后小指月在小笔记本中记道：

石恩骏老中医曾治一严重失眠者，彻夜不眠一周有余，心烦极，时有幻觉出现，疑有精神病，然安眠药也无效。脉细数弦涩，舌暗红少苔。用上好朝鲜人参15克，浓煎服下，即得熟睡10余小时。后每天均用人参煎汤代茶饮，1周后失眠症状完全消失，精神情绪正常。人参安精神、定魂魄之功用有见于此。余治疗癫痫，每用人参加入消痰、定惊、清肝、息风、化瘀方中。认为此疾顽劣频发，必伤五脏正气，人参主补五脏，安精神，止惊悸，除邪气，正宜于此。

◎子宫脱垂，红参提回

有位老妇人，一次大出血后，虽然血止，不久后却得了子宫脱垂，整个人乏力倦怠，站着都觉得有重坠感。

小指月摸其双脉虚陷，便说，爷爷，这个我会治，用补中益气汤。这老妇人说，大夫，我都吃了十多剂补中益气汤了，都不管用。

爷爷看她的药方，只见上面用的是党参，便笑笑说，补中益气汤没错，还要外加红参20克炖水。这样升提中气、巩固元气并举，才能把脱垂的子宫提回原位。

这老妇人红参炖水和补中益气汤一起喝时，果然效果很快就出来了，人也有了精神，言语有力。5剂药后，子宫不再脱垂。随后小指月在小笔记本中记道：

贺骥侪经验：独参汤治子脏脱出。一县令夫人身体羸瘦，下焦素虚，怀妊十月分娩一男婴，病人气喘吁吁，面色㿠白，大汗不止，血流如注，子脏脱出产门。急请贺氏诊治，立即用香油倒入铜盘，将子脏托住，用好醋半斤，火烧秤砣，淬醋，使产妇闻之。急取上等高丽参一两浓煎频服。两个时辰内脏渐渐上提而愈，后拟人参养荣汤以调理善后。此例产妇平素身体羸瘦，气血不足，下焦素虚，又值分娩，中气因而下陷，以致子脏脱出。用香油使其子脏滑润回收，拟独参汤补益升提，以铁器淬醋开窍止血，后用人参养荣汤扶正以收功。

◎助元气，推动水气

有一高龄老人，秋风起，忘了添衣加被，第二天被冻醒，小便就排不出来了。

爷爷摸他脉象浮紧，问他有没有出汗，这病人摇摇头。随后爷爷便用麻黄、杏仁、甘草加人参，1剂，微汗、尿出而愈。

小指月疑惑地问，爷爷，你这方里没有专门治癃闭、利尿之品，何以能通小便？

爷爷说，大凡发表之药，中空者多能利小便，如麻黄。而利小便之药中空者亦多能发表，如芦根、白茅根。而病人汗、尿俱不出，脉浮紧，为膀胱、肌表为寒邪所闭，所以用麻黄、杏仁打开肺盖，通透膀胱、肌表之气。

小指月说，为什么加人参呢？爷爷说，高龄老人，脉象沉取不足者，乃元气不足。元气不足，水液自然潴留，排得不顺畅，加人参可以助元气以推动水气。随后小指月在小笔记本中记道：

廖家兴经验：人参、麻黄通癃闭。王琦（胥山老人）在张隐庵（志聪）《侣山堂类辨》跋云，张隐庵治粮道某患癃闭，诸医罔效，张以补中益气汤投之，一剂而愈。又卢晋公（复）治粮道某溺闭甚亟，诸医束手，卢以人参、麻黄各一两投之，不逾时而溺。卢、张同为清朝康熙时武林人，故事又同一粮道（粮官），均用升补而效。是否传闻溢美，卢、张分得其功？然而升补治疗溺闭，可为法外之法。特别是人参、麻黄配伍尤为得宜。余常于化石通淋药中加入麻黄一味，舒张平滑肌，扩张输尿管，利尿解痉，用治尿路结石，每获良效。治结石，余还喜加入木贼草30～40克，体会到木贼草既有明目退翳之功，也有溶解结石之效。麻黄扩张输尿管，利尿，有利于结石排出，木贼草功能溶解结石，二者配伍，相得益彰。

◎误服人参流鼻血

古人云，人参虽补，妄投则可杀人；大黄虽泻，巧用则可起死回生。

有位老人，晨练时经常觉得气力不足，跟不上大伙儿，打太极稍微久一点，就气喘吁吁。孝顺的儿女从韩国给他带回来上好的高丽参，想让老人补补身体。老人当天晚上吃了，第二天去晨练，头晕头胀，流鼻血，差点晕过去。在众人的搀扶下，赶紧来到竹篱茅舍。

爷爷一摸他脉象，便说，这么大火气，从哪里来的呢？老人说，不瞒您说，我昨天吃了点高丽参。

爷爷说，难怪了，气有余便是火，火逆炎上，鼻衄出血。谁让你吃的呢？老人说，我家孩子从韩国带回来的，给我补身子的。

爷爷说，药物不是食物，必须经医生指导才可以用。无知的爱等于伤害。别以为一片孝心就能治病，要理性。你身体本身就气血上冲，脉势上越，这人参上去就冲得更厉害，鼻子出血算是好的了，如果眼睛出血，那就看不见东西，脑出血就会中风偏瘫。老人这才意识到问题的严重。

益者损之。随后爷爷给他几片大黄，回去泡水喝，把上冲的脉势降下来，这样头部才不胀了，鼻子也不出血了。

小指月说，爷爷，我总算体会到人参杀人无罪、大黄救人无功这句俗话了。

爷爷说，不单老年人，青壮年更要注意，不要轻易服用人参。青壮年虚损病人，用人参后康复得快。但青壮年健康之人用人参后，一部分人出现胸脘满闷、烦躁不安的症状；另一部分人显得精力饱满过剩，但二三年后出现早期衰老症状，故不可不慎。随后小指月在小笔记本中记道：

人参服之不当，会造成各种恶果。如清代《余听鸿医案》中记载 5 例服人参受害的病人：1 例用二两（60 克）人参同鸭子煮食，服后当夜目盲，经治月余始愈；2 例服人参后出现痴呆症状；2 例因患疟疾，久病体虚，服人参后，当夜皆亡。再如吕广振老中医目睹一农妇，年 50 余岁，春季服自泡的人参鹿茸酒，服后尿血，经治年余始愈。还有一人春季服人参酒，几日后鼻子出血，口渴索饮，经服养阴增液药后始渐愈。

◎人参治暴盲

一产妇哺乳期，在家里闲着没事，天天看手机。3 个月后，她渐渐觉得看东西有些模糊。突然有一天，眼睛看不清东西了。家人急忙送她去医院眼科检查，但眼睛又没有器质性的病变，于是就找中医看看。

像这些现代检查查无原因的疾病，大家就会习惯性地想起中医。

爷爷看后说，生病起于过用，凡事要有个度。本身你就刚生完孩子，应该安心调养身子，慢慢康复，你却天天盯着手机，这样气血暗耗，就像油尽灯枯一样，眼睛自然有问题了。这种情况以前见多了，有些妇人生完孩子，天天看电视，看到眼睛都看不清东西了，严重的治了几年，很难恢复。

病人这才警醒，赶忙把手机交给家人，发誓说，再也不迷恋手机了。

小指月说，爷爷，是不是要用枸杞子、菊花来明目呢？爷爷说，一般的眼睛昏花可以用枸杞子、菊花，但这种元气亏虚、劳损久耗所致的暴盲，如果不用治虚神药——人参，难以力挽狂澜，拯危于顷刻，救逆于分秒。而且《神农本草经》里还提到人参能安精神、明目。

病人连续用了3天人参，眼睛渐渐能看清东西了。再加上多休息，少用眼，多看绿色植物，少看电视，很快视力就恢复了。随后小指月在小笔记本中记道：

《四川中医》记载，李某，女，23岁。病人4天前足月顺产一男婴，2天后开始哺乳。今日视力急剧下降，明暗不分，视无所见。查双侧瞳孔扩大，对光反应消失。伴见面色㿠白，神疲乏力，自汗，舌淡苔薄，脉虚弱。诊断为暴盲。处方：红参5克，煎汤频服，最后嚼食红参，每日1剂，并嘱其加强营养。2剂后，精神好转，自汗减轻，可见眼前指动，视物不清，瞳孔对光反射迟钝。继服4剂，视力基本恢复正常。1周后出院，多次随访，病未复发。

◎ 人参拾珍

王振熹经验 实证用补话人参

小儿暴泻、久泻、久痢或温病后期，常并发腹胀，严重者可危及生命。我初参加临床医疗时，对这种小儿腹胀多用行气降气的方法治疗，有治愈的，也有不愈的，甚至死亡的。为什么病因相同，证候表现相同，而疗效不一样呢？开始时百思不得其解，后来请教一位老师，他建议大凡久病热病后期，正虚腹胀者宜加用人参。因湿热痢疾耗伤气津，湿热未清，正虚邪留引起的虚实夹杂的腹胀，用人参小承气汤加味（红参6～9克，大黄9克，厚朴4～6克，甘草、木香各3～6克）治疗。所治8例均效，都在2～3天告愈。如一7个月的男孩周某，患湿热痢疾，发热烦躁，每日解脓血便8～10次，经治疗1周后，下痢脓血减至每日1次，但出现腹胀，日渐明显，神倦嗜睡，四肢软弱无力。中药治疗：红参6克，另炖取60毫升，大黄、枳实各9克，厚朴5克，木香、甘草各3克，煎取120毫升，分6次与红参水兑服，每小时服1次。1剂药服完，矢气频频，腹胀渐消，肠鸣可闻。守方1剂，腹胀消失如常。调理5天，治愈出院。

为何加用人参后疗效更明显呢？我认为，泄泻、痢疾、温病后期出现腹胀，不仅是由于伤阴，更重要的是耗气，气不足，脾胃的运化升降功能失常，大肠失司，清气不升，浊气不降，充斥肠间所致。厚朴三物汤、小承气汤虽有行气降浊之功，但气不足，推动之力不足，浊气难于外泄，加用人参大补其虚，扶其正气，一补一行，一升一降，大肠传导得司，浊气得降，腹胀自消，故效果更加显著。

指月按：中气不足，不能运化四维。凡周身推陈出新，全凭人体中焦一股气。气力不足，则升降出入转不起来；气力充足，则圆运动自然周转。所以治疗腹胀，若因为久病或大泻过后体虚，伤及中气的，稍加以人参补益中州，令气机能旁达，此塞因塞用也。故张仲景有个朴姜半草人参汤，专治虚人腹胀。

龚崧经验　滥服人参，引动气火

曾治一妇人，年70余，躯体魁梧，身着红装，头插鲜花，面红如醉，步履矫健，由10余人前拥后簇而来，步伐雄武，谈话唾沫四溅，声如洪钟。据悉老妇虽已年迈，精神特好，尤其是夜间精神焕发，令全家男女老少轮流陪其娱乐，经常通宵达旦，历已10日。一家人不堪其扰，求治于龚氏。诊其脉四指有余，弦数有力，尤以右尺脉重按更甚。察其舌质红苔黄，且食量惊人，大便秘结，小便赤。病系君相之火上炎，以致心神扰乱，不能安舍。即予龙胆泻肝汤原方，以泻降相火，逐热下行。服1剂后，妇人晚上能睡3小时，连服3剂，可安然入睡。后又出现口舌生疮，遂改用天王补心丹以善其后。盖媪系侨眷，日前由海外寄来数支高丽参，每晚取6克炖服，连服7日，以致发生上述各症。

指月按：有力无力分虚实，虚则补之，实则泻之，此医道之宗旨。如若脉象弦数有力，此时若再服用人参，便如火上浇油，气有余便是火，这样人就会变得兴奋，难以入睡，甚至孔窍流血，而成狂躁。所以速以泻火救急，火撤则神清，乃能安眠。故富人条件虽好，也不能滥用补药。一方面是脉药不合，反致偾事。正如前人所说，药能中病，大黄为圣剂；药不中病，人参亦鸩毒。另一方面，若长期依赖补品，也会导致身体自我生化功能减退。就像富家子弟，若只知衣来伸手，饭来张口，而不知自强不息，自食其力，必定会腐败家业。正如人不知运动锻炼，只知凭补药维续气力，必定会日渐委靡。

王修善经验　高丽参治痫证

一男童，11岁，据云五六岁时患惊风，经治疗得愈，其后每年发病三次，发作时猝然倒地，角弓反张，手足瘛疭，口流涎沫，一会儿后能苏醒。三伏天也离不了夹衣，稍一疏忽即复发。疾病日久，面黄肌瘦，六脉微软。人皆谓羊癫风难治，余教他服真正高丽参一支，重36克，以后身体壮实，再未发作。

指月按：古曰难易相成，看似久病难治的顽固痫证，如果方法得当，却如钥匙开锁，轻而易举。癫痫大都从怪病多痰论治，但王老独具慧眼，见小儿久病多虚，又六脉微软，遂舍病从脉。痰多之人治痰乏效，是因为元气不足，难以推动排出病理产物，故痰积日久不去，这时重补元气，气足自能运行，痰郁消散，如同水足舟动，冲走污浊。习医者要不被顽疾遮住慧眼，但从脉下定虚实。

张伯臾经验

老年冠心病多呈慢性病程，急暴之势已减，对其中症情较轻或基本稳定者，张老主张用药宜平宜轻，以散剂收功。常用生晒参1.5克，参三七1克，共研末分吞。偏气阳虚者用红参1.5克，参三七1克；偏气阴虚者用生晒参1.5克，炙甘草1.5克，酸枣仁1.5克，倘有气逆者加沉香1克；仍有隐痛者加乳香1克，或血竭1克。

指月按：久病多虚，久病多瘀，人参补虚，三七去瘀，所以这个参七散是很多慢病体虚有瘀者的保健良方。《得配本草》记载，人参配苏木治血瘀发喘，其实也是用人参补虚，苏木祛瘀。药虽不同，法则如一。

《夷坚志》记载，有个3岁幼子得了痰喘病，医不能治，五昼夜不乳食，甚是危急。后得一方曰人参胡桃汤，用上品人参寸许，胡桃（核桃）一枚煎汤，喝了马上就不喘了，不久就醒过来，气息平复。可第二天煎药时，家人把胡桃的皮给剥掉了，再喝药，喘却止不住。才知道治疗喘病，胡桃不能去皮，因为人参平喘，带皮胡桃敛肺。然后再用没剥皮的胡桃煎汤，喘又平复了。

指月按：有人不信人参能益气平喘，有试验为证。《图经本草》里讲，两个人同走，一个人口含人参，一个空口，各走三五里。不含人参的人必大喘，含人参的人气息自如。可见人参能够使人耐力增强，呼吸深沉有力，改善身体缺氧状况，故而广泛运用于航天或高原登山等。

《医林锥指》记载，一吐血重症病人，连续吐血数日，倾碗盈盆，止血药如棕榈炭、大黄炭等服之无效，奄奄一息，后用人参30克煎汤服之而愈。

《名医类案》记载，一妇人三阴交无故出血如箭射，气息将绝，以手按其窍，缚之以布条，妇人昏仆不知人事，以人参30克煎灌而愈。

指月按：《本草正》中赞叹，人参，阳气虚竭者，此能回之于无何有之乡；阴血崩溃者，此能彰之于已决裂之后。可见大出血不是急着补血止血，而是迅速益气固脱。中医认为气能摄血，气就像拦住江河的堤坝一样，能够固摄血液。

《名医类案》记载，一男子50余岁，伤寒咳嗽后久不愈，咽喉中声音如鼾，用独参汤一服病轻，再服鼾声除，三服咳嗽退，后连续服用人参巩固疗效，不再反复。

指月按：外感咳嗽以祛邪为主，而内伤咳嗽以扶正为主。特别是元气素虚之人，外感疾病容易缠绵难愈，这时辅助元气，便有助于身体向愈。所以喻嘉言主张用人参祛邪，他说，若元气素弱之人，气力不足，虽用表散之药，邪气亦驱逐不出去，容易流连，发热无休无止。所以常常加点人参入解表药中以助元气，使邪气得药力和元气一起鼓荡，可以排泄出去。

2. 党参

◎重剂党参代人参治气脱崩漏

《医贯》记载，盖天地之理，阳统乎阴，血随乎气，故治血必先理气，血脱必先益气。

一村妇，家贫苦，还要供养几个儿女上大学，起早摸黑干农活，从未好好休息过。有一次月经来临第三天开始大出血，连续出血五天，属于崩漏。她怕花钱，不敢去医院，一直忍着，到第六天身体实在扛不住，干活时晕过去了。

小指月问，什么是崩漏呢？爷爷说，子宫大出血，来势凶猛，犹如山崩地裂，江河决口，故曰暴崩。崩也叫崩中，漏也称漏下。崩形容量多如冲，来势猛急，好比山洪崩溃；漏形容量少淋沥，绵延不断，来势缓慢，犹如屋檐滴水。

《医宗金鉴》记载，妇人经行之后淋沥不止，名曰经漏；经血忽然大下不止，名为经崩。

小指月说，像这样的大出血导致的晕厥该怎么处理？爷爷说，从补气以摄血及气能生血的思路出发，用一味人参，取单行力专，以作挽狂澜于既倒之计。

因这妇人贫苦，爷爷便给她用大剂量党参代替人参，用党参100克煎汤顿服，喝完后神回血止，随后又用八珍汤补虚调理而收功。

爷爷感叹地说，这世上有人闲出病来，有人干活累出病来，不是过度就是不及，很少能调和折中的。以后不要操劳过度，留得身体在，不怕贫无财。随后小指月在小笔记本中记道：

独参汤治崩漏。李凤翔老中医曾治一农妇，年30余，因家贫且人口较多，常食不果腹，加之日夜苦思忧虑，劳累过度，元气大伤，骤得暴崩，血下盈盆，奄奄一息，急邀往诊。见其妇面白如纸，神倦懒言，脉细如线，肤冷肢凉，即处以独参汤（人参30克），因家境困窘，无力承担，遂改为党参4两（120克）浓煎频服，半日许复苏。由此看来，党参之力虽逊于人参，但大剂亦可济急。

《四川中医》报道郑仲宾老中医治疗暴崩验案。肖某，女，32岁。病人因阴道大出血 3 天，医治无效，至病家时正在忙碌操办后事，症见面色如蜡，神疲，目光呆滞，语言低微，虽值酷暑，仍身着棉衣，床上除棉絮之外还加有棕褥，血液浸透至床下，六脉沉细无力。郑老沉思片刻，拟方：人参 30 克，鹿茸 15 克，嘱人参浓煎频频服，鹿茸研极细末，每服 3 克。病人家属粗通医道，时值酷暑，不敢服甘温之品，故又另邀数医商议，众医均摇头，谓服此药，即死无疑，因而迟迟未服此药。时值午后，病人出血更甚，病情更加危重，故又接郑老诊视。郑老诊毕叹息道："此病气随血脱，不用此补气塞血之人参，生精养血之鹿茸，命在旦夕，快服药吧。"病家在死马当作活马医的情况下，频频喂浓煎人参汁，并兑服鹿茸，服药不过两炷香的时间，出血逐渐减少，病人慢慢睁开眼睛，要求继续服药。在 1 剂药服毕后，翌日阴道出血止。后经郑老用参桂鹿茸丸、归脾丸、紫河车以善其后，调治 3 个月身体康复。至此该病人很少患病，终年 83 岁。

◎ 人参败毒散治虚人感冒

有个少年，每次感冒后，不管吃药还是不吃药，不折腾半个月好不了，病起来缠缠绵绵，病去如同抽丝。即使去打吊瓶，虽然表面症状消失了，但还是要咳嗽将近半个月方愈。这次他又感冒咳嗽，畏风怕冷，鼻塞，胸闷，便找来竹篱茅舍，想看看老中医有什么好办法。

爷爷摸脉后便说，你是不是经常感冒？这少年惊讶地点了点头，确实是这样。夏天晚上吹风扇，忘了盖被子，第二天准会不断打喷嚏而感冒，身体虚弱得好像随时都会病倒一样。

爷爷给他开了荆防败毒散，而这少年好像久病识药，看了这些荆芥、防风之类的解表药，就说，大夫，这些药我都吃过，效果不太好，才找到你这里来。爷爷说，指月，为什么病人容易感冒，而且用解表药效果不太好？

小指月说，这脉象迟缓带弱，本身他是虚弱之体，邪气留恋久居，祛邪如果不扶正，就像赶走外敌、不筑长城一样，敌人很容易又再进来。

爷爷点点头说，没错，加 10 克党参，以助正气，使正气存内，邪不可干。

少年服了 1 剂药，咳嗽、怕冷去，服完 2 剂药，鼻塞、胸闷除，遂愈。他的感冒从来没有这么快治好过。他马上把老先生的方子记录了下来，以后如果再发生这种感冒时，用这个方子，比输液、打消炎针还快。

原来这就是典型的人参败毒散证，通过扶正来解表，治疗虚人感冒。随后小指月在小笔记本中记道：

陶庆升老中医初习医时，每遇感冒风寒者，治以辛温解表，药后有得汗而解者，有汗出不爽而不解者，有药后无汗，连服数剂，汗仍不出，乃至邪郁肌表，热久不退者。反复揣摩，不明其理。后思人参败毒散、参苏饮等方，均为解表药与人参合用之剂。度其用意，为使气虚感冒之人，补益其气，鼓汗出表。但仍恐人参用之过早，邪留不去。故临床时加参与否，疑虑不决。后读《本经逢原》引喻嘉言之语云："伤寒有宜用人参入药者，发汗时元气大旺，外邪乘势而出。若元气虚弱之人，药虽外行，气从中馁，轻者半出不出，留连致困，重者随元气缩入，发热无休。所以虚弱之人，必用人参入表药中，使药得力，一涌而出。"一语破的，群疑冰释矣！自此之后，遇风寒病人，其体弱而气虚，面白舌淡，脉应指无力者，就于解表药中加人参 3~6 克，果然应如桴鼓。如因人参昂贵，可改用党参 10~15 克。《本草正义》载："（党参）力能补脾养胃，润肺生津，健运中气，本与人参不甚相远。其尤可贵者，则健脾运而不燥，滋胃阴而不滞，润肺而不犯寒凉，养血而不偏滋腻，鼓舞清阳，振动中气，而无刚燥之弊。"故气虚有表邪未解者，用党参较用人参尤为适宜。而且在大队解表药中，用一味党参亦不致留邪。

◎妊娠水肿与便秘

有个孕妇，怀孕 3 个月，经常气短乏力，稍微劳累就双腿水肿、便秘。她家人不知如何是好，不吃药怕把身体折腾坏，吃药又怕影响到胎儿发育。

爷爷说，这脉象虽然滑利，但沉取力量却不足，中气不足，身体一方面容易虚胖，喝水都会肿，另一方面大小便也会不利。

小指月说，《内经》叫中气不足，溲便为之变。她家人说，那该怎么办呢？

爷爷说，既然是肺脾气虚，那就补中益气，选择单味党参，每次 30 克煎汤服用，因为党参平和，能补肺脾之气，以缓解气虚水肿、脾虚便秘。

果然，病人服用 3 天后，水肿消退，大便顺畅。后来偶然劳累后，水肿、便秘又会反复，病人再用单味党参煎服，很快又肿去便通。至期顺利产下一子。

随后小指月在小笔记本中记道：

郭博信经验：郭女怀孕期间，双腿反复水肿、便秘，脉滑而无力，遂令每日煎服 60 克左右野党参，经常服食。喝时腿就不肿，大便就通畅。家人担忧，天天喝这药汤，是否会影响到孩子。可一不喝，腿又水肿，且大便又艰涩。直到临产，生出个非常健康的孩子。

◎党参益力气耐饥渴

小指月跟爷爷上山采药，经常会碰到一些野生党参，有些小的，小指月便不去挖它们。爷爷常跟他说，采药人有采药人的原则，应该采大留小，采密留疏，不要斩尽杀绝，竭泽而渔。如果糟蹋了山林，最后自己反而无药可采。

这次爷孙俩采到一个大党参。在山里，爷孙俩架起锅来煮粥。爷爷说，指月，你切一小半党参放在粥里。小指月不知道爷爷要干什么。

中午这顿粥，非常可口，带有甜味，吃得指月意犹未尽。整个下午，爬起山来，虽然流汗，却不觉得烦躁。虽然走了很多路，却不觉得气力接续不上。采药时反而觉得力气有种绵绵不绝、用之不尽之感。所以下午比平常多背了两捆药，而且多走了好几里山路，甚至壶里的水没怎么喝，也不觉得口中干渴。按照往常，壶中的水早就见底了。爷爷说，这就是党参轻身、益力气、止渴生津之效。

小指月亲身体会到这种感觉，终生难忘。随后小指月在小笔记本中记道：

郭博信经验：有一次跟朋友上山采药，采到一根很粗的党参，因为味道甘美，当下就分着生吃了。那天大家上山下山，爬高下低，都特别有精神，一点都不觉得气喘乏力、口中干渴。这是党参益力气、久服轻身耐饥渴之效。我因为经常到山里去，让药农帮我上山采党参，总看到他们在煮粥时放上一两把党参，我问他们这是为什么？他们说，这样煮出来的粥味甜好喝，另外喝了这样的粥有精神，干活时口不容易干渴，同时在山里也不容易感受雾露寒湿之邪。《神农本草经》讲，人参除邪气，这是因为五脏精气足，邪气自然不入，正气存内，邪不可干。

◎党参拾珍

李介鸣经验

名医戴裕光曾用旋覆代赭汤治嗳气、心下痞硬，每每少效。后请教其师李介鸣（施今墨高徒），李老说，用旋覆代赭汤治痞而嗳气，必须一要对证，即气虚胃弱；二要重用党参，可用至30克。遵旨应用，每多奏效。

指月按：旋覆代赭汤治疗嗳气，一般是虚人气机上逆，这时如果上冲厉害，就重用旋覆花、赭石。如果脉象濡弱，属于胃动力不足，这时就要重补其虚，可重用党参，强大中焦之气，则嗳逆自然下行。

郭博信经验

我在5年前就已经老花眼，视物模糊，后来隔三岔五便用党参煎水喝，少则60克，多则100克，或者直接服用党参细粉10余克，每日1~2次。如今我已七旬，仍然不用戴眼镜，尚能够看清《辞海》里的小字，此皆服党参之功也。

指月按：《神农本草经》里讲人参能明目，目如灯火，五脏精气若灯油，人参大补五脏精气，油足自然火亮。五脏之精上注于目，故人参有明目之功。

一老人94岁，素来体弱多病，曾经五次骨折，胃口不好，睡眠也不佳，而且天气一变化，就容易反复感冒，于是给她开些健脾胃、补气血之方，方方不离野党参，少则30克，多则60克，甚至直接熬野党参汤喝，这样连续服用。让人不可思议的是，病人本来因为身体不好，连公园都不怎么去的，现在居然可以独自爬上六楼，也不短气乏力，而且反应一点都不显得迟钝。最重要的是在没服用党参之前，容易因为感冒而住院，自从坚持服用党参后，感冒次数大为减少，即使偶感风寒，也很容易痊愈。

指月按：当身体正气充足时，邪气就待不下去，也没法久留。古籍里讲，人参有安精神、除邪气之功。人体多一分精神，就少一分邪气。党参能补五脏精神，正气充足，邪气自去，轻身耐老延年，也是正气足的表现。

龚士澄经验

扶正止咳：我治外感时邪咳嗽，只要其人素弱或有汗而寒热不减，或咳逆费力而痰始出，或饭后咳减，或咳嗽而虚喘气短等，均用党参10克，加进应用方内，能助正气以散邪，未见因补气而敛痰增咳也。

益阴止咳：治妊娠咳嗽。党参甘平清肺，益气生津；麦冬甘凉养阴，润肺止咳，我常合用，治子嗽甚良。何也？盖妊娠中期出现干咳，日久不止，渐至五心烦热，胎动不安，是因气血下养胎元，阴精不能上承，肺阴亏损而致。以党参、麦冬各10克，水煎，当饮料服，咳可逐渐缓和而止，不至迁延至分娩。

指月按：久病多虚，虚人反复咳嗽，稍微加以补益之品，乃助正气，排邪气。至于体虚干咳，用党参配麦冬，有养气阴之功，这样气足阴柔，咳嗽易愈。

3．西洋参

◎一味西洋参治虚热不退

《本草从新》记载，西洋参补肺，降火，生津液，除烦倦，虚而有火者相宜。

有个小伙子高热，用退热药后，高热虽然退了，可老觉得烦热口干，没法睡觉，又非常疲倦。

爷爷问，指月，这是为什么呢？小指月说，壮火食气，温邪伤津，高热后期，气津两伤，所以气虚则倦怠，津伤则烦渴。爷爷说，没错，这是虚热不退，可以用一味西洋参煮粥喝，既能益气治倦怠，也能生津除烦渴。

小伙子喝了药粥后，口中生津，不再烦渴，精神振作，余症遂愈。

随后小指月在小笔记本中记道：

高辉远经验：如热病后气阴不足引起的烦渴口干、气短乏力，可用麦冬 10 克，淡竹叶 6 克，共煎取汁，然后倒锅中兑水，再加入粳米 30 克，西洋参 4 克煮粥，服食后有良好疗效。

◎暑季茶饮方

暑热炎炎，整个大地像是一个大烤箱，很多人都中暑了。

有个农夫，最近干活老觉得短气乏力，口干舌燥，好像要得病又没得。他赶紧来到竹篱茅舍。提前防病总比病后用药聪明。

小指月把他的脉濡缓，又见他舌头偏干，既有气虚，也有阴伤。短气乏力属于气虚，口干舌燥乃阴伤。

爷爷说，暑季一不小心就容易耗气伤阴，所以可以用个小小泡茶方，每次用 3 克西洋参，放入杯中，倒进沸水，焖个几分钟就可以喝，还可以多泡几次。既能益气，也能养阴。可谓暑季气阴两伤最佳妙品。

这农夫用一味西洋参泡茶，随后短气乏力、口干舌燥之感就消失了。

随后小指月在小笔记本中记道：

高辉远经验：西洋参可经粉碎、加工制成粗末制品（或切成小薄片），应用时加沸水浸泡或煎汁服用。如一般体弱者，可选西洋参 3～5 克，放茶杯中冲入沸水，加盖焖 5 分钟即可服用，残渣可反复冲泡，饮至无参味为止。常饮有补气养阴生津、强身壮体的作用。若夏季暑热烦渴，出汗多，易致气阴两伤，也可选用西洋参 5 克，切片泡水代茶频饮，以达清暑益气、养阴生津之功效。

◎西洋参拾珍

李俊林经验　西洋参辅治肺癌

肺癌为患，乃正虚邪犯，肺气怫郁，宣降失司，气机不利，津液失于输布，津聚为痰，痰凝气滞，进而出现痰气瘀毒胶结，日久而成肺部积块。治疗除辨证立法选方外，尚须结合现代药理研究选用抗癌中药，如七叶一枝花、山慈菇、夏枯草、龙葵、八月札等。尤其要抓住肺癌"阴虚"的病理变化，故常选用西洋参一味，长期小量咀嚼。先父以为，其既益气养阴、补肺健脾，又具利咽散结之功，能抗癌延寿，提高机体免疫功能。先父于1985年不幸身患肺癌，胸痛气促，咳痰咯血，低热，常苦不堪言，然多次拒绝手术。每用沙参麦冬汤、导痰汤等化裁治疗，并同时咀嚼西洋参，每日5克，未服用其他抗癌西药，后5年竟能胜任诊务。

指月按：邪之所凑，其气必虚。故虚处留邪，虚处藏奸，至虚之处，乃为容邪之所。所以治疗肺部癌症，用小剂量西洋参久服，乃取其长期充养肺部气阴，使正气存内，邪不得扩散。所以癌症的治疗要一直唱扶正的主题曲，长期扶正，适当攻邪，带病延年。

4. 太子参

◎ 太子参治小儿夏季热

有些小孩子，一到夏天炎热，身体随着自然界变化，也会出现发热，到了秋天，就会自动退热。爷爷说，这是小儿夏季热。

有个小孩子，每年夏季最热的那个月，都会有规律发热。每天上午发热38℃多，下午自动退下来，几年来都是这样。今年又发热，他家人带他来到竹篱茅舍。

爷爷见这小孩子舌尖红少苔，显然是体内阴虚热盛，应该用滋阴清热法，而长期发热后，孩子体虚少力，显得有些倦怠，最好还要能够补益元气。

小指月说，太子参既能滋阴清热，也能益气健脾。爷爷说，没错，太子参又叫孩儿参、童参，对于小儿气阴两虚发热，用它最好。

随后给小孩子服用太子参泡水，喝了就不再发热了，精神也没那么疲乏了。看来一味太子参真是治疗小儿气阴两虚夏季热的良药啊！

◎ 太子参拾珍

朱濂溪经验 补气升提喜用太子参

朱师认为，党参虽为补益升提之品，但过于腻气，常常会影响脾胃的升降功能。另外，党参与太子参相比，显得升补有余而滋养不足。太子参较之党参，补而不燥，滋而不腻，既能补气，又能填阴，可谓阴阳俱生，特别适合病后瘦弱无力，体虚自汗者。在临床运用中，朱师常把太子参与怀山药、玉竹合用以治脾气虚弱，胃阴不足；与沙参、麦冬合用以治肺燥，咳嗽痰少；与黄芪、五味子合用以治气阴不足，自汗，口渴，如黄芪汤（正黄芪、漂白术、北防风、熟地黄、煅牡蛎、云茯苓、大麦冬、粉甘草、大枣）。

指月按：太子参性平力薄，补气之力不及红参、党参，养阴生津之力不及西洋参，所以适用于气阴不足的轻症，比如小孩子阴虚火热。所以太子参是小儿科常用的平和养气阴之药。如果气阴两伤，火又特旺的，那就要用西洋参。

5. 黄芪

◎黄芪治久败疮

《神农本草经》记载，黄芪主痈疽久败疮。

一病人大腿处长一疮，大如鸡卵，数月未愈，经常流脓水，色清而不臭浊，医生用了大量清热解毒药，疮口迟迟未收口。

爷爷说，如果真的是炎症热毒，这疮口应当红肿热痛，现在热毒早退下去了，肌肉却没能够长出来。这是久病脾虚，脾不能主肌肉，应该强大脾土，这样持中州，才能灌四旁。遂用大量黄芪煎水给病人喝，每次用120克。

病人连服7天，疮口脓水渐无，渐有血色，随后败浊排尽，新肉长出，服药到15天后，疮愈如初。

小指月说，黄芪能大补肺脾之气，脾气足则肌肉长得好，肺气足则皮肤修复得快，所以对于疮痈日久导致体虚无力长肉愈合的，必用黄芪。

随后小指月在小笔记本中记道：

张锡纯经验：奉天张某，年30余。因受时气之毒，医者不善为之清解，转引毒下行，自脐下皆肿，继又溃烂，睾丸露出，少腹出孔五处，小便时五孔皆出尿。为疏方：生黄芪、花粉各一两，乳香、没药、银花、甘草各三钱，煎汤连服20余剂。溃烂之处皆生肌排脓出外，结痂而愈，始终未用外敷生肌之药。

邓铁涛经验：治疮疡烂肉，黄芪也是一味重要药物。邓老曾会诊一病人，腋下肿瘤摘除后，伤口久不愈合，不断渗液，每天要换多次纱布。用补益气血之剂，重用黄芪30克后，渗液减少，不到半月而伤口愈合，此黄芪内托之功也。

小儿疖症，逢夏则发，此伏彼起，实不少见，亦甚棘手。一军医小孩，自2

岁开始，夏季疖疮发作，用抗生素稍好，稍好又发，反反复复，此伏彼起，至交秋乃愈。如是者 3 年，乃求助于邓老，时正 6 月，小孩满头疖疮，人虽不瘦而面黄唇淡，舌胖嫩，苔白，脉细。此正气虚不能抗御病邪所致，拟扶正祛邪，标本同治。处方：黄芪、皂角刺、青天葵、野菊花、浙贝母、金银花、蒲公英各 9 克，陈皮、白术、甘草各 6 克，茯苓、绿豆、炙甘草各 12 克，4 剂。疖疮乃不再起。其父翌年 1 月求治断根，为处预防方：黄芪 9 克，防风、甘草、浙贝母各 6 克，陈皮 3 克，白术、蒲公英各 12 克。嘱其于 4 月开始，每周 2 剂。此后疖疮未再发。（《医学衷中参西录》）

◎黄芪治疗气虚水肿

《冷庐医话》记载，治产后气虚肿胀，用生黄芪 30 克煎汁，煮糯米半杯成粥，配合清淡饮食，少盐少油。

有一产妇，生完孩子后肿胀，腹大如鼓，刚开始起于肚腹，后来遍及周身，按之柔软。医生以为是水肿，用利水药肿胀不退，又以为是气胀，用行气药胀不消，更以为是瘀血不尽，血不利则为水，用活血药仍然肿不消，甚至反而胀满难受，气喘心慌。

爷爷把她脉散大无力，重按极虚，便说，指月啊，虽然病人肿胀，还是要用补益之法，因为这种肿胀是气虚无力推动水液周转，就像车子没油，停在那里。

小指月说，因气虚而水停，那就重用黄芪补气利水。爷爷点点头，用黄芪 80 克煮粗粮粥，让妇人服用。妇人服了第一次，就觉得有力气了，小便比平常多。连服到第五天，肿胀如潮水般退去，不再气喘、心悸，脉象渐渐有力。随后再服用 5 天，以巩固疗效，病去如失。

小指月说，血虽阴类，运以阳和。水不自行，赖气以动。身体之所以会水肿，是阳化气功能减退的表现。黄芪能补气升阳，利尿消肿。气足水动，自然尿多肿消，诸症得除。随后小指月在小笔记本中记道：

张善修经验：黄芪山药汤治子肿。妊娠水肿，成因不外脾虚、肾虚、气滞。治法不离健脾、温肾、理气。唯傅青主认为是脾肺气虚所致，总以健脾补肺为大纲。方用加减补中益气汤。傅氏还认为，方中白术一味以白扁豆、山药代之较妥。余仿其意，化裁成黄芪山药汤。凡妊娠水肿，黄芪和山药各 30 克，若小便不利，山药用 60～90 克。临证应用 30 余年，多能取效。个人认为黄芪山药汤无过温渗利之弊。黄芪大补宗气，宗气者气之原动力也，山药以补益脾肾之阴见长。两药合用，能补土生金，金能生水，金水相生，则小便自利，利水不伐阴液，津液得保，水湿之邪亦除，病自康复矣。李某，女，26岁。妊娠7个月时，始起颜面浮肿，继则全身及四肢水肿，小便检查无蛋白尿。之后小便短少，下肢更肿，行走不便，其他无异常。投服黄芪山药汤，3剂而愈。

◎黄芪防风汤治脱肛

有一早产儿，先天不足，3岁了，时常遗尿，大便稍用力则脱肛。医生说，脱肛下陷源于中气不升，便给他用《医林改错》的黄芪防风汤，王清任说黄芪防风汤治脱肛，不论十年八年皆有奇效。可孩子吃了5剂药，并无太大改善，他们便来到竹篱茅舍。

小指月一看这孩子舌体淡胖，整个人有些虚胖，明显是气虚不举，用黄芪防风汤大思路没错啊。爷爷说，病重药轻，所以不效，遂把20克的黄芪改为60克。

小指月疑惑，没看错吧，3岁的小孩，怎么用这么大剂量？爷爷说，药专量大力宏，王清任黄芪防风汤，大人黄芪用120克，小孩子用60克，而且《神农本草经》里讲黄芪主小儿百病，对于小儿体虚无力者，用之无不应手取效。

孩子只吃了1剂，脱肛就收了，服完3剂药，就不再脱肛了。

爷爷说，毕竟孩子先天体虚，每个月还要再服3剂，以助中气升举、孩子发育。这样连服半年，不仅不再遗尿，脱肛也好了。

随后小指月在小笔记本中记道：

治脱肛，国医大师邓铁涛推荐内蒙古《中草药新医疗法资料选编》方，黄芪120克，防风9克。此方实出王清任治脱肛之黄芪防风汤，王氏方：黄芪四两，防风一钱。李东垣认为：防风能制黄芪，黄芪得防风其功愈大，乃相畏而相使也，则见王清任之黄芪防风汤源出于东垣。防风之分量不宜多用。

子宫脱垂，治以补中益气汤加何首乌。加何首乌之意，一者在于引经，二者因子胞冲任所系，全赖阴血所养，气得血充，血得气足，气血充和，冲任得调，所系之胞宫则能升腾复原。若能配合针灸，加强冲任调理，则取效更捷。

◎以补药之体作泻药之用

一妇人，妊娠9个月了，突然胎动消失5天，孕妇觉得短气乏力，饮食无味。医生说，可能胎死腹中，应该急用手术取出。可妇人却不想手术，但还希望能顺产下孩子。于是便请爷孙俩到医院来看看。

爷爷摸她脉象，散大无力，知其体虚，即便能生孩子也容易难产，便说，这样吧，先用中药补助正气，如果气力足够，能够产下胎儿最好，如果产不下，万不得已，该手术还得手术。然后爷爷便给她用了王清任的加味开骨散。

小指月写出黄芪、当归、川芎、龟甲、血余炭。并没有刻意用下死胎、攻瘀之品，反而是一派益力气、补血虚药，看起来不像是下胎之药，可爷爷把黄芪用到100克。1剂药下去，妇人觉得呼吸顺畅，有力气坐起来了。2剂药下去，便产下死胎，避免了手术之苦。

小指月疑惑地问，爷爷，黄芪怎么可下死胎呢？黄芪可没攻下之力啊？

爷爷笑笑说，《神农本草经》里讲黄芪能治痈疽久败疮，也就是说可以托毒外出，能够去腐生新。而胎死腹中，也可以看成是一团死肉腐肉，可以把它排泄下来。如果是正常难产，黄芪也可以助力气，使妇人有力气生孩子。所以只要摸到脉象虚大无力的，重用黄芪，可以用补益之药而作攻下之用，这叫以补药之体作泻药之用。故不仅胎儿可下，而且二便可通，疮毒可排，一切败浊物因为气力不足而停留，也会因为助气力而被排出。随后小指月在小笔记本中记道：

邓铁涛经验：张锡纯认为黄芪升补，尤善治流产崩带。但重用黄芪可下死胎，这是邓老的经验。邓老曾治一气阴两虚之胎死腹中病人，初用平胃散加芒硝，并配合针灸，后用脱花煎，皆因药证不符而未效。再经仔细辨证，借用王清任治产难之加味开骨散，重用黄芪120克，外加针灸，1剂而死胎产下。开骨散是以宋代龟甲汤加川芎而成，明代又名加味芎归汤，此方重用当归、川芎以行血，龟甲潜降，血余炭引经而止血。本方不用攻下药和破血药，故明代以后多用于治产难。清代王清任认为本方治产难有效有不效，缘只着重于养血活血，忽视补气行气，故主张在开骨散的基础上，重用黄芪以补气行气，使本方更臻完善。

◎补阳还五汤治中风后遗症

有一酒客，平素嗜酒如命，形体肥胖，面色㿠白，平时稍微跑动、干些活就短气、汗出。有一次跟朋友喝了一夜酒，面红耳赤，浑身发热，便睡在窗口边，谁知半夜下雨，凉风刮进来，当他被冻醒时，发现半边手脚居然动不了了。

家人一看，连脸都歪了，马上送到医院，原来是中风偏瘫，采取针刺、艾灸、输液治疗。1周后出院，虽然手脚能动，但大不如以前利索，走起路来也颤颤巍巍的，年纪还没到半百，却像行将就木的老头。于是他便来到竹篱茅舍。

爷爷说，舌体淡胖有水痕，脉象散大，寸部不足，短气乏力，这是什么汤证？

小指月马上反应过来，说，这是用黄芪的指征。既要用黄芪，又要能治偏瘫中风后遗症的方子，那应该是补阳还五汤。

爷爷点点头说，气不足，所以血走不动，血运不畅，所以腿脚不利索，手部屈伸不灵活。就用补气活血法，以治疗气虚血瘀的中风后遗症。

于是给这病人用补阳还五汤原方，重用黄芪 120 克，连服 10 剂，病人气色一天比一天好，走路一天比一天有劲，手部活动一天比一天灵活，最后恢复了以前的八九成以上。从此这病人再也不敢酗酒、吹风了。

爷爷说，水手都知道，贪凉饮酒，酒后又在甲板上睡觉，一觉醒来脸就容易歪。因为毛孔在酒的作用下，处于疏泄状态，风邪就容易灌进来，虽然凉爽，却后患无穷。随后小指月在小笔记本中记道：

邓铁涛经验：邓老曾用补阳还五汤治疗各种脑血管意外后遗症属气虚血瘀之偏瘫者，都有不同程度的疗效，有恢复五成的，也有恢复八九成的。曾治一例严重截瘫之女性青年，就诊时已卧床数月，两腿消瘦，自膝以下皮包骨头，需人推扶起坐，坐亦不能持久，面目虚浮，月经 3 个月未行，唇舌色暗，苔白，脉细涩。乃予补阳还五汤，黄芪用 120 克，家人见方，初不敢服，后试配半剂，服后翌日月经得通，始有信心。二诊时自觉精神较好，月经已净，腰部稍有力，再予补阳还五汤加桂枝、黑老虎（岭南地方草药），黄芪用至 200 克，当归尾改为全当归。服 10 剂后已能自己起坐，胃纳甚佳，面色无虚浮而转红活，上半身转胖，腿肉稍长。守方再服 10 余剂，能下床稍站片刻。嘱其注意锻炼学站，进而挂双拐杖学步。照上方加减，服药八个多月，并经艰苦锻炼，已能挂拐杖缓慢行走。1 年后参加工作，2 年后能去掉手杖跛行，后结婚生一子。

邓老认为使用补阳还五汤需注意两点，一者辨证须是气虚血瘀之证，二者黄芪必须重用至 120 克，不宜少于 60 克，方效，其他药量亦可略为增加，但决不能轻重倒置。

◎小剂量玉屏风散代丙种球蛋白

有个病人素来体弱多病，小病不断，稍有天气变化，他就容易感冒着凉，平时稍微动作就汗出不止，不得已，每两三个月他都要去打一次丙种球蛋白。他以为这样就可以增强体质，减少感冒。刚开始打时，确实有效，可后来反而耐药，每个月打一次也没用，他就不敢再打了。

爷爷说，借来的东西总是要还的，不能靠借别人家的东西过一辈子。

病人听不懂爷爷这句话。小指月便说，靠补药补力只能靠一时，不能靠一世，稍微借助药力，然后去运动锻炼，才能一辈子有用不完的力气。

病人说，大夫，我动则汗出，衣服全湿，这该怎么办？爷爷说，这是腠理肌表卫气固密功能减退。

病人说，为什么我皮肤表面气会不足呢？爷爷说，损其脾者，饮食不为肌肤。当脾脏损伤时，肌肤卫外功能就会不好。所以糖尿病的病人有了伤口很难愈合，有长期脾胃病的病人，皮肤上有些疮疤也很难很快修复好。

病人点点头说，大夫，我就是这样，脸上长了一块斑，很难消除。

爷爷说，指月，用玉屏风散。随后小指月写下玉屏风散。爷爷看指月把黄芪和防风写成等剂量，便说，玉屏风散分量极为重要，一般黄芪要占七八分，防风只需两三分，这样固表为主，祛风为辅，才不会因此导致汗泄过度。《折肱漫录》的作者体虚不耐风寒，常汗出，便试用玉屏风散，用黄芪和防风等份，结果汗不止，反而疏泄得更厉害，遂把黄芪量加大、防风量减少，汗出乃收，身体调和。

病人回去后频服小剂量玉屏风散，每次只用 10 克散剂，煎一小碗水。很快短气乏力感消除，渐渐地也不畏风冷了，平时动则汗出之感也消失了，也很少感冒。

爷爷说，玉屏风散可以代替丙种球蛋白，专治脾虚气弱，容易反复感冒的病人，大有益气固表之功。不过服用时要小剂量频服微调。正如添柴加火，一下子添柴多了，反而把火压住了，搞得乌烟瘴气。人也一样，体虚如同少火，一下子补益多了，就容易胸闷气胀，甚至上火。所以慢性病调理要谨守微调的原则。

随后小指月在小笔记本中记道：

邓铁涛老中医曾会诊一烧伤病人，每晚盗汗严重，仅用当归六黄汤 1 剂而汗止，本方黄芪之剂量为其他药量的一倍，此阴阳互根之义。邓老曾建议某中医院按其比例制成玉屏风散，每用 10~12 克，水煎服，每天 1 剂，服半月至 1 个月，以取代丙种球蛋白，用治容易感冒的病人，据说有相当好的效果。其建议实受名医蒲辅周用玉屏风散预防感冒的经验启发。蒲氏认为，此散用 9~15 克即可，用量过重有胸闷不适之弊。

◎黄芪鲤鱼汤治肾炎水肿

有个慢性肾病的病人，稍微劳累，双腿就水肿，用手一按一个坑，小便也无力排出，必须要休息好几天才能恢复。有一次因为与家人吵架，再加上连续熬夜，腿部就开始水肿，进而全身肿胀，小便不畅，服用利尿药，尿量也没有大的增加，所以肿胀依然消退不明显。他便想找中医调调。

爷爷说，指月，为什么用利尿药并不能很畅快地把尿利下来，难道利尿药不能利尿吗？小指月说，上次有个肝硬化腹水的病人，医院一直用健脾利水药，水肿迟迟不消。爷爷看他舌苔水滑淡胖，便把五苓散的能利水的猪苓、泽泻去掉，换上大剂量黄芪（80 克），结果服药后小便就很畅快，几天肿势就消退了。不利水却能达到利水的效果，完全得益于膀胱气化，气足则水行。

爷爷说，没错，正虚不运药，空有利水的金刚钻药物，也没法发挥疗效。正如武器虽好，可没有运输武器的装甲车，不能运送到位也没用。而运送人体药物的装甲车就是脾胃中气。

爷爷便教病人服食黄芪鲤鱼汤，作为食疗，既有补气利水之效，又无伤阴耗气之弊，病人连服 10 日，尿量增加，肿势渐渐消去。从此不敢再过度操劳。

小指月说，爷爷，黄芪鲤鱼汤是如何退水肿的？爷爷说，自古以来，世人都知道用鲤鱼来做药膳，能够利水消肿，这时配用黄芪、赤小豆，能明显补气利水，生姜和砂仁可以和胃降逆。病人服食，既有开胃益气之利，又无利尿伤阴之弊，所以此方乃上乘食疗方也。

随后小指月在小笔记本中记道：

聂莉芳经验：鲤鱼汤治疗水肿在《肘后方》《千金要方》等医籍中已有记载。一般多以鲤鱼为君，辅以茯苓、白术、泽泻之属，用于健脾利湿消肿。黄芪鲤鱼汤，为鲤鱼一尾（半斤重），黄芪 30 克，赤小豆 30 克，砂仁 10 克，生姜 10 克，先以适量水煎药，30 分钟后将去内脏并洗净后的鲤鱼放入药锅内，鱼药同煎，不得入盐，开锅后以文火炖 40 分钟，取出即得。本方为食疗方，可配合药物治疗。适用于脾肾气阴两虚，以气虚为主，水湿内停的肾病水肿病人。临床表现为肢体水肿，尿少色清，神疲乏力，大便溏薄，纳差呕恶，舌淡胖嫩，边有齿痕，苔薄白，脉沉弱。病人水肿较甚时，应在服用利水中药的同时配合本方。一旦肿退或留有微肿时，则可单进本方以善后调理。方中黄芪在水肿明显期应以生者为宜，转入恢复期则以炙黄芪为佳。

曾治一中年女性肾病水肿病人，全身水肿、尿少 8 年余，并伴有神疲乏力、腹胀便溏、纳差呕恶之症，入院后经较长时间运用健脾利水方剂，尿量渐增，出院时仍有微肿、乏力。嘱其间断服用补中益气汤，并常服黄芪鲤鱼汤。后病人函告，出院后 4 个月中遵嘱服药，仅鲤鱼就吃了 40 余斤，不但肿消神振，且体力恢复较好，复查有关血尿或肾功能指标亦转正常。

◎黄芪拾珍

张锡纯经验

黄芪不但能补气，用之得当，又能滋阴。本村张媪，年近五旬，身热劳嗽，脉数八至，先用六味地黄丸加减煎汤服不效，继用左归饮加减亦不效。踌躇再四，忽有会悟，改用生黄芪六钱，知母八钱，煎汤服数剂见轻，又加丹参、当归各三钱，连服十剂痊愈。盖虚劳者多损肾，黄芪能大补肺气以益肾水之上源，使气旺自能生水，而知母又大能滋肺中津液，俾阴阳不至偏胜，而生水之功益善也。至数剂后，又加丹参、当归者，因血痹虚劳，《金匮》合为一门，治虚劳者当防其血有痹而不行之处，故加丹参、当归以流行之也。（《医学衷中参西录》）

指月按：张锡纯认为，黄芪能大补脾肺之气，使土能生金，大有地气上而为云之势，而配上知母，又降金生水，令天气下而为雨，故黄芪配知母有云升雨降之意，所以能够令金气下达，滋润肾水，对于身热劳嗽、脉细数者有益。为何后来又加丹参、当归之品，因为气血贵流通，而不贵滞塞，正如货币物品必定在不断流通中方才增值。而丹参、当归能令黄芪、知母的补力流通上下。正如《内经》所说，各补其荣，而通其腧，调其虚实，和其顺逆，这样诸病自愈。

邓铁涛经验

曾治胃黏膜脱垂病人，用四君子汤加黄芪30克，配枳壳3克，一升一降，升多降少，未用一味止痛之药，再诊时胃痛愈。

指月按：脾胃主肌肉，以四君子汤强大脾胃功能则肌肉有力，黏膜伤损修复快。而黄芪能升举大气，凡脏器下垂，清阳不升者，皆可用之。何以配枳壳？因为胃黏膜下垂，需要升提，但胃里的积滞及胃气却需要通降。所以用黄芪以升提下垂之胃黏膜，配枳壳以顺降胃气，这样就恢复得快。

邓老强调运用补气药时，需佐以少量陈皮或枳壳行气，因补则气滞，反佐行气可防止此弊，但行气之药量宜轻不宜重，重则耗气，反于病无补，故陈皮用量不过3克，仅为黄芪用量之1/40～1/20。

指月按：补阳还五汤，有病人反馈容易上火，其实不是上火，而是黄芪的补力没有疏泄开，就像沤肥草一样，塞壅必发热，又像堵车一样，滞涩必烦躁。所以有火热者不宜重用，即便用时稍佐以陈皮，以顺气消壅滞，令补力流通则不热矣。

岳美中经验

老年高血压病人，其舒张压较难降，不易控制。此类病人气虚的多，有肾气虚及中气虚之不同。用苦寒泻肝或二仙汤之类不起效用，用大量黄芪有时可有一定作用。一般黄芪用50克以上，配陈皮5克。

老年人半身不遂或脚力不好，三痹汤有效（《校注妇人良方》之三痹汤，即《千金要方》独活寄生汤去桑寄生，加黄芪、川续断，以黄芪强壮肌表而能祛湿，故为主药）。三痹汤比独活寄生汤、济生肾气汤好。岳老曾治疗一例90岁老年病人，走路无力，下不了床，服20剂后能走数里路。补阳还五汤和黄芪汤对气虚者适用，对慢性病尤为适用。据称黄芪可延长细胞寿命，很值得研究。老年人用时伍以陈皮可防滞涩，比例为50克配5克。

杨达夫经验

上窍开则下窍亦通，上窍闭则下窍亦塞，似滴管吸液之现象也。余治老人癃闭，西医名前列腺肥大，以生黄芪18克，甘草梢3克，验之多人，甚效。方出王清任《医林改错》，也名黄芪六一汤。盖老人气不足不能运气排尿，徒以八正、五苓利之无益也。

指月按：黄芪能托里达表，补益脾肺，这样上焦气打开，下窍水下来。所以王清任说黄芪甘草汤治老人尿闭，阴茎痛如刀割，气虚无力射尿，用之立效。故以此方治疗老年人因前列腺肥大引起的小便困难、癃闭等很有效。

贺骥侪经验

常某，男，50岁。背患一痈，表皮红肿，中心塌陷，破溃后分泌清水，排出脓汁，味腥。经多方求治不效，请贺氏诊治。贺察其脉虚数，观其色面部萎白，舌质淡，拟黄芪当归羊肉羹频服，半月而愈。

指月按：察色按脉，首辨虚实。如果痈疮久不治，脾虚流清水，气陷脉虚弱，虽疮肿亦当用补益之法。黄芪能补气生肌，长肉去腐，故为疮痈后期首选。

李建安经验　生黄芪治疗全身广泛性皮下脓肿

一少女因自行流产而致感染，初寒战高热，住某医院，以多种抗生素治疗历月，体温始降，然全身皮下均为脓液所浸，以致注射、穿刺无法进行，人皆呼之"脓人"。曾切开引流，继用抗生素，并服中药仙方活命饮，治疗困效。病日渐深沉，医亦谓之待毙，家人日日哭泣。邀余往诊，见病者全身肿胀明亮，按之凹陷不起，臀及上下肢刀痕累累，尚有新切口数处，时时流出绿脓，神情极怠，息微声低，似若耳语，而目光炯然，饮食尚可，六脉微细而缓。此乃邪热已尽，正气大伤，无力排脓所致，然胃神尤在。何以知之？因六脉微缓，目光有神，尚能饮食，故知之。经曰"壮火食气"，又曰"得神者昌""有胃气则生"即此。遂以生黄芪60

克煎服，每日1剂，2剂后饮食倍增，肤现皱纹。并嘱食炖猪蹄、牛乳等物，以生精血。继服原方仅半个月，肿消脓没，身若春蚕蜕皮而愈。

指月按：辨证为用药之先导，证立方出则药效。辨证就像瞄准靶心一样，用药就如同装子弹，能够正中目标，虽然子弹重要，但瞄准更重要。体虚气陷，久病折腾，身体气机一塌糊涂，就像烂摊子一样。所以脓疮四起，可谓满目疮痍。《神农本草经》里讲黄芪能主久败疮，此语真救命金丹良药也。

6. 白术

◎白术治腰湿疼痛

《傅青主男科》记载，腰痛，凡痛而不止者，肾经之病，乃脾湿之故也，方用白术四两，薏苡仁三两，芡实二两，水六碗，煎一碗，顿饮之。此方治梦遗之病亦甚效。

有个顽固腰痛的工人，每次干活烦热后，喝一两瓶冰冻啤酒，必定会腰痛好几天，搞得他都不敢喝冰冻啤酒。看到别人喝，他又忍不住，一喝腰就沉重疼痛。吃了不少补肾药，就是不能根治。

爷爷说，这是脾湿下注于腰肾，乃鸠占鹊巢之意，补肾无效，必从脾治之。乃用白术50克，用水、酒各半煎汤顿服，1剂而腰痛若失，3剂下去，几个月内再没有发作过腰痛。

小指月说，爷爷，腰痛用白术，真是很难想到啊。《医学实在易》记载，白术能利腰脐之死血，凡腰痛诸药罔效者，用白术两许，少佐他药，一服如神。

爷爷说，湿邪下注，腰痛是标，脾湿为本，用白术能健脾除湿，治病求本，所以其效必速，而且腰部肌肉也归脾所统，所以腰肌湿重，还是要除湿健脾。而《三因方》里也讲，中湿气，腰骨疼痛，用白术一两，酒三盏，煎成一盏，顿服。不能饮酒的人，用水煎之，也有效。随后小指月在小笔记本中记道：

《中医灵验方》记载，李某，男，30岁。患风湿性关节病，反复腰痛，周身痛10余年，久治不愈，后用白术30克，加烧酒适量煎服治愈。

于伟臣经验：白术补益脾气，化湿利水，常用量5～15克。清代王旭高《医学刍言》腰痛门记载，陈修园治腰痛久不愈，用白术30克为主，据云神效。陈士铎《辨证录》腰痛门自制12方，无一方不用白术，最小量五钱，最多一剂半斤，指出白术善通腰脐之气，必须多用乃神。笔者30年前，治28岁程姓妇，白带淋漓，每日两换内裤尚湿漉难耐，食少体弱，自汗乏力，而腰痛益苦，俯仰艰难。投补中益气汤7剂，每剂总量100克，白术10克，诸症好转，唯腰痛如故。乃学步前人，原方增焦白术50克，仅4剂，淹缠半载之腰痛霍然消失，且无任何不良反应。嗣后凭借此案经验，获效屡屡。

◎脾虚湿泻用白术

《幼科发挥》记载，小儿泄泻，大渴不止者，宜生脾胃之津，白术散主之。这样津液自生，口干得润，泄泻可止矣。

一小儿，急性胃肠炎，发热，腹痛腹泻。虽经输液，发热控制了，可随后转为慢性腹泻，虽然不腹痛了，但经常大便呈稀水样，有时量多如注，每日五六次，持续了两个多月，搞得孩子口干烦躁，晚上哭闹，一直消瘦。

爷爷说，这是津液下滑，自然口咽干渴，所以要用补脾之药扶持之，使津气上升则不渴。小指月说，补脾圣药首推白术。随后爷爷便教用炒白术打粉，跟枣肉一起烙成小饼，既可口，又能健脾除湿止泻。孩子居然非常爱吃，吃了几次，腹泻就止了。一旦不泻下，气机升提，孩子就慢慢长肉，面色红润，胃口大开。

小指月说，为什么用枣肉呢？爷爷说，一是枣肉可口，小孩子喜欢吃；二是枣为脾之果，本身能养脾真。随后小指月在小笔记本中记道：

张锡纯曾治一妇人，年30许，泄泻半载，百药不效，脉象濡弱，右关尤甚，知其脾胃虚也，俾用生白术轧细焙熟，再用熟枣肉六两，和为小饼，炉上炙干，当点心服之，细细嚼咽，未尽剂而愈。

◎白术治口角流涎

一小儿从2岁时就经常口角流涎，到5岁了，睡觉醒来，枕头还经常湿一片。

爷爷说，为什么口角会流涎水？小指月说，脾开窍于口，脾虚则水津失约，土不制水也。

爷爷说，人体津水如同江河，若土壤堤坝不固，便四处漏水。人体若脾虚，则容易泄泻，尿频，甚至口角流涎，白带异常，此皆水湿泛溢之象，究其源，乃土薄不固也。小指月说，是不是用白术来补脾土以制水啊？

爷爷点点头说，诸湿肿满，皆属于脾。白术培土，土能克水，则水不泛溢。

他家人回去后每次用20克炒白术煎水，代茶饮给孩子喝，不久睡觉就不流口水了。真是药若对证，效如桴鼓啊！随后小指月在小笔记本中记道：

小儿流涎，何任老中医视其年龄长幼，以白术10～30克蒸水，缓缓饮之，每有捷效。

◎重用白术治便秘

有一中学老师，自从改用多媒体上课后，他就很少在讲台上来回走动了，而是坐在电脑前给学生们讲课。他做老师10余年很少便秘，这一两年居然便秘了，经常两三天没有便意，上厕所也排得少，大便干结。刚开始用三黄片、麻子仁丸攻下润通之品，取快一时。但治标不治本，随后不用药，又是老样子。他甚至用食疗之法，吃粗粮、黑芝麻，只是稍微有些帮助，排便仍然没有以前那么快意。于是便找来竹篱茅舍。

小指月说，爷爷，这脉象濡弱，力道不够。爷爷说，沉取还偏硬，一个是腹中有积，另外一个是思则气结。这教师说，我的职业就是要经常思考。

爷爷说，思伤脾，脾虚则肠腑缺乏动力，所以大便推动不力。这教师听后点点头说，我自己也感到事情想多了，气不通畅。

爷爷说，现在很多人都有职业病，当老师的，坐在讲台前，久坐不动，一坐就是一节课，在中医看来，这叫作久坐伤肉，脾主肌肉，背后伤的却是脾啊，脾虚肠胃动力自然减弱，脾主大腹功能不够，大便排泄不畅，连小便也排不干净啊！

这教师听后，又点头说，正如大夫说的，我这一年还排尿无力，点点滴滴的。

爷爷说，要想让你的脾脏、肠腑运动起来，就不能老坐着，平时讲课能站尽量不要坐，能走动尽量不要站，你能动起来，你的肠道就能动起来。这也是对治很多现代病的一招养生妙法。这教师恍然大悟，原来自己平时想得多，运动少，而且久坐不动，导致气机郁结。看来还是不要贪图舒适，宁愿站着、走着讲课，气机流通，也比窝着、坐着气机闭塞强。

随后爷爷就给他用补中益气汤，重用白术80克，没有用一味泻药，病人服药后，大便顺畅，如水之归下，从此便秘顿然消去。在讲台上，他又养成了以前站着、走着给学生讲课的习惯，发现这样虽然累，但晚上睡觉更沉，排便更顺畅，这叫先苦而后甜。

小指月说，爷爷又是以补药之体作泻药之用。只要脾脏动力充足，没有排不出去的积滞便秘。随后小指月在小笔记本中记道：

魏龙骧经验：白术通便秘。便秘一症，东垣所谓治病必求其源，不可一概用牵牛、巴豆之类下之,源者何在?在脾胃。脾胃之药,首推白术,尤需重用,始克有济,然后分辨阴阳,佐之他药可也。或曰:"便秘一症,理应以通幽润燥为正途,今重用燥脾止泻之白术,岂非背道而驰,愈燥愈秘乎!"余解之曰:"叶氏有言,脾宜升则健,胃主降则和。又云,太阴湿土得阳始运,阳明燥土得阴自安,以脾喜刚燥,胃喜柔润也,仲景急下存津,其治在胃,东垣大升阳气,其治在脾。"便干结者,阴不足以濡之。然从事滋润,而脾不运化,脾亦不能为胃行其津液,终属治标。重用白术,运化脾阳,实为治本之图。故余治便秘,概以生白术为主,少则 30~60 克,重则 120~150 克,便干结者加生地黄以滋之,时或少佐升麻,乃升清降浊之意。若便难下而不干结或稀软者,其苔多呈黑灰而质滑,脉亦多细弱,则属阴结脾约,又当增加肉桂、附子、厚朴、干姜等温化之味,不必通便而便自爽。

1977 年 6 月,病人于某来诊,谓患便秘六七年,多年来应用各种治法,服汤药数百剂,然便秘之苦不解,颇为失望。余诊之,心烦易汗,寝食日减,脉细,舌苔薄滑。上症皆由便秘过久,脾胃功能失调所致。当授生白术 90 克,生地黄 60 克,升麻 3 克。病人半信半疑,以为仅仅三味又无一味通下药,默然持方而去,实则并未服药。终因便不自下,姑且试之。不期 4 小时后,一阵肠鸣,矢气频转,大便豁然而下,为数年之所未有如此之快者。此后,又继服 20 余剂,六七年之便秘,竟获痊愈,病人喜出望外,称谢而去。

高龄患便秘者实为不少。一老人患偏枯,步履艰难,起坐不便,更兼便秘,查其舌质偏淡,苔灰黑而腻,脉见细弦。此乃命门火衰,脾失运转,阴结之象也。处方以生白术 60 克为主,加肉桂 3 克,佐以厚朴 6 克,大便遂能自通,灰苔亦退。

◎ 白术拾珍

张锡纯经验

一少年咽喉常常发干,饮水连连,不能解渴。诊其脉微弱迟濡,当系脾胃湿寒,不能健运,以致气化不升也。投以四君子汤加干姜、桂枝尖,方中白术重用两许,一剂其渴即止。(《医学衷中参西录》)

指月按:人皆以为咽干口燥乃阴虚所致,殊不知亦有津液不润咽喉。如果是脾虚脉象濡弱,不需要滋阴润燥,直接健运脾土,阴随阳升,津液被气机举上咽喉则不渴。所以古人用白术能解渴,张隐庵说,燥脾之药用之,水液上升则不渴矣。而张锡纯用四君子加干姜、桂枝直接制造中土阳气,正如锅底火足,水液上蒸，锅盖自然湿润。

《串雅》记载，分水神丹治水泻，白术一两，车前子五钱，煎汤服之立效。

指月按：白术从土，车前子利水。这样土实水去，水泻即愈。

来春茂经验　一味白术酒

白术 100 克泡酒，主治风湿一身尽痛。每日服 1～3 次，每次服一小酒杯。不能饮酒者水煎 30 克，1 日量，分 3 次服。

指月按：《神农本草经》记载，白术主风寒湿痹。痹证，其标在于风寒湿，其本在于中土亏虚，故肌肉腠理为外邪所闭。如若中州安定，则四维太平，所以重用白术治风寒湿痹，通过健运脾土，安定中州，气血生化有源，则四维皆能得以灌溉。

《阅微草堂笔记》记载，一少年心气不宁，稍加劳作就头晕，服用酸枣仁、远志之类安神定志药，并没有实际效果。后来发现原来是饱食伤胃，忧劳思虑伤脾，土虚则子盗母气，脾胃病累及心脏。遂用炒白术常服，健脾土旺则病愈。

指月按：常有心悸的病人，稍微吃饱点，或者思虑过度，心悸就加重。只要七分饱不伤胃，寡思虑以养脾，心悸就很少发作。因为心属于火，脾胃属于土，火能生土，故心为脾胃之母，若脾胃久虚，必累及其母，而见心悸。所以心脏病要善于治脾胃，脾胃病也要善于调心。五脏相关，不可墨守一处。

刘力红经验

一病人双足跟长骨刺，疼痛厉害，导致足跟不能落地，要跷起脚来走路，病人觉得甚是辛苦。用常规思路补肾活血除痹之法，皆无明显疗效。后来用白术煎汤，让病人浸泡足跟，每日 2～3 次，每日 20 分钟，出乎意料，不过数日之间，足跟痛大减，能够落地走路，再过数日，痛疾痊愈。

指月按：李时珍曾经用白术煎汤漱口，治疗牙齿长得过长，中医叫作髓溢症。因为土能制水，牙齿乃肾水所化，脾土强健，则不会草生妄长。而骨刺病，又叫骨质增生，是骨钙流失，形成骨性赘生物所致。这也有类似肾水不固，失去制约而见髓溢之象，所以培土则泛溢之势能得到克制。

何任经验

口腔溃疡，久治不愈，余除用补中益气汤全方之外，仅用黄芪、白术亦常得减轻症状、减少复发之功。对脾虚宗气不足者宜之。

指月按：《神农本草经》认为，白术能疗死肌，这是脾主肌肉功能的表现。所以不仅口腔糜烂，甚至胃溃疡，还有面部痤疮瘢痕，以及手术后刀口长不好，久久不能修复，这都是因为身体土气不足。张隐庵说，土有湿气，始能灌溉四旁，如地得雨露，始能生发万物。而白术正是味甘多脂，有似土中有水气滋润，最能够健脾长肉，以助修复。

7、 山药

◎一味山药治虚喘

有位男子，手术中出了大量血，术后康复过程中得了喘促病，就像严重的哮喘病一样，大汗淋漓，气息若脱。

爷爷说，指月，这是什么脉象？指月按脉说，是芤脉，好像血脉里精微物质大量丢失一样。爷爷说，一般这种脉象见于外伤大出血，或者产妇生完小孩后。

小指月说，那该怎么办呢？这时止咳平喘肯定不对路。爷爷说，这是虚喘，源于肾，根于脾胃，发于肺，所以要找一味药，能补肺脾肾，以充血脉精微，这样才不会因为气大虚而大喘。

小指月说，山药色白入肺，味香入脾，汁液黏稠入肾，又能大补人体津液。爷爷点点头说，就用单味山药半斤煎汤服用。

结果病人服药第一天喘促减轻，第三天喘止，脉象变得柔缓有力，连服 10 天，未再咳喘。随后小指月在小笔记本中记道：

张锡纯曾治一妇人，产后 10 余日，大喘，大汗，身热，咳嗽不止，脉虚弱。遂用生山药六两煮汁，徐徐饮之，饮完后添水再煮，以代茶饮，喘促减轻，连续服用 3 天，喘促遂愈。

◎一味山药治泄泻

有一男子，体瘦，误服生冷之品，导致反复泄泻，数月不止，人体消瘦，形容枯槁，颜色憔悴。病人不知道服了多少止泻之药，一一乏效。索性就听天由命，不再治疗。后来经别人推荐，来到竹篱茅舍。

爷爷说，年轻人，有一丝希望，就要十分努力争取，人不能轻言放弃。病人说，可我这病，尝尽百药，试过百医，均乏效果，还有什么希望？

爷爷说，这样吧，你回去多买些山药当饭吃，可以煮粥，可以炒菜，反正能吃多少就吃多少。病人以为老先生安慰他，但想到这办法也简单，姑且一试。谁知连服数日都未见泄泻，病人心中大喜，又吃了半个月，顽固泄泻竟愈。

随后小指月在小笔记本中记道：

张锡纯曾治一妇人，年30，泄泻数日不止，病势垂危，虽屡请诸医治疗，却百药乏效。后用生山药打粉，煮粥食之，每日3次，2日痊愈，又服数日，完全恢复健康。

◎减肥致闭经

有个女孩子，肥胖，很自卑，想减肥，每天就少吃一顿饭。结果第一个月月经没来，连续3个月月经没来，她就慌神了，不敢再减肥，赶忙把饮食恢复到正常，可月经还是没来，有气无力，别人还以为她得了大病。不得已找来竹篱茅舍。

爷爷说，人如果因为苗条就能自信，那天底下的瘦人都很开心了。人如果因为肥胖而自卑，那天底下的胖子都抬不起头来见人了。自信源于健康的心理和身体，而不是胖瘦决定的，这种扭曲的审美观应该抛弃。女孩子这才知道自己一直活在别人的眼光里。

爷爷说，这样吧，你回去就用一味山药半斤，每天熬汤喝。一直吃了半个月，久违的月经又来了。爷爷跟她说，减肥不是靠不吃饭，而是要靠少吃荤多吃素，阳光底下常跑步，这样有强壮的身躯，才能保证健康减肥。

随后小指月在小笔记本中记道：

张锡纯曾治一女子，月经一年多都没来，每日躺在床上，有气无力，人皆以为她患了肺结核，所以人才消瘦。后来用生山药四两煮汁代茶饮，连续服用1个月后，身体渐渐康复，月经通畅。周围的人看到一味食疗之品居然能起此沉疴，皆惊为异事。

◎滋阴润燥治老年皮肤瘙痒

李东垣说，治皮肤干燥，以山药润之。

有一位老人，每年秋冬季节，天干地燥时，皮肤就会干燥瘙痒，需用润滑药物涂抹，晚上都会痒醒过来，非常难受。

爷爷说，痒的机制和痛大同小异，不荣则痒，不通则痒，只要皮毛得到滋润，气机疏通，马上就不痒了。老年人阴液亏耗，加上天干地燥，皮肤很容易因为缺乏津液而见瘙痒，难以入睡，这时你用安神药没用，只有滋润皮肤，瘙痒方止，则神自安。

小指月便问这病人大便怎么样？这病人说大便也比较干结。很明显是身体津液不足，导致脏腑失润，肌肤失荣。然后爷爷就教这病人用山药和制何首乌煲粥，喝了 1 个月，身上不痒了，而且大便特别顺畅。

小指月说，为什么用山药配制何首乌呢？爷爷说，这种老年皮肤瘙痒症，大都是阴血亏虚所致，而山药、何首乌能够滋阴养血、润皮毛。《本草纲目》中说山药有润皮毛之效，皮毛得到滋润，其痒不治自消。

◎山药拾珍

《儒门事亲》记载，治小便数多，山药、白茯苓等份打粉，米饮调服两钱。

指月按：山药补益，茯苓通利，则膀胱排尿有力，潴留水液得以排去。

《中医验方汇选》记载，王某，男，39 岁。患消渴症半年多，经常口中燥渴难耐，后每次饭前吃蒸熟山药 100～200 克，然后再吃饭。20 多天后消渴消失。

指月按：消渴严格来说，亦属于久虚劳损、身体透支的表现，正如汽车长途行驶，没有加水，水箱必定缺水，此时山药能补肺脾肾津液。古人称山药乃治虚劳无上妙品，这样五脏津液得润，其渴自消。

8. 白扁豆

◎扁豆治水肿

小指月说，爷爷，我们平常吃的扁豆，是粮食，也是一味药啊。爷爷说，扁豆这味药，补脾和中化湿，非常平和。既是食物又是药物的药，在食疗里发挥了很大的作用，比如山药、莲子、芡实、扁豆，你都得好好研究。

有位公交车售票员，一站就是一整天，脚就容易肿。爷爷说，既然白天工作那么累，晚上就不要看电视了，早点休息。然后教他用扁豆、薏苡仁、山药、赤小豆煲汤，不放盐、油。他喝了 1 周后，腿部居然很少再肿。

小指月说，爷爷，为什么不放油、盐呢？这样不是口感不好吗？

爷爷说，不放油、盐是一个秘诀，这些药物本身平和，能够淡渗利湿，放了油、盐后，就会影响到它们的平淡之味，利湿之功就会大减。所以想要平时身体轻松，饮食一定要清淡。只有平淡的东西才能耐久。小指月说，这叫作淡渗利膀胱，用清淡的汤水，可以把身体的浊水稀释开，有助于排出体外。

随后小指月在小笔记本中记道：

《本草汇言》记载，治水肿，扁豆炒黄磨成粉，每天饭前用灯心草煎汤调服，大人一次三钱，小孩子一次一钱。

◎参苓白术丸治咳嗽

爷爷说，扁豆味清气薄，单用功效不显，同补气健脾之品连用，效果更佳。

小指月说，参苓白术散里就有扁豆，通过除湿健脾，来治疗泄泻。

有个小孩，动辄咳嗽，咳吐清稀样痰，偶尔还会拉肚子，身体不大长肉。

爷爷看他舌体淡胖有齿痕，明显脾常不足，湿邪为患，便叫他吃参苓白术丸。

他家人很奇怪，孩子是来治咳嗽的，吃这治拉肚子的药干什么？

爷爷说，孩子一派脾虚体弱，中医治病求本，用参苓白术丸，健脾可以止泻，同时脾土健运，使土能生金，肺气得保，也有助于咳嗽恢复。小孩吃了几天参苓白术丸后，咳嗽就止住了。以前用了那么多止咳水、润肺膏，都不管用，这次抛开这些治咳的药，一补益脾土，咳嗽就好了。看来治病还是要治本。

◎扁豆治带下

《永类钤方》记载，治赤白带下，白扁豆炒为末，用米饮调服，每服两钱。

一妇人，带下清稀如水，自以为有炎症，用了消炎药不管用。

爷爷说，消炎药对于炎症热毒有效，可对于寒邪湿气，却无可奈何。病人说，那该怎么办？小指月说，寒湿为患，非健脾不去。

爷爷教她用炒扁豆打粉，以米汤调服，既简单，又不难喝。她吃了1周后，带下量多频繁就消失了。爷爷说，扁豆能健脾除湿，把湿邪渗透到膀胱，排出体外，所以白带自干。随后小指月在小笔记本中记道：

傅青主说，夫带下俱是湿邪，扁豆平和除湿，又能健脾，用米汤调服，可以治带下。若带下黄臭偏热，须加黄柏；清稀偏寒，可加苍术。

9. 甘草

◎一味甘草治肺部痰壅

一位病人感冒初愈后，没有听医生的清淡饮食告诫，连续吃了几天炸鸡翅，就开始咳嗽，咳吐黄色痰浊，半个多月都没好。到医院拍片，发现肺部有团阴影，病人担心肺里长了什么恶性的东西。

爷爷说，家里的垃圾只要及时清理出去，就不会臭气熏天。脏腑里的痰浊只要及时排出去，就不会影响到全身。病人说，怎么把我肺部这团阴影排走呢？

爷爷说，单用甘草能清热解毒，祛痰止咳，祛除肺部痰热痈肿。

于是教病人用 80 克生甘草煎汤服用，连服 3 天，病人咳痰日见清稀变少。最后咳止痰化，再去拍片，阴影消失了。随后小指月在小笔记本中记道：

张锡纯经验：古方治肺痈初起，有单用粉甘草四两煮汤饮之者，恒有效验。愚师其意，对于肺结核初期，咳嗽吐痰，微带腥臭者，恒用生粉甘草为细末，每服钱半，用金银花三钱煎汤送下，日服三次，屡屡获效。若肺病已久，或兼吐脓血，可用粉甘草细末三钱，浙贝母、三七细末各钱半，共调和为一日量，亦用金银花煎汤送下。若觉热者，可再加玄参数钱，煎汤送服。皮黄者名粉甘草，性平不温，用于解毒清火剂中尤良。（《医学衷中参西录》）

◎复方甘草片缓急止咳

一位病人长途旅行回来后就一直咳嗽，严重时彻夜难眠，肺部好像有根绳子打结绷紧一样，不得放松。

小指月摸他脉象弦紧，明显是长途旅行，消耗过度，导致经脉拘急。

爷爷说，要找到一味能够快速缓急的药。小指月说，白芍最能缓急了。

爷爷说，缓急之余，还要能够止咳，用甘草更好。大凡药物之味甘者性多平和，甘味纯者，缓和之力益强。小指月说，而且甘还能补，补脾土可以缓解舟车劳顿之苦。然后爷爷就叫病人吃复方甘草片，一瓶还没吃完，咳嗽就好了。

◎一味生甘草治老年阴道瘙痒

《养生必用方》记载，治阴下瘙痒，用生甘草一尺，切碎，煎水熏洗之，每日三五次。

有位老妇人，经常阴道干痒，原来是老年性阴道炎。

爷爷说，你平时做饭炒菜，自己不要吃酱油、味精、腐乳等调料。老妇人不解地问，为什么呢？每天我都没少吃这些东西啊。

爷爷说，瘙痒一般都离不开血分里的毒素，这时不断去清热解毒，你未必有充足的正气去承受，倒不如从源头下手，直接清淡饮食，少油少盐，不放调料，你这顽固瘙痒、彻夜难眠的症状就会改善。

老妇人听从爷爷的建议，连续吃了一段时间的清淡饮食。爷爷又教她每天用生甘草 30 克煎水，趁热熏洗瘙痒处，等到温度适宜时再坐浴。连续用 1 周后，阴道再也没有瘙痒了。

小指月说，看来生甘草解百毒之功名不虚传，可以用于属于有血毒的皮肤瘙痒症。爷爷笑笑说，不过还要配合清淡饮食，清者不咸也，如水之清澈，不含杂质调料；淡者不油垢也，如空气清新，无任何臭浊之气。人生在世，最后你会发现，洪福非福，清清淡淡的清福，身心才真正地受用，所以平淡才能长久。

◎ 小儿夜啼乃心经有热

一小儿每天晚上 12 时就会啼哭不休，有时哭闹到两三点，有时甚至会闹到天明。爷爷问，小便怎么样？他家人说，小便比较黄。

爷爷又说，这孩子平时是不是比较好动？他家人说，是啊，一天到晚没安静过。

爷爷说，这是心经有热的小儿夜啼，用生甘草 5 克，加 3 克灯心草即可。孩子吃了 2 剂后，晚上就不哭闹了。

爷爷说，小儿夜啼，属于心经有热的偏多，用生甘草治疗是取它一方面能甘缓之意，另一方面又能清热解毒。如果尿赤加灯心草，舌尖红可加竹叶、栀子，受惊吓可加钩藤、蝉蜕。随后小指月在小笔记本中记道：

《河南省名老中医经验集锦》记载，有一婴儿，每晚 11 时啼哭不休，至天明方止，白昼饮食玩耍如常，七八天以来都是这样，唯独小便黄赤，大便稍干，比较烦躁好动。遂用生甘草 6 克煎汤，少量多次分服，当天即效。

◎ 甘草调和众药

《用药法象》记载，甘草协和诸药，使之不争，故热药得之缓其热，寒药得之缓其寒，寒热相杂者用之得其平。

有个胃痛的病人，经常中脘部满闷，医生说是心下痞，给他用半夏泻心汤，可吃完后，病人觉得这药好像是在体内打架，整个人坐卧不安，非常不舒服。他担心会不会药房抓错药了，是不是吃了假药？赶忙来到竹篱茅舍，给善于识药辨药的老先生瞧瞧。

爷爷说，药没有错，也没有假药。病人苦恼地说，为什么我吃药后更难受呢？

爷爷笑笑说，凡用纯寒纯热药，必用甘草缓其力，寒热夹杂亦用之，调和其性无攻击。病人听得一头雾水，不知道老先生口中念的什么经。

小指月笑笑说，爷爷，看这汤方里甘草只用 3 克，调和力度不够，干姜、黄连都用 10 克，寒热并用，升降同调，必须要重用甘草，才能斡旋于寒热之间。

爷爷点点头说，就像跷跷板，两边能够上下，中间的枢轴一定要稳固，唯甘草能够坐镇中州，调和寒热，使药不争。于是小指月从药柜里抓出一把甘草，分成两包，每包 5 克，叫病人回去煎第二剂药时，把甘草加进去。

这样病人再吃，觉得完全不同了，好像有天壤之别。前面那剂药吃了难受，后面这剂药吃了太舒服了，胃不痛了，也不胀了。真是明医用药，在平常方药基础上，稍加点拨一两味药，或调整剂量，往往出人意料，速见疗效。

◎桔梗甘草汤治疗咽痛

一位慢性咽炎的病人，最近咽痛加重，伴口腔溃疡，口舌糜烂，没法吃饭。

爷爷说，这是身体在自救，你身体消纳不了过多的肥甘厚腻，所以身体都想让你饿一饿、瘦一瘦，免得气有余化为火。

这病人用沙哑的声音说，大夫，你看我这咽痛，一熬夜就加重，该怎么办呢？爷爷说，你这已经不单纯是咽喉问题了，长期消耗过度，咽喉通过沙哑来向你报信，叫你不要透支啊！就像摩托车开得太快，便容易冒黑烟，发出各种噪声。

病人马上就听出老先生话里藏机，你如果不懂得爱惜身体，那医生也没法用药来驱除病苦。然后爷爷给他用桔梗甘草汤。

小指月说，《伤寒论》里说，少阴病，咽痛者，可与桔梗甘草汤。

这病人吃完药后，咽喉不痛，也不沙哑了，而且口腔溃疡也好了。

小指月说，爷爷，没听说过桔梗甘草汤能治疗口腔溃疡啊？爷爷笑笑说，我们是不是重用甘草啊？小指月点点头。

爷爷说，甘草，第一，它能补中益气，起到培土作用，土能伏火，所以顽固的口腔溃疡，加强身体土气，便可以伏住浮火。第二，《神农本草经》里讲甘草能够长肌肉，治金疮肿。把口腔溃疡看成肌肉溃烂或疮肿，通过重用甘草，能助脾主肌肉功能加强，疮口恢复得自然快。

小指月笑笑说，原来是这样，我也知道甘草能清热解毒，疮口有热毒，也可以清解，而且甘草能缓急止痛，疮口疼痛是一种肌肉拘急牵扯之感，用之可以缓解。随后小指月在小笔记本中记道：

岳美中老中医在山东时，曾治一病人咽痛如刀刺，曾用中西药无效，细察咽喉，局部不红不肿，诊断为少阴咽痛。病由少阴经气不能舒展所致。予服《伤寒论》甘草汤，生、炙甘草并用，以舒其痉挛，饮后2日，其痛若失。

李文瑞经验：重用甘草治咽痛。一般用量3～10克，重用15～25克，最大用至45克。李师认为甘草清热利咽、解毒消肿的功效与抗炎、解毒等现代药理作用相合。重剂用于咽喉肿痛，疗效颇佳。常在桔梗甘草汤中重用。临床主要用于咽炎、喉炎、扁桃体炎等。服药期间未出现水肿、腹胀、低钾等不良反应。如治一29岁女性病人，患急性咽炎5天，症见咽痛音哑，咽部不爽，目赤干涩，纳食尚可，小便色黄，大便通调，舌微红，苔黄少津，脉滑数。证属热壅咽部，灼伤津液。遂予桔梗10克，生甘草30克，玉蝴蝶10克，蝉蜕5克，肥玉竹10克。服5剂后症状减轻，再进5剂病愈，之后随访未见复发。

◎ 消药积

一个中医爱好者，因为浑身都是病，才学习中医。经常头痛耳鸣，稍微看书时间过长就眼花心烦，头部胀痛难耐。他感慨地说，看来我今生与书无缘啊！他不知道服了多少汤方，看到书上记载什么验方好、偏方妙，通通都拿来吃，而病痛却丝毫没有减轻之象。他便找来竹篱茅舍，以求治病解惑。

爷爷摸他双关脉都弦紧有力，便说，你这脾气比较急，身体气机也比较乱啊。

这病人说，大夫，我是因为身体差导致脾气大，还是因为脾气大导致身体差？

爷爷笑笑说，物质会影响到精神，精神也会反过来影响到物质，身心岂可分割视之？爷爷随手开了个看似无足轻重的汤药，就用平胃散加焦三仙。唯独不同寻常的是，重用生甘草15克。

这病人怎么也看不明白老先生开这方子的道理，疑惑地问，大夫，我胃口还可以，也没有食积，你怎么给我开健胃消食药啊。我是来治头痛耳鸣、心烦失眠的。可你这药跟我的病好像不相关啊？

爷爷说，从你这脉象看来，中焦壅塞，气机转不开，而且长时间尝药试药，身体除了中焦壅塞气乱外，体内还有药毒。所以不管怎么样，先恢复中焦旋转，降其胃气，解其药积，随后再做打算。

病人听后很高兴，这思路超越平常，又似乎很符合他的状况。于是连吃了3日汤药，马上觉得头痛减轻，胀满消除，胸中开塞，耳鸣发作次数也减少了。于是又抓了几剂药，苦恼了多年的头痛耳鸣终于消除了。

爷爷笑笑说，很多人疾病日久，长期试药，遍访名医，把自己培养成药罐子了，这时用药就要跳出疾病，先帮他理顺气机，清除药毒，恢复肠胃顺降之性，方是王道。随后小指月在小笔记本中记道：

《醉花窗医案》记载，一商人平素急躁，常胸满，不思饮食，腰酸，短气乏力，医生以为肾虚，便用补益之药，谁知药后诸症加重。后来又请一个医生，开了平胃散加焦三仙之品。病人不解地问，我素无食积，用消食药是什么道理？这医生笑着说，世人皆知平胃散、焦三仙能消食积，不知它们更善于消药积，药积不解，胸中难以快利。病人便欣然服之，3日后胸中宽展，乃思饮食，气力倍增，诸症自愈。随后这医生感慨地说，世人都知道药物治病为妙，但不知道用药不当，反而会为害。药毒积在体内，反而会导致新的疾病，或者加重旧病，甚至搞得气机紊乱，升降混淆，吃药之误也。先用消药积之法，乃可愈病。

◎甘草拾珍

明代《庚巳编》记载，御医盛寅经常出入药房，突然有一天头晕目眩，烦躁欲死，百般用药也没效果。一草医郎中用一味甘草就治好了。草医郎中说，这是空腹进入药房，突然被药气熏蒸所致，故用和解诸药的甘草便能治好。

指月按：凡在药房里工作，体虚不耐药气熏蒸者，平时可煮点甘草汤服用，可以调和诸药，解百毒。

张子琳经验　甘草解草乌毒

曾有一老医生用草乌配川乌，用量稍大（各12克），病人服后半时许发生颤抖，医生亦惊慌无措，后用生甘草煎汤服之始缓解。

指月按：甘草解毒之功是广泛的，既可以解药物之毒，也可以解食物之毒。《本草纲目》提到，有个官员经常头痛，太医跟他说你平时喜欢吃山珍海味，身体消化不彻底，囤积腐败成毒，上熏脑部。所以应该清淡饮食，配以甘草汤，则毒解痛去，神清气爽。

禹新初经验

谭某，男，44岁。胃痛多年，经长沙某医院钡剂检查，诊断为"胃十二指肠溃疡"，每午后或半夜胃痛大发作，呕酸，不能进食，痛时屈腰按脘，受寒发作更甚，身体日弱，神疲力乏。就诊于余，察其脉象虚弱，舌淡红，苔嫩白。此中气大亏之候，治宜补中益气。当嘱购蜂蜜500毫升，加水500毫升，煮沸过滤，仍浓缩至500毫升，炙甘草15克，煎2次，约300毫升，加蜂蜜共煎一沸，冷却后瓷瓶储存，每日痛时服一次，每次30~50毫升。服药期间禁食葱、鲊、酸物。病人照方制服，覆杯痛止，服完一料，疗效显著，继服一料，胃痛已止，再服一料，体强食健。

指月按：疼痛剧烈得不能饮食，说明体内经脉严重扭曲痉挛，加之病人久病必虚，脉弱力不够，所以急当补中益力气，加缓急痛，标本兼治，而甘草蜂蜜饮，既能补中气，又可以缓急痛，可谓是虚劳胃痛之良方，有类似小建中汤之意。古人云，阴阳俱不足者，当调之以甘药，小建中汤主之。可见病人长期久病用药，反复纠偏，身体因此而更显偏颇，唯独以甘缓之土气平稳之，方可令化源充足，诸症自平。

蒲辅周经验　甘草油治疗一切火毒疮疖

蒲老说，我用甘草油数十年，颇有效。小儿暑天热疖疮，用之其效显著，价廉方便。甘草油制法：用大块的生甘草，刮皮，切细研成粉，切勿用火焙，因为近火则清热解毒之功减退，再用纯芝麻油或花生油，倒进瓦缸或玻璃缸，放入甘草粉，泡上3天，即可使用。

指月按：一小儿阴部长一疗疮溃烂，用甘草油涂抹其上，待干时再涂，数日之间，火消肿退痛止，可见甘草油对于疗疮或者溃烂不愈的疮口亦有修复作用。中国中医科学院阎孝诚先生，在山西碰到不少疮疖和痱子的患儿，刚开始用一般清热解毒药，如蒲公英、紫花地丁，容易反复，后来改用生甘草 30 克，马齿苋 30 克，忍冬藤 30 克，生大黄 30 克，研成细粉，每次 10 克，水煎服，一日可服用 3 次，一般 5~7 天痊愈，很少复发。从此阎氏便用此方治疗各种皮肤感染疾病，每每获效。对于荨麻疹、湿疹等疾患，重用甘草，效果也不错。

10．大枣

◎若要皮肤好，煮粥加大枣

有个女孩子经常面对电脑，皮肤干燥，面色苍白，医院检查是贫血。难怪她屡屡用各类护肤品，都没法把面色变好。

爷爷说，人体最大的护肤品是你的气血，气血足，颜面才红润、有光泽。随后交代这病人少用电脑，并用一味大枣煮粥服食。

小指月说，为什么用大枣呢？爷爷说，若要皮肤好，煮粥加大枣。而且大枣乃脾之果，现在很多人忧劳伤脾，脾虚则百脉失润，毛窍失养，所以干瘪津少。

小指月说，为什么大枣能够养脾阴呢？爷爷说，各种果实晒干时津液都很少，唯独大枣，放置数月，甚至几年，还是柔软不枯，用手去捏它，质润而不硬，软而不干，故大枣能够重补人体阴液也。小指月点点头，原来是这样。

这女孩子连续喝了半个多月的大枣粥，又加上少用电脑、少熬夜，脸色红润了不少，苍白的指甲也变得有些血色了。很明显，中土气血生化有源，则四肢外表能得到灌溉。随后小指月在小笔记本中记道：

张锡纯经验：邑中友人赵某，身体素羸弱，年届五旬，饮食减少，日益消瘦，询方于愚，俾日食熟大枣数十枚，当点心用之。后年余觌面貌较前丰腴若干，自言：自闻方后，即日服大枣，至今未尝间断，饮食增于从前三分之一，是以身形较前强壮也。（《医学衷中参西录》）

◎百病体虚，大枣助之

《本草纲目》记载，枣为脾之果，脾病宜食之。

《神农本草经》记载，大枣补少气，少津液，身中不足。

爷爷说，大枣不仅适合于脾虚，更适合于久虚劳损，五脏不足，因为百病虚损到最后没有不殃及脾胃的，而脾胃强大起来没有不惠益于周身的。

小指月说，脾胃强大，百病难生；脾胃一虚，百病丛生。

有个肝癌放化疗的病人，头发掉光了，牙齿松动，面色苍白，有气无力。

一次放化疗，就像重伤过一次一样，虽然损敌一万，也自伤八千。

病人问，大夫，有没有可以尽快恢复体力，让睡眠好些的药？爷爷说，你就吃些大枣吧，可以嚼服，也可以煮粥，还可以泡茶，每天吃个一两左右，可以保护脾胃，以滋化源，灌溉五脏。病人连续服食一个多月的大枣后，脸上气色转红润，说话也不上气不接下气了，走起路来也没有那么累了。

爷爷说，如果他知道在放化疗前就服食大枣来保护气血，那么就能将不良反应降低些。随后小指月在小笔记本中记道：

戴裕光经验：大枣与仙鹤草30克同用，治疗放化疗后贫血更有特殊疗效。戴师说江浙一带医家多用。曾遵嘱试用于数例此类病人的治疗，一般经治月余即见效果。对一些面色萎黄、精神不振、月经量少的女性病人，当其不便服用汤剂时，以单味大枣泡服，经一定时间后症状可有明显改善。张锡纯认为大枣津液浓厚滑润，最能滋养血脉，润泽肌肉，这一评价在临床应用中可以被重复。

何任经验：我除了用大枣补脾和胃、益气生津、调营卫、解药毒、和药性外，治疗神志病、血液病、恶性肿瘤都是不可或缺的常用药之一。例如曾有一脱肛痔血男性病人,中西药久治无效。我用魁红(一种西北产的特级大红枣)二两剪碎(即遵古法擘之意),加升麻6克,煎服数剂而愈。又用治血小板减少症数十例,一般每日都用30克以上,剪碎浓煎或配合他药有显著治疗效果。

用于慢性肝病,能改善肝功能。对癌症病人,作为扶正药,在放疗、化疗前后,每日用30克剪碎煎入他药,不但能减少放疗、化疗的不良反应,且对保护气血、平宁神志都有良好效果。大枣既补脾胃、益气血,并具有缓中而不恋邪的作用。

◎脾不统血

有个小孩子,一大片皮下出血,就像被打伤一样,久久难以消去,医院检查属于紫癜,而血小板没有减少。中医说,这是血热妄行。可用了不少清热药,连犀角地黄汤都用了,后来不单白天跑动剧烈时出血,连刷牙时牙齿也出血。家长赶紧带着他来到竹篱茅舍。

爷爷说,中医认为脾主肌肉,脾能统血,你这孩子唇淡白,是一种脾虚血少,统摄无力之象。所以用补脾之法,而不用清泻血热。

小指月说,补脾养血最好的药就是大枣。爷爷说,可以用大枣拌些阿胶服食,这样既好吃,又免除煎汤的麻烦。

小孩子每天吃3次,吃到1个月的时候,就很少皮下出血了,嘴唇也转红润。后来爷爷又交代这小孩子不能乱吃东西,吃饭也不要吃撑吃胀,后来就很少得病。

小指月说,为什么这么普通的医嘱,却有这么大的好处,但很多人都做不到?

爷爷笑笑说,很多小孩子都懂的道理,大人未必做得到,所以知行合一才是一个大学问。如果这小孩子不是脾脏损伤在前,就不会那么容易皮下出血。所以找出脾脏损伤的原因,比只知道用大枣来补脾助脾统血强多了。

现代研究认为大枣是一味滋养强壮药物,主要是改善人体对多种过敏原的适应能力,长时间服用后对一些过敏性疾病有一定的疗效。其实说白了,就是脾胃功能恢复,正气充足,就不会那么容易得过敏性疾病。

随后小指月在小笔记本中记道:

《上海中医药杂志》报道,治非血小板减少性紫癜,每天吃 3 次红枣,每次10 个,可吃到紫癜消退为止,一般每天需大枣1~2斤。一项现代临床研究显示,连续吃大枣的体虚病人,康复比单纯吃维生素药剂快 3 倍以上。所以大枣是各类慢性肝炎、肝硬化贫血、过敏性紫癜等疾患良好的保健营养品。

◎ 大枣解酒

有个病人喝酒后大醉一场，醒后发现头脑晕沉，视物不清，耳朵听不清楚声音。这是怎么回事呢？

爷爷说，你这是酒喝得太多了，酒是穿肠毒药，对脾胃损伤很厉害啊。病人说，既然伤脾胃，为什么我没有肚子痛，反而眼睛、耳朵、脑袋不好呢？

爷爷笑笑说，脾虚则九窍不利，《内经》教人看病，不看表象而看脏腑实质，脾脏损伤后，清气不能上达孔窍，便容易疲劳，浊气不能下降膀胱、肠道，混作一团，便会浑浊不清，七窍不明。病人说，那我该怎么办？

爷爷说，下次喝酒别那么没节制，否则身体气机就会一塌糊涂，免疫系统、自愈能力也会大大下降，身体就会日渐变差。病人点点头。

随后爷爷便教他每天用十几个大枣煮烂熬汤喝。喝了一次，他觉得好像脏腑吃饱了饭一样，酒解了，头脑也清醒了。连续喝了 10 天左右，以前容易疲劳的感觉没有了，工作更有干劲了。

小指月说，大枣解酒，很少听说。爷爷说，见肝之病，知肝传脾，该怎么办？

小指月说，我明白了，酒伤肝，肝木克脾土，又会伤到脾胃，这时通过实脾健脾来保护肝脏，脾脏功能强大，肝脏就有力量去解酒。所以现代研究说大枣有保护肝脏的作用，又能够保护脾胃少受酒精伤害。

◎ 大枣拾珍

张锡纯经验

表叔高某，年过五旬，胃阳不足，又兼肝气郁结，因之饮食减少，时觉满闷，服药半载，毫无效验。适愚远游还里，觌面谈及，俾用大枣六斤，生姜一斤，切片，同在饭甑蒸熟，白内捣如泥，加桂枝尖细末三两，炒熟麦面斤半，和匀捏成小饼，炉上炙干，随意当点心服之，尽剂而愈。（《医学衷中参西录》）

指月按：百病体虚必寻到脾胃中去调理，方得治愈。张锡纯巧用桂枝汤思路，把汤方变成小饼，制成食疗之物，取姜、枣调和气血营卫，进而调和脾胃阴阳。生姜色黄温煦阳气，助胃纳运；大枣色红滋养阴血，助脾濡养。这样中州气血足，四维转动无忧，故胸闷得除，身体强健。周伯度曰：大枣甘守之力多，得生姜乃不至过守；生姜辛通之力多，得大枣乃不至过通，二药并用，所以为和营卫主剂。

戴裕光经验

在去核的大枣内放入如枣核大小的生大黄粉后，将大枣裹面煨透熟，捣烂内服，每次2个，每日2次，用于治疗多种原因引起的慢性消化不良或小儿疳积、小儿厌食等。我也曾以此法试用于数例食欲不振、面色萎黄或有浅淡白斑的小儿，结果都还不错。

指月按：一般食积的孩子日久必因积致虚，食欲不振，面色萎黄，这时攻积则小儿气力不够，补虚则容易壅滞，所以要虚实兼顾，补虚泻实，推陈出新。大枣可以补脾虚，大黄可以攻大肠积。这样脾健运有力，肠通积去，标本兼治。

《得配本草》记载，治卒心痛诀云：一个乌梅二个枣，七枚杏仁一处捣，男酒女醋送下之，不害心痛直到老。

指月按：古代心痛，即心下胃脘痛，乌梅配大枣，有酸甘化阴之意，同时又可以缓急止痛，杏仁可以降至高之肺气入至低的大肠，转移下行，这样瘀化下行则不作痛。

许叔微《普济本事方》记载，一妇人脏躁，悲泣不止，就像有神灵上身一样，想起古人治此证用大枣汤，于是给她服了，喝完药病就好了。

指月按：张仲景讲，妇人脏躁，喜悲伤欲哭，像如神灵所作，甘麦大枣汤主之。用甘缓之品，可以缓其情志剧烈波动。《妇人大全良方》里也记载，一妇人白天悲哭，非常凄凉，又说不出原因，医生反复治疗都没效果。有个人说这是脏躁，只需甘缓滋润，悲泣自止，遂用大枣汤，一投而愈。大枣汤即张仲景的甘麦大枣汤，以枣为脾之果，脾欲缓，以甘缓之药，可以令悲伤躁动之情绪得消。

11. 刺五加

◎刺五加片治劳损心悸

一妇人在火车站上班，长期劳累透支，导致心肌劳损，经常心慌心悸，短气乏力，要通过深呼吸才能稍微缓解，她老觉得自己缺氧，呼吸不够用。近来睡眠质量超级差，人就像快要崩溃一样，一听到各种车声、噪声就烦躁。

爷爷说，这简单，你去买刺五加片吃吃看看。

小指月说，爷爷，为什么吃刺五加片呢？爷爷说，刺五加能够上安神，中健脾益气，下补肾。现代研究显示可抗疲劳，抗辐射，抗应激，耐缺氧，提高机体对温度变化的适应力，还能增强血细胞的携氧能力。所以对于长期疲劳过度或脑力活动过度的人群，是个很好的补助剂。

这妇人吃了 1 周的刺五加片，睡眠质量好转，不再心慌心悸，白天工作也没那么容易累了，她高兴地说比我吃安神药管用。

爷爷说，五脏协调，神志自安。随后小指月在小笔记本中记道：

朱良春老中医对心肌炎或冠心病而见心律不齐、心悸怔忡，夹有痰浊，苔白腻者，恒以石菖蒲、炙远志各 3 克，泡汤送服刺五加片，每服 4 片，每日 3 次，颇收佳效。盖取石菖蒲、远志宁心化痰，调畅心气；刺五加增强机体抵抗力，调节心脏功能，三者合用，相得益彰，其效著也。

12. 绞股蓝

◎绞股蓝治脾虚肺咳

爷爷说，指月，你知道中医药博大精深，几千年来一直能够为国人的健康保驾护航的原因吗？小指月说，生病了可以用中医药帮助病人脱离病苦。

爷爷说，还有饥荒年代，有些药物可以用来充饥服食，度过灾荒。所以中药世界里有很多是药食并用的，平时是草药，但急时却可以成为救命的仙丹。

小指月说，爷爷，绞股蓝是不是药食同源之品啊？爷爷点点头说，指月，你看看这本《救荒本草》就知道了。

用来治病救命的本草大家都知道，可用来救饥度荒的草药人们就很少听说了。

朱橚为明太祖朱元璋第五子。明朝初期，民不聊生，朱橚考察可救饥馑的野生植物 414 种，逐一绘图说明，取名《救荒本草》，以备荒年充饥之用。是书在食疗与营养学方面有着相当大的贡献。被后人誉为"南方人参"的绞股蓝，首次被收录在此书中。

小指月说，想不到绞股蓝有南方人参之称。爷爷说，此药既能扶正，健脾益气，也可祛痰，清肺部浊热以祛邪。

有个业务员经常劳碌奔波，一天下来，用纸巾一擦鼻孔都是黑的，可见吸进了不少粉尘。刚开始这业务员不以为然，可两三年后经常咳嗽，咳吐灰褐色痰，他就有些害怕了，便来找老先生，问有没有可以帮助清除肺部痰垢的药物，又可以缓解他经常在外面奔波劳累气虚的症状。

爷爷说，就用绞股蓝泡茶，能够益气健脾，化痰止咳。这业务员在跑业务期间就带个小水壶，喝这泡茶方。1 周以后，咳嗽消失，也没有灰褐色的痰了，人也比以前精神多了。

13、红景天

◎强大身体的红景天胶囊

爷爷说，要学好一味药，就要充分了解这味药的生长环境。

小指月说，爷爷，为什么红景天能补气对抗疲劳，缓解心肌劳损，大脑缺氧？

爷爷说，红景天属景天科，主要分布在东北、甘肃、新疆、四川、西藏及云、贵等省。红景天一般生长在海拔 800～2500 米高寒无污染地带，是珍稀野生植物。生长环境恶劣，如缺氧、低温干燥、狂风、受紫外线照射、昼夜温差大，造就了红景天超强的生命力和特殊的适应性。

小指月说，原来红景天能够增强体质、提高身体对缺氧刺激的适应力是这么来的。爷爷说，所以有些去高原地区的登山或旅游者，会提前 1 周服用含有红景天的中成药，或者用红景天泡茶，可以提高体力耐力，减少高原反应。而且这红景天制品也成为航天保健的药物。

一公务员，1 个月后要到西藏去考察，他很忧虑，原来平时他血压就低，稍微走远点就头晕、气不足，在办公室里坐久了就觉得疲劳，天气稍微变化就容易感冒。这回去高原，会不会水土不服，换了环境能不能适应，天气急剧变化时会不会扛不住？这些对他来说都是重重困难。

爷爷看他忧虑的样子，便说，这样吧，你提前 1 个月吃红景天胶囊。

他说，红景天胶囊是干什么的？爷爷说，红景天胶囊由红景天和人参组成，是专门为低血压、脑供血不足、容易疲劳的人设计的。服用期间，每天下午坚持小跑半小时，使药力随着气血循环而散布周身，顺便借这个机会来提高你的耐力。

这公务员回去后就按老先生说的，下班后就去跑步、锻炼身体，配合红景天胶囊，半个月下来，精神振作，红光满面，说话中气十足，他的同事对他刮目相看，怎么平时手无缚鸡之力的文弱书生，一下子变得龙精虎猛了？在西藏考察时不少人晕车，有高原反应，他啥事没有，众人皆大惑不解，而他却独自在乐。

功夫不负有心人，有准备，有锻炼，就有回报。身体也需要投资，投资身体最好的办法，不是吃大量营养品，而是用你的汗水去浇灌。

14．沙棘

◎沙棘健脾治痰喘

小指月说，爷爷，沙棘也属于藏药啊？爷爷说，沙棘产于高原地区，是西藏常用中草药。当地天气比较寒冷，人们饮食偏于肥甘，所以容易患痰喘。沙棘能够助脾胃消化，利于血脉流通，可以驱逐肺部痰浊，解除呼吸困难、缺氧的状态。

小指月说，原来是藏医、蒙医治疗咳喘痰多的常用药。

有个病人冬天经常咳喘，痰多色白。爷爷跟他说，冬天不要吃得太腻，冬吃萝卜夏吃姜，不劳医生开处方。为什么冬吃萝卜健康呢？

小指月说，因为那是应季蔬菜。爷爷说，萝卜能下气，洗涤肠胃、脉管，非常清淡，有助于排浊。冬天也应该吃得清淡些，血脉就会通透，痰就会少。

然后爷爷便教他在秋天用一味沙棘煮熬浓缩成膏，叫沙棘膏，每年痰喘发作前1个月就喝沙棘膏，这样冬天痰喘发作次数就明显减少了。

爷爷说，如果嫌熬膏麻烦，可以买中成药，如沙棘精口服液，专治各类老年痰喘，能较好地缓解咳嗽气喘等症状。随后小指月在小笔记本中记道：

《如意宝树》记载，沙棘果治消化不良，又能治肺部痰喘，胸中瘀血。因为它能够健脾消食，止咳祛痰，活血化瘀，是一味难得的集扶正与祛邪为一体的草药。

15．饴糖

◎脾虚肺燥顿咳

冬天到了，天干地燥，小孩子容易咳嗽。一小儿身体消瘦，顿咳，咳起来没完没了，经常口干渴，用了一些润肺止咳之品，如川贝母、雪梨，却效果不理想。

爷爷说，这是肺部燥热，气逆不降，而体质又偏虚，土不生金，要找一味药，既能补脾扶中，使土能生金，又要滋润肺燥，这样才能标本兼治。

小指月说，《本草求真》里讲饴糖是谷麦所造，凡脾虚而肺不润者，用此气味甘缓，以补脾气之不足，以制肺燥之有余。

爷爷说，可以再加些应季蔬菜，白萝卜捣汁，与饴糖共同蒸化，既有饴糖补中润肺，又有白萝卜降气，这样咳嗽便能止住。这孩子就用这小食疗方，吃了 2 天，顽固咳嗽就好了。随后小指月在小笔记本中记道：

《本草汇言》记载，治大人、小儿顿咳不止，白萝卜捣汁一碗，饴糖五钱，蒸化，趁热缓缓饮之。

◎甘以缓急治痛经

一妇人每次来月经时，痛得没法干活，只能静卧。她尝试过各种止痛片及活血化瘀的止痛中药，吃的时候稍好，下次月经来时还是照样痛。这次月经结束了，可腹中还是拘急作痛，洗碗，洗衣服，一接触冷水，肚子就痛得更厉害。

爷爷说，指月，这是什么汤证呢？小指月说，脉象细弱而迟，舌淡苔白，是一个虚痛。《伤寒论》里说治虚劳里急，腹中痛，用小建中汤。

爷爷点点头说，温中散寒，缓急止痛，正当用小建中汤。这妇人问，大夫，为什么我洗衣服、洗碗后，一接触冷水，腹痛就加重呢？爷爷说，脾主四肢，亦主大腹。四肢受凉，若脾虚的话，便会循经传入中焦，寒主收引，不通则痛。

病人连服 5 剂小建中汤，未用任何止痛片，腹痛消失。第二个月微微有些痛，再用 5 剂小建中汤，从此很少再痛经。

小指月说，爷爷，为什么小建中汤没有用什么特别强大的活血止痛药，怎么能止住她腹中急痛呢？爷爷说，《内经》里说，脾欲缓，急食甘以缓之。而脾主大腹，大腹拘急疼痛，是不能松缓之象。用饴糖、大枣、甘草之品，能够甘以缓中。

随后小指月在小笔记本中记道：

陈大启经验：戴某，女，月经时腹痛，3 年来反复难愈，百药乏效。平时月经量少色淡，畏寒喜暖，体倦乏力，不耐劳累。痛经严重时必服止痛片，以解燃眉之急。此次痛经，连绵数日，痛势不解，脉细而迟，舌淡苔白。此中气亏虚，不荣则痛，遂用小建中汤，未服止痛片，连服 10 剂，疼痛大减。再续服 20 余剂，体质增强，顽固痛经不再发作。

16. 蜂蜜

◎姜蜜丸治咳

有个妇人问，大夫，我孩子动辄咳嗽，吃凉的咳，吹空调了也咳，怎么办呢？

爷爷说，可以用个小食疗方，叫姜蜜丸，用蜂蜜和生姜制成丸子，既有姜来缓其外寒，又有蜜来润其肺燥。平时不要让孩子吃太多零食。

她孩子吃完一料姜蜜丸后，还想再吃，因为口感好，像糖果一样，吃了又不咳嗽，非常舒服。随后小指月在小笔记本中记道：

《千金要方》记载，治咳嗽，用白蜜一斤，生姜两斤，搅汁，制成枣大的丸子，日服3次，禁一切杂食。

◎肠道润滑油

一位老人，血压高，经常便秘，他不想吃药，怕麻烦，又不想尝药苦。

爷爷说，这简单啊，给你个食疗方，既能润肠通便降血压，吃起来口感又好。这既好吃又能治病的药是什么呢？原来爷爷教他用黑芝麻配合蜂蜜，以热水冲服。

小指月说，蜂蜜最能润肠通便，是五脏的润滑油；黑芝麻能益力气，补肾润肠，吃了有力气排便。自从用了这小食疗方后，病人大便通了，上厕所既不费时，也不费力，连血压也降下来了。

小指月不解地问，爷爷，这两味药没有降压的作用啊！爷爷说，肝别通于大肠，整条消化道肠管通畅，压力放松。所以便秘又血压高的，先别刻意降血压，治好了便秘，血压自会降下来。随后小指月在小笔记本中记道：

《现代实用中药》记载，治高血压、慢性便秘，蜂蜜一两八钱，黑芝麻一两五钱，用芝麻蒸熟捣烂如泥，搅进蜂蜜，以热开水冲化，每日分2~3次服。

◎不荣则痛用蜂蜜

有个农夫，爬到树上摘橄榄，一不小心便摔了下来。当时气闷绝欲死，还好及时灌服童便救了过来。但留下个后遗症，就是胸胁部牵扯痛，虽然服了不少活血化瘀的伤科药，还是疼痛不止。

爷爷说，不能一条路走到黑，既然疏通之法走不通，我们就用滋润之法。《内经》里讲不通则痛，用疏通经络、活血化瘀药，一通就好了。不荣也会痛，局部得不到滋养，它就会靠疼痛来发出信号，要你去滋养它。所以这种虚痛，一般喜温喜按，喜欢按摩，揉揉按按就会舒服。果然病人说，拿热水袋敷敷，疼痛就会减轻些。于是教病人用蜂蜜和香油调和服用。这样吃后，不仅大便润滑，而且胸胁痛遂止。小指月说，爷爷，用蜂蜜来治跌打损伤后遗症疼痛，很少见啊。

爷爷说，你看蜂蜜是不是甘缓柔润啊，甘缓可以去急，柔润能够滋养，这样局部经脉得到柔缓和滋养，就不会牵扯疼痛了。随后小指月在小笔记本中记道：

《张氏医通》记载，凡内伤胁痛不止者，生香油一盏，生蜜一杯，和匀服，一两次遂止。

◎外用蜂蜜去黑斑

一妇人脸上有几片黑斑，半年多都消不了。

爷爷说，用白茯苓打粉，做成面膜敷脸，可祛斑。如果是黑斑，就加蜂蜜；如果想除皱，就加蛋清；如果想美白，就加牛奶。

这妇人说，我只想把脸上黑斑去掉。爷爷说，面黑者必便难，阳明胃经堵塞，整个前额面部都属于阳明胃经所主。妇人说，大夫，我确实大便比较干结。

爷爷说，这简单，你一边内服麻子仁丸，一边用白蜜和茯苓做面膜敷脸。

1 周后，病人面斑脱去如新。随后小指月在小笔记本中记道：

《肘后方》记载，治面部黑斑，白蜜和茯苓粉敷脸。

◎蜂蜜拾珍

《本草纲目》记载，瘾疹瘙痒，白蜜不拘多少，好酒调下，有效。

指月按：酒能祛风活血，蜜能养阴滋润，又可解毒，所以血脉不通或血中有毒，导致瘾疹瘙痒，用此法活血祛风，解毒养阴，有效。

《中药学讲义》记载，单用蜂蜜治溃疡病、烧烫伤，有效。

指月按：蜂蜜既可内服，也可外敷。内服有生肌敛疮之功，外敷有消炎防腐之效。所以口疮溃疡、烫火伤，用蜂蜜内服、外敷皆有效。

17、鹿茸（鹿角、鹿角胶、鹿角霜）

◎早衰治肾

《本草纲目》记载，鹿茸生精补髓，养血益阳，强筋健骨，治一切虚损，耳鸣目暗眩晕。

有一商人，商场打拼多年，饮食不节，起居无常，还不到 50 岁，就行走不利，身体亏虚，面色黧黑，眼花耳鸣，甚至头发也白了一半，头发疏松，晚上还经常腰酸、尿频。医生说这是早衰，因为长期操劳过度，劳损伤肾所致，应该补肾，培本固元。于是建议他服用六味地黄丸，可吃了几个月，大蜜丸吃过，浓缩丸吃过，好像如泥牛入海，不显其功，头发依然花白脱落，仍然眼花耳鸣。

小指月摸他脉象沉迟无力，寸脉明显不足，一派气血不能上供头脑之象。

商人说，大夫，我最近记忆力差，容易忘事，整日昏昏沉沉。爷爷说，这是你早年纵欲伤精太厉害，所以早衰，气血不能上供头脑。

商人说，那该怎么办呢？爷爷说，医生给你开六味地黄丸，思路没有错。

商人说，为什么我吃了这么久的六味地黄丸没什么效果？

爷爷说，治病就像赚钱，如同你经商，讲究开源节流，你要节能减排，少消耗，身体元气才会慢慢恢复。就像想让池塘水满，必须把漏洞补好。想让车胎充满气，必须保证车胎没漏洞。你想让身体精充、气足、神满，必须要节房劳，少熬夜，少看电视。

这商人点点头，原来他每天都在做这些事情，不知道养病之道在于淡泊寡欲，而不是变本加厉，拼命消耗。随后爷爷就给他开了六味地黄汤，而且还加了点鹿茸打粉冲服。这商人疑惑地说，多加一味就能管用吗？

爷爷笑笑说，你可别小看这一味药，鹿茸乃鹿之顶角，乃鹿阳气上聚所化，最能通督脉、达巅顶，可以引众药壮阳、补益脑髓以抗衰老。滋阴的六味地黄丸在血肉有情之品、纯阳之物鹿茸的带领下，便能够阴随阳升，上至巅顶，填充脑髓，荣养七窍，滋润毛发，只要你不房劳漏精，身体就可以慢慢恢复过来。

小指月说，善补阳者必于阴中求阳，则阳得阴助而生化无穷；善补阴者必于阳中求阴，则阴得阳升而泉源不竭。

果然这病人服了将近1个月的药，发现效果超好，晚上没夜尿了，腰酸痛大减，耳朵不鸣，视物也清晰了，最重要的是记忆力提高了，走起路来神气足了些。

爷爷说，慢性虚损性疾病及各类早衰，其病根都出于肾，肾主生殖发育，所以当你看到各种各样的复杂疾病，难以下手时，就要从肾开始。中医认为，久病及肾，所以古人以一肾气丸之法度，可以治天下病，以肾为五脏六腑发源地根本也。随后小指月在小笔记本中记道：

杜雨茂经验：外行看热闹，内行看门道。学习别人的医疗经验也是如此。仔细揣摩一些名家巨匠的处方，常可发现其不同凡响、画龙点睛的神来之笔。西安一名老中医对肝肾阴亏较甚的病人予六味地黄丸时辄加鹿茸而收捷效，即此例也。其立意在于鹿茸为血肉有情之品，性温而不燥，助阳以生阴，且峻补精血，使六味地黄丸"三补"之力倍增，又不影响"三泻"之能。用心之巧妙，非粗工所能企及。

◎寒冰之地草木不生

有对夫妻结婚快 4 年了，还没有孩子，在医院检查，女的没什么问题。可男的精子数量少，活力低，所以导致不育。

爷爷说，以后你这身体可不能喝冰冻啤酒、凉饮了。这男子惊讶地问，为什么呢？大夫，我经常喝冰冻啤酒啊。

爷爷说，这就是病根。俗话说冰冻断人种，烧烤毁人容。你可知道为什么？

这男子很惊讶，以前从没听说过这种说法。爷爷说，你这是缺乏中医常识。即使你没学过中医，你也应该能够观察大自然而懂得一些养生常识。

小指月就想，从大自然里如何看出喝凉饮会导致精子活力差，数量少，人体生育功能减退呢？爷爷说，指月啊，你看哪个季节物种繁衍最慢？

小指月说，当然是秋冬了。一旦秋凉，百草枯落，蚊虫蛰伏，甚至很多生物都冻死了，不要说是繁衍，就连自保都成为问题。

爷爷又说，指月啊，你看哪个地区物种最少？小指月说，当然是南北极冰川地区了。爷爷说，为什么？小指月说，寒冰之地，草木不生。那么冰凉的地方，种子都很难发芽，你说动植物怎么能够很好地生长呢？

爷爷笑笑说，中医认为阳生阴长，阳杀阴藏，阳气主动，阳气充足，这些物种胎儿就能够潜滋暗长。阳气亏耗，或熬夜、吹空调，或饮冰冻啤酒，这样腰脚冰凉，经常肚腹冷痛，大便不成形，这精子就像在寒冰之地一样，自然数量少，活动力减退。

这男子点点头，恍然大悟说，医生，你说的就是我啊，我就是吹空调，喝冷饮，又熬夜，经常拉肚子，不单肚子凉，腰也凉，小便也清冷。

爷爷说，你如果不把生活习惯调整过来，想要孩子真的很难，甚至将来想要健康也不容易。为了健康，为了孩子，这男子鼓起勇气，把恶劣生活习惯像刀削恶肉一样去掉。然后爷爷就让他吃参茸固本丸。参茸固本丸里有人参、鹿茸，专治诸虚百损、五劳七伤、阳痿早泄、畏寒肢冷、小便频数等下焦元阳不足之证。

病人戒除恶劣生活习惯，就是推陈，再服用这参茸固本丸，就是生新，这样陈莝去，则新血生；瘀腐排，则元气昌；恶习断，则正气足。1 年后其妻怀孕，后顺产，举家欢喜。随后小指月在小笔记本中记道：

《新中医》报道，对于精冷不愈的病人，多选用鹿茸末，每日 1～3 克，米粥调服，或用米酒冲服，这样元阳足则精暖，精子活动力增加，数量增多，有助于生育。必须忌一切生冷伤阳气的食物或习惯。

◎鹿角托疮毒

《神农本草经百种录》记载，鹿茸气体沉而味发泄，故补阳益血之功多，鹿角则透发已尽，故托毒消散之功甚。

有个妇人，乳房长疮痈，流出脓水，老是不能愈合，这样折腾日久，少气懒言，神疲乏力，脉虚而迟。医生还给她用了很多消炎药。

爷爷说，疮痈后期，不是去消炎，而是要帮助身体阳气去长肉。于是给这妇人用了补中益气汤，加上一味鹿角，这样可以益力气，长肌肉，托疮毒。

医生看了很不解，你这汤方并没有消炎止痛、清热解毒的药啊，怎么能够治疗乳房痈疮呢？可这妇人服用5剂药后，痈疮变浅，慢慢收口了。她就有信心了，再服5剂药，胃口恢复，气力恢复，疮口便愈合了。

小指月说，爷爷，为什么要把鹿角加进补中益气汤里呢？

爷爷说，《名医别录》里讲，鹿角主治恶疮痈肿，逐邪恶气恶血。而补中益气汤能生肌长肉，补充新鲜的气血，取代旧的疮毒，旧的疮毒像垃圾一样被托出体外，身体就恢复得快。所以但见气弱虚寒、脉无力者，不管疮毒多么缠绵难愈，你只需把他的脾胃健运起来，让他中气充足，脾主肌肉功能增强，疮痈就好得快。

随后小指月在小笔记本中记道：

郝现军等经验：鹿角补肾阳，强筋骨，并具有催乳作用。洛阳民间治疗产后无乳及早期急性乳腺炎，常取鹿角锉末冲服，每次4克，每日2次，效果显著。

◎一味鹿角粉治肾虚闪腰

一妇人生完孩子不久，因为搬抬重物，扭伤腰部，导致腰痛难耐，不能转侧。

小指月说，治急性腰扭伤的办法很多啊，比如委中放血，还有三七化瘀，或延胡索止痛。爷爷说，这要因人而异，如果是实证可以用疏泄之法，如果是体虚必须用补益之方，而不是见痛止痛。你看她本来面色淡白，乃阳气亏虚，平时又尿频，白带偏多，这时最好用一味能够补壮阳气，又能活血逐瘀的药，这样才能从根本上治愈腰痛。不然只知道急则治其标，不知道把腰肾精血固牢，下次又容易再扭伤腰。

小指月说，那就用壮腰健肾丸，以酒送服。爷爷说，这办法也不错，不过要快速壮腰督，健腰肾，用鹿角碎屑，炒黄打粉，以酒调服，效果更好。这样既能够壮其脉势，又可以去其腰痛。

病人服用 2 天后，果然腰部疼痛若失，转动自如，轻松舒适。

随后小指月在小笔记本中记道：

《千金要方》记载，跌仆损伤，血瘀骨痛，鹿角末，酒服方寸匕。

《杨氏产乳》记载，妇人腰痛，鹿角屑炒黄研粉，酒服方寸匕。

《肘后方》记载，肾虚腰痛如锥刺，不能动摇，鹿角屑炒黄研粉，温酒服方寸匕，每日 3 次。

◎鹿角胶与噩梦

《罗氏会约医镜》记载，治肝伤失血，或谋虑伤肝，暗耗阴血，以及久视伤血，此血虚不能养魂，睡则异梦，心惊恐怖，用鹿角胶三钱，酒蒸融化，空腹服，每日 3 次，5 日自安。

有一妇人，晚上睡觉动辄梦到刀兵相争，尸横遍野，非常恐怖，搞得她晚上都不敢闭眼睡觉。医生说她恐怖片看多了，可病人说以前看过，现在没看。于是医生当作失眠来治，病人虽然服用了不少"安定"，仍然噩梦连连，神不安定。

爷爷摸她左关肝脉弦细，明显肝血虚，魂失所养，这该怎么办呢？小指月说，虚劳虚烦不得眠，酸枣仁汤主之。

这病人服用过不少中药，一听到酸枣仁汤，便摇摇头说，大夫，上次医生给我开了这药，吃了没效。爷爷说，你要少劳心思虑，我看你思虑过度，晚上不要说恐怖片，就连电视也不要看了。病人很奇怪地问，为什么呢？

爷爷说，等你肝血养好了再说吧。肝开窍于目，眼睛长期追着电视看，很消耗肝血。你本身肝血不足，再消耗下去，魂失所养，便会天人交战，梦斗不已。

病人听后点点头说，我试试，晚上少看电视吧。爷爷随后在酸枣仁汤基础上又加了一味鹿角胶，服用酒融化的鹿角胶，配合酸枣仁汤。

小指月问，爷爷，为什么要用鹿角胶呢？爷爷说，无情之草木，难以疗有情之疾病。此人思虑过度，谋虑太多，心肝之血大为亏耗，这时如果不是血肉有情之品，很难迅速让她神魂安宁。而《张氏医通》提到，劳心思虑伤魂者，羸弱惊恐瘦，睡梦不安宁，一味鹿角胶，酒融服即效。

果然病人遵从老先生的告诫，服药后倒床即睡，一夜无梦。

随后小指月在小笔记本中记道：

《傅青主男科》记载，人夜卧，梦争斗，恐怖之状难以形容，此肝血虚、肝魂失养也，故非大补精血不能建功，而寻常草木之品不堪重任，当以酒化鹿角胶，空腹服之可愈。盖鹿角胶大补精血，血旺则神昏自安宁矣。

◎鹿角霜与妇人虚寒小便白带多

一妇人白带量多，伴小便频数，晚上经常要起床两三次。

小指月摸她脉象沉迟，便问她，小便色黄还是色清？妇人说，小便非常清。

爷爷说，诸病水液，澄澈清冷，皆属于寒。看来这明显是虚寒所致，那就要找一味既能温阳祛寒，又可以补虚生精之品。小指月说，那就用鹿茸。

爷爷点点头说，鹿茸是上上之品，但还不至于用那么好的鹿茸，因为病人的疾病不是很严重，加以病人家庭条件不太好，所以需要找没那么贵的药物。

小指月说，那就用鹿角霜。爷爷点点头说，没错，鹿角熬膏所存的残渣，就叫鹿角霜，专门补肾助阳，它虽然功力弱些，但用于治疗血虚崩漏、白带量多、肾寒腰冷、小便清长等症，还是有作用的。因为它具有收敛之性。

于是叫这妇人用鹿角霜炒为末，每次用酒服下 9 克。1 周后小便不再频数，白带自然收住，晚上也很少夜尿了。随后小指月在小笔记本中记道：

《罗氏会约医镜》记载，虚寒白浊，鹿角霜炒为末，每服三钱，酒调下。

《梁氏总要方》记载，小便频数，鹿角霜、白茯苓等份为末，酒糊为丸，盐汤调下。

◎鹿茸（鹿角、鹿角胶、鹿角霜）拾珍

《医学从众录》记载，眩晕，寸口脉大，按之即散者为上虚，以一味鹿茸酒治之。

指月按：鹿茸善达巅顶，所以眩晕属于脑部供血不足，寸脉提不起来的，用鹿茸可以令阳气汇聚到头部，阴随阳升，阴血上来后，脑髓得养，眩晕自除。

华占福经验

1969 年，我去某化工厂巡回医疗，见一科长满口糜烂，难以饮食，问其故，误服鹿茸所致。《冷庐医话》中有不少因错服鹿茸毙命的教训，乃用黄连解毒汤予之，连服 5 剂，口糜渐愈，饮食遂进。

指月按：气有余便是火，身体如果不是久虚劳损，切不可轻易服用鹿茸，而且年轻人不要轻易服用这些壮阳之品。《内经》认为壮火食气，如果年轻人过服这些补益药就会早发育，早发育就会早衰。所以不能轻易借补药来发育身体，更不能借助补药来纵欲，否则祸不旋踵。

李继昌经验

周某，女，35岁。因劳累后患头痛、失眠半个月，伴腰酸腿冷，白带偏多，平时月经量少，面色苍白，嘴唇淡而没色彩，脉沉弱无力。此为冲任亏虚，所以经量少而白带多，腰部酸而膝盖冷，每日用鹿角胶 15 克顿服，不用他药，连服10 日，头痛遂愈，睡眠质量提高，腰酸腿冷好转。

指月按：肾主骨生髓，上通于脑，脑为髓海，如果下面肾精不足，上面髓海必定空虚无物，所以不荣则痛。故劳损伤肾后，而见头部绵绵作痛，睡眠不安，这时通过鹿角胶，既能补助肾精，又可以引精气神三花聚顶，上达脑部，脑部得到阴血阳气充养则不痛矣。

《外台秘要》记载，男子虚劳尿精，鹿角胶二两打粉，以温酒调和服。

指月按：精者阴性物质也，必须赖阳气方能固摄。若虚劳久损，必伤及元阳，阳者卫外而为固也，元阳亏伤，不能固摄精华，便会出现水土流失、精华外泄之象。所以用鹿角胶，一方面取它善于补阳以固摄阴精，另一方面取它是熬胶之物，夫胶者善于黏滞收敛也，这样标本兼治，其效立速。所以盗汗、遗精或漏下，但见虚劳畏冷，《普济方》里用鹿角胶或鹿角霜制成丸剂，以盐汤服下，便是此理。

龚志贤经验

一女孩，14岁，属于早产儿，素来体弱，容易感冒，月经来潮时经常腰酸腿软，胃口不好，并且伴随尿床多年，舌淡，脉细弱。诊为肾虚膀胱冷，不能约束尿液。遂用鹿角霜半斤，研细粉，每夜用淡盐水冲服 6 克。服半个月后休息 1 周，又服半个月，再复诊，遗尿遂止，随访不再复发。

指月按：一般小孩受不了峻补，所以小儿阳虚不足，宁愿选便宜粗糙的鹿角霜，酒服后可以很快助阳气，壮腰肾，暖膀胱，水液上升则不遗矣。

文琢之经验　鹿角霜软坚不伤正气

鹿角霜为炼取鹿角胶所余残渣，其性温而不燥，有推陈除积之效，常用于乳痈，配伍全瓜蒌、丝瓜络、蒲公英等药，消积软坚之力最强，并能通督脉，且攻散之中有温补作用，用于软坚消瘰，量大亦无妨。嫌其温者，则伍以轻清之品即能克制，诚为软坚中之佳品。

指月按：《中医药文献汇编》记载，乳房肿痛，乳汁不下或乳少，用鹿角霜三钱，水煎后加黄酒四两温服。能够助乳痈消散，帮助局部气血恢复循环流通。鹿角霜是鹿角熬胶后的残渣，虽然是残渣，却仍然具有鹿角托毒消散疮痈之效，所以善于推陈除积，消痈散结。

18. 紫河车

◎紫河车治斑秃

一妇人本身贫血，加上崩漏日久，面色苍白，唇甲无华，经常心慌心悸，最近头发脱落，渐成斑秃之势。她便找来竹篱茅舍。

爷爷见她双脉濡缓迟弱，便说，指月，你知道为什么脱发吗？小指月说，发为血之余，血虚不足以向上供养，发就容易焦黄脱掉，正如草木缺乏水分、肥料的供应，就很容易枯黄落叶。

爷爷点点头说，那血都到哪里去了呢？小指月说，她平常有崩漏，此乃脾虚不能统血，如土虚不能制水，而见水土流失，下有水溢泛滥，精华不固。

爷爷点点头说，所以治好她的崩漏才是治根，强壮她的脾胃，能够生发气血，往头部供应，才是治本。随后爷爷便叫她服用归脾汤，助脾统血，以治脾虚崩漏，同时叫她用紫河车打粉，装胶囊服用。

小指月说，爷爷，为什么要用紫河车来治脱发呢？爷爷说，《中风论》里讲，人体的毛发因为肌表气血充足才长得好，而肌表气血又源自于肾气，如同树木叶子看起来生机勃勃，必定是因为根深叶茂。所以想要肌表气血充沛，必须保证肾中有动力，元气充足，如同树木培其根本，则枝叶花果悉皆茂盛。

小指月豁然开悟，原来补脾是治本，而通过紫河车益肾却是治根，直接找到气血的发源之地，可为什么不用其他补肾之品呢？

爷爷说，紫河车乃血肉有情之品，寻常草木不能及。人若体虚亏损到极处，必须借血肉有情之品巩固之，而后方用草木药培养，饮食五谷滋灌。

果然，这病人连服了1周归脾汤，崩漏就止住了，然后服用了3剂的紫河车粉胶囊，脱发之处重新长出乌黑浓密的头发，比以前更油亮。

随后小指月在小笔记本中记道：

施震经验：斑秃病的克星——紫河车。陈某，男，56岁，头发由局部斑秃发展到全部秃光1年余。1年前左侧头部出现如小铜钱样的斑秃一块，先后去市各大医院皮肤科诊治，不但无效，而且斑秃范围越来越大，渐至头发全部脱光。因思土地贫瘠，寸草不生，渐至成为荒芜不毛之地，法当治病求本，拟予血肉有情之品，给服新鲜人体胎盘（中医称紫河车）内服，大补元气，养血补精，犹土地肥沃，万物茂盛。先后吃完了 5 个新鲜胎盘，3 个月后头上慢慢出现柔软、黄白相间的头发，以后头发渐渐变黑、变粗、变为茂密，约半年后整个头部布满茂密而黑粗的头发，至此完全恢复正常，随访迄今 18 年未发。

◎紫河车治大病后虚喘

有位老人得了肺结核，吃了大量抗结核药，虽然肺结核治好了，可正气却消耗得厉害，病后老是难以复原，体力一落千丈。原来上楼梯如履平地，现在走起平地来如同爬山，气喘吁吁，不耐久劳。

小指月说，是不是要重用黄芪来帮他补益气力呢？爷爷说，这种情况必须要固本培元，不是用一般补气药能见效的。

小指月说，那用什么呢？爷爷说，你看病人气短，呼吸纳气都很辛苦，明显下焦丹田吸纳功能减退，需要找一味药能下达丹田，助肾纳气，使呼吸深长。

小指月说，我明白了，有一味药，能引气入丹田，那就是紫河车，因为它本身就是胎盘，乃元气鼓荡之处所化。爷爷点点头说，五劳七伤，百病虚损，病后复原，放化疗恢复期，需要固本培元的，紫河车为首选。

《本草经疏》记载，紫河车乃补阴阳两虚之药，有返本还源之效。然后爷爷便用紫河车配合人参、蛤蚧，这三味药烘干研粉装胶囊，让病人服用。

病人连服 1 个月，气力倍增，上下楼梯也不觉得喘气难受了。随后又服了 2 个疗程，身体就基本恢复过来了。随后小指月在小笔记本中记道：

陈胜威经验：虚劳咳喘、肺结核、肺气肿恢复期，用紫参蛤蚧散。紫河车 100 克，人参 30 克，蛤蚧 1 对，山药 50 克，茯苓 30 克，五味子 20 克，上药烘干研粉，每次 3~5 克，每日 2 次。

◎紫河车治子宫畸形发育不良

有个女孩，月经老是不规律，经常痛经，严重时痛得脸色煞白，在床上翻来覆去，没法学习。去医院检查，发现子宫畸形，发育不良。家人都很担忧，以后结婚后影响生孩子就麻烦了，赶忙找来竹篱茅舍。

爷爷见这女孩面白手凉，又问她冬天脚都冰凉，明显是肾阳虚，所以子宫发育不良，出现畸形。这时应该乘机补益子宫，以助发育，才有治愈的希望。毕竟发育期间，很多身体结构都在调整。

爷爷便交代她每天必须跑步锻炼身体，原来这女孩放学后就躲在家里玩手机，节假日也不外出，所以小小年纪就显得面色苍白，没有年轻人应有的朝气。

爷爷说，赶快把手机丢掉，让你的双脚跑起来。只有气血循环，才能够让你周身温暖。只有运动锻炼，才能够让你发育不良的子宫健壮起来。经常锻炼的小伙子，肌肉充实有力，非常丰满；而不锻炼的小伙子，肌肉松松垮垮，手无缚鸡之力，好像一阵风就能吹倒。

这女孩不听家长的话，但医生说的话她还是听的。虽然家长多次跟她说要少玩手机，但她不听，仍旧我行我素。这次医生找出病根了，是时候要让身体动起来，让发育全面恢复正常。爷爷又教她用紫河车打粉，装胶囊，用温酒送服。

小指月说，爷爷，为什么用紫河车呢？爷爷说，紫河车本身源于子宫，同气相求，能够促进子宫发育。所以亏虚劳损，过用身体，导致子宫发育不良，不管是先天不足，还是后天失调，紫河车都能够促进子宫发育。有个河车大造丸，能够治疗男子精冷、女子不孕属于肾阳亏虚、发育不好的，能够以自然之药物夺天地之造化来改变身体之病灶，以助健康发育。

这女孩经过3个月的药物调理，再加上每天跑步半小时到1小时，不玩手机，早睡早起，面色越来越红润，身体越来越健康。刚开始她跑得气喘吁吁，有气无力，慢得跟走路一样。可后来因为坚持，也因为药力辅助，跑得非常快，呼吸也深长有力，年终学校体育长跑测试，在女生里还取得了第一名。1年后，她仍然坚持着跑步的习惯，月经也越来越正常，检查子宫发育良好，也很少再痛经了。

爷爷说，真正的健康，在于正确的生活饮食习惯，加上适当的药物辅助，两者如鸟之双翼，车之两轮，缺一不可。随后小指月在小笔记本中记道：

陈胜威经验：子宫寒冷，发育不良，或排卵障碍，腰酸背痛，多年不孕，可用紫河车打粉，装胶囊服用，每日3～5克，温酒送下。

◎紫河车拾珍

《刘氏经验方》记载，治久癫失志，气虚血弱者，紫河车煮烂食之。

指月按：狂证大都是食火，癫证大都是虚弱。紫河车以血肉有情之品，补虚疗损，迅速培养正气，追回丧失的元气，使得精神充足而不散乱，则癫证可缓。

《本草拾遗》记载，紫河车主血气羸弱，妇人劳损，面肤皮黑，腹内诸病渐瘦悴者。

指月按：紫河车和鹿茸都能补助肾气，而鹿茸更能温补阳气，乃滋补强壮之药，又能托疮毒；而紫河车更偏重于大补气血，用治气血不足，五劳七伤诸症，所以妇人劳损，面黄肌瘦，体虚神疲，便可用之。紫河车源于胎盘，乃元气鼓荡之处，能够纳气归田，使腹中元气充满，这样憔悴瘦弱之症便可得到缓解。

19. 淫羊藿

◎有助于虚劳者安神的药

有个老病号，每劳力过度后就睡不着觉，他就会到竹篱茅舍，让爷爷给他开几剂药，他喝了就可以睡好觉了。病人问，大夫，为什么我不去劳动干活，晚上有精神，没办法睡好觉，可去劳动干活，特别累，也没办法睡好觉。

爷爷笑笑说，人体勤劳于形，则血脉流通，阴阳能够迅速交合，如果缺乏劳动，气脉就会阻壅，所以晚上难以睡好觉。可是劳动过度，导致精血内耗太厉害，这样阳不入阴，阴不足以载阳，也会精神虚亢，难以入眠。

这次病人又因为劳累过度，虽然疲倦乏力，却睡不好觉。小指月看他舌淡苔白，脉濡弱，便知是脾虚，给他开了归脾汤。

爷爷说，单用归脾汤还不够，加进淫羊藿、仙鹤草，效果更好。

小指月问，为什么呢？爷爷说，这可是用药的一个心得。以前我游医到福建地区时，当地民间有个习俗，凡遇到劳累过度，体倦乏力，身体难以恢复，睡不好觉时，当地人们就会去买100克左右的淫羊藿，有时也配上仙鹤草和大枣，煎汤调酒服用，能够益力气，助睡眠。他们认为，淫羊藿配仙鹤草、大枣能治疗心肾不交导致的失眠、心悸、头晕眼花、精神委靡诸症。所以治疗一些顽固失眠病人，只要是因为劳累过度，导致难以入睡的，我们可以在相应汤方中加淫羊藿、仙鹤草，便有助于气力恢复，睡眠深沉。果然病人服了几剂汤药后，很快体力恢复，睡眠质量改善。随后小指月在小笔记本中记道：

许英章经验：淫羊藿安神定志治失眠。淫羊藿是温肾壮阳药，却有安神定志之效。曾治林某，男，45岁。长期失眠达10年之久，中西药治疗鲜效。消瘦少华，气怯头昏，神情紧张，腿软，阳痿。服归脾汤半个月后，气色略改善，但仍失眠，每天睡眠不足3小时。于原方中加淫羊藿15克，连服7天，睡眠改善，夜睡4~5小时。继续服药半个月，夜睡可达5~6小时，但性功能无好转。凡治顽固性失眠，在辨证论治的基础上加用淫羊藿15~30克，效果理想。

◎手脚屈伸不利与淫羊藿

《日华子本草》记载，淫羊藿治一切冷风劳气，补腰膝，强心力，主筋骨拘急，四肢不利。

有一位中风的老人，后期恢复不理想，经常觉得手脚活动不利索，皮肤麻木，时而会觉得有风在游走往来，疼痛不已。

爷爷说，此元阳亏虚，所以正气内缩，邪气乘虚而侵入，此时唯有壮阳气，通血瘀，祛风疾，方有望得治愈。于是爷爷建议他喝淫羊藿酒，冲服淫羊藿散。

淫羊藿能够补肾壮阳，肾阳得壮后，借助酒力，又可以驱逐风湿，改善关节屈伸不利、筋骨拘急的病症。

老人说，大夫，我不敢喝酒，以前中风就是喝酒引起的。爷爷说，以前你是经常喝醉，现在喝的是药酒，而且要喝得身体微微发热，不醉为度，这样风湿寒冷之气就会随着毛孔排泄出去。病人服用药酒，配合药散，半个多月后，觉皮肤风邪走动，疼痛感消失。服用2个月后，关节灵活多了。

随后小指月在小笔记本中记道：

《太平圣惠方》记载，淫羊藿酒治偏风，手足不遂，皮肤不仁。淫羊藿一斤，细锉，以生绢袋盛，于瓷器中用无灰酒二斗浸之，以厚纸重重密封，不得通气，春夏三日，秋冬五日。每日随性暖饮之，常令醺醺，不得大醉。

淫羊藿散治风走注疼痛，来往不定。淫羊藿一两，威灵仙一两，川芎一两，桂心一两，苍耳子一两。上药捣细罗为散，每服不计时候以温酒调下一钱。

◎淫羊藿拾珍

《日华子本草》记载，淫羊藿能治丈夫绝阳不起，女子绝阴无子，老人昏耄，中年健忘。

指月按：不孕不育有多方面原因，如果精子活动力不强，可加蜈蚣；精子数量不足，可加淫羊藿。中医认为淫羊藿补肾壮阳，阳生阴长，阳气足够，精子数量就会不断增加，活力也会增强。为什么叫淫羊藿呢？原来在四川西北部，很多牧羊的村民都知道羊吃了一种草后，一日交尾上百遍，繁殖能力特别强，所以人们就把这种类似豆叶的藿草称之为淫羊藿。而现代药理研究证实，它能够使精液分泌增多。按中医说法，肾精充足，那么人就能抗衰老，所以中年健忘、老人昏耄都能得到改善。

20. 巴戟天

◎ 巴戟天治嗜酒脚软

《本草求真》记载，凡腰膝疼痛，风气脚气水肿等症，服巴戟天最为有益。

一商人经常晚上喝酒应酬，刚开始他自己很喜欢饮酒，后来看到酒都不想喝了，身体都在排斥。爷爷说，这是身体在自救，当你身体在排斥酒时，已经说明肝肾功能告急，负担不起，排泄不利。

这商人起初腰酸脚软，早上起来腿部肿胀，要活动好久，才能缓解。

爷爷说，指月啊，这腰酸脚软腿肿是怎么回事？小指月说，肾主腰脚，肾又主水，所以下焦腰脚酸软，乃肾虚之故，加上肿胀、活动不利，乃肾排浊推陈功能减退，必定是因为酒毒伤肾所致。

爷爷点点头说，行，那就用巴戟天，强壮肾阳，坚固腰脚，配合大黄排肾毒，推陈方能出新。

原来古籍中已有记载，巴戟天得大黄，治饮酒人脚软。巴戟天深达肾部升清阳，大黄能降泄膀胱、肠道浊阴，一升一降，符合推陈出新之道。

这商人开始戒酒，再服用巴戟天和大黄配制的药丸，连服半个月，腿脚酸软乏力消失，早晨起来不再肿胀。随后小指月在小笔记本中记道：

《本草衍义》记载，人有嗜酒，日须五七杯，后患脚气甚危，或教以巴戟天半两，糯米同炒，米微转色，不用米，大黄一两，锉，炒，同为末，熟蜜为丸，温水服五七十丸，仍禁酒，遂愈。

◎ 半天神丹治发癫

爷爷拿出一本《辨证录》。指月说，这不是陈士铎的得意之作吗？

爷爷说，没错，临床时会碰到很多怪病，《辨证录》里有很多能够开启思维的经验，可以借鉴。

有个发癫的病人，经常口中喃喃自语，有时在大街上唱歌，有时躲在阴暗的角落里哭泣，整天不是吐痰，就是流鼻涕。他家人四处求医，治了好多年，屡治乏效，对治疗渐渐失去信心，便听其自然。

爷爷说，可以试试，用半天神丹，就是用半夏配合巴戟天治疗发癫。小指月说，这两味药治疗发癫很少听说啊。

爷爷说，发癫属于怪病，怪病多由什么引起？小指月说，怪病多由痰作祟。

爷爷说，所以半夏乃燥湿化痰之总药，阳明胃中痰涎下行，则痰涎不上溢。

小指月说，为什么用巴戟天？爷爷说，很多发癫抽搐或头脑晕沉的病人，在西医看来是脑部缺氧、异常放电所致，而在中医看来是头部阳气不足。为什么头部阳气不足？因为头部清阳之处为浊阴痰浊所阻，这样阳气升不上来，头部就会晕沉，严重的就会失控。

小指月说，这些疾病的机制和老年人帕金森病、痴呆相似。爷爷笑笑说，你懂得这样联想，那么半天神丹的临床用途就更广了。

服用 3 剂药后，发癫大减，服用 10 剂药后，很少再发癫，口中偶尔还有点痰涎，然后爷爷再给他服用 10 剂药，口中不再流痰涎，恢复正常。

可见发癫怪病就是一团痰浊阻窍，导致清阳不上升，浊阴不下降，升降紊乱所致。巴戟天壮督达巅，令阳气上达；半夏化痰降逆，使头面痰浊下排，清升浊降，疾病好转，故有神丹之名。随后小指月在小笔记本中记道：

《辨证录》记载，治发癫久而不效，口中喃喃不已，时而忽忽不知，时而叫骂，时而歌唱，吐痰如蜒蚰之涎。用半天神丹，巴戟天三两，半夏三钱，水煎服，一剂即止癫，十剂不再发。

◎巴戟天拾珍

《罗氏会约医镜》记载，夜梦鬼交，重用巴戟天，余用清心宁神之品。

指月按：夜梦鬼交乃阳虚阴盛所致，巴戟天壮肾中阳，驱逐腰肾阴寒，如同离照当空，阴霾自散。所以重用巴戟天，可以迅速令阳气上达，则阴寒之气不敢靠近，配合清心宁神之品，以心为五脏六腑之大主，心动则五脏六腑皆摇。心若浮躁，则精关易动摇；心若清宁，则精关安静。

21．仙茅

◎仙茅酒治老人遗尿

《贵州草药》记载，治老人遗尿，仙茅 30 克，泡酒服。

有一老人耳鸣，尿频，有时晚上还尿床，老人家非常羞愧，人老了，就像小孩子一样。爷爷说，这是命门火衰，不能气化寒湿，所以寒湿下注，小便自遗。

为今之计，需要找一味药，既能温壮肾阳，又可祛寒除湿。

小指月说，仙茅既壮肾阳，又祛寒湿，正符合老人命门火衰，小便频数，遗尿。爷爷说，行，就用仙茅泡酒，送服金匮肾气丸。

这老人家说，我以前吃过金匮肾气丸，效果不理想。爷爷说，这回你用仙茅酒送服金匮肾气丸，应该有好的效果。

这老人家按所嘱再次服药后，发现多年的遗尿果然止住了，也很少夜尿了。随后小指月在小笔记中记道：

殷德愍经验：一老人患小便不禁已有数年，多方医治少效，后连服金匮肾气丸 50 剂，亦无效。余诊之脉弱，此乃肾元虚寒。回忆先师秘传，前方须加仙茅，投方 10 剂果愈。此见选方守方之难，亦知前人经验之可贵也。

◎过服壮阳药反致引火烧身

有个病人阳痿早泄，听说用仙茅泡酒可以壮阳，他便用大量仙茅泡酒，喝完酒后，老觉得头晕目眩，面红耳赤，没有达到壮阳效果，反而搞得周身不适。

爷爷说，这是中了仙茅毒。小指月说，仙茅有毒啊？

爷爷说，仙茅性热，凡偏性太过之药，对人体来说就是一种毒。特别是身体阴虚火旺之人，再用这燥烈热性之品，等于抱薪救火，薪不尽，火不灭。身体精血燃烧消耗，所以很多人服用壮阳酒后，逞一时之快，最后搞得身体弹尽粮绝，精血亏空，反而百病缠身。

小指月说，那该怎么办呢？爷爷说，《本草新编》中记载，中仙茅毒者，含大黄一片即解，不需多用也。此草世人喜用之，以《神农本草经》记载其能助阳也。大黄清热解毒，通腑除积，能够消补药、热药积瘀化热之弊。

于是叫病人含大黄一片，果然面不红，耳不赤，心不烦，身不热。

爷爷说，虽然仙茅乃助阳之品，可如果助阳太过，便有引火自焚之弊。所以凡药物都得两面观，不能迷恋其助阳之利，而忘记阳亢化热、壮火食气之弊。

随后小指月在小笔记本中记道：

孟景春经验：仙茅有小毒，若欲久服者，需配甘草，既可解其毒，又可缓其性。若不慎中毒，可用生大黄一片，含于口中，逾时即解。凡阳虚火旺者忌。

◎二仙更年汤

一妇人，年 50，月经将绝未绝，经量时多时少，经常腰酸乏力，头晕耳鸣，甚至身体常常发阵阵烘热，血压也偏高，但手脚又怕凉。

小指月说，爷爷，这怎么辨证呢？又有寒又有热，夹杂一起，不知如何用药。

爷爷说，妇人天癸竭的时候，身体会大调整，这时经水不通，阴阳两虚，所以时寒时热，血压不稳，可以用二仙更年汤。小指月说，什么叫二仙更年汤？

爷爷说说，此方以仙茅、淫羊藿（仙灵脾）两味药为主，加巴戟天，能壮肾阳，配合知母、黄柏、当归，能滋肾阴，阴阳调和，冲任自理，则更年期杂症可愈。

这妇人服用几剂二仙更年汤后，果然发现手足没那么冷了，脸上也很少发一阵阵烘热，腰酸好转，血压下降。随后小指月在小笔记本中记道：

张伯讷经验：二仙汤治更年期冲任不调血压偏高，仙茅、仙灵脾、巴戟天、知母、黄柏、当归，六味药等份煎成浓汁，每日服 2 次，每次用 15～30 克。

◎仙茅拾珍

《梦溪笔谈》记载，夏文庄公禀赋超于常人，但睡觉时身体却冷如死者，醒来后要让周围人以热水袋之品温暖之，良久方能动。后得到高人相授秘方，服食仙茅、钟乳石、硫黄，不单怪病消除，而且享有高寿。有个小官吏，素来阳火盛，因看到他吃此药身体那么好，便偷吃了他的药，结果发严重痈疽而死。

指月按：药物乃刀刃也，用之得当可以割疾，用之不当反而伤身。仙茅乃壮阳之药，古代皆视为禁方不传，唯恐世人借此药来纵情恣欲，那就是在缩短寿命。毕竟壮阳之药性多温燥，所以凡性欲亢盛，阴虚火旺者，或者气候炎热，烦躁难眠时，都应该慎服或禁用。否则药不对症，不是发痈疮，就是枯竭肝肾之举。

《医说》记载，一人服食仙茅，阳火亢盛，舌红肿胀，塞满口，用小刀放血，然后煮大黄芒硝汤服用，方才消缩。

指月按：人的体质不同，既有实火旺盛，也有湿热为患，更有阴虚火亢，如果不是命门火衰而得的疾病，用这辛温大热之药，那不是火上浇油吗？所以不是药物之过，而是人们用药之错。

《贵州民间单方》记载，治阳痿、身冷、耳鸣、尿频，用仙茅与金樱子各 15 克，炖肉吃。

指月按：仙茅壮阳，金樱子固精缩尿，所以阳虚尿频或阳痿早泄，皆可固密封藏之。

22. 杜仲

◎杜仲壮腰膝

有一年轻人，走起路来像踩棉花一样，有时一不留神，就会软倒在地。他以前没有这样的症状，非常奇怪，便去找医生。

医生说，这可能是缺钙。用了补钙的药，可脚软如故。然后又找中医，认为是湿气为患，因为《内经》里说，湿热为病，大筋软短，小筋弛长。于是给他用清热除湿的二妙散，谁知脚软得更厉害。年轻人便找来竹篱茅舍。

小指月一摸双手尺脉沉迟无力，明显是肾虚。爷爷说，肾虚该怎么办？

小指月说，肾主腰脚，肾虚，补肾活血，腰脚自立。爷爷点点头，又说，为什么年轻人会肾虚呢？谁都能够开出补肾壮腰的药，比如杜仲、巴戟天，但为什么治不好他的病呢？小指月摇摇头。

爷爷说，年轻人，你是不是刚娶媳妇不久啊？这年轻人点点头。

爷爷说，二十出头，骨未壮，筋未强，肌肉未丰满，所以结婚后，夫妻要少同房，这样精华不会亏耗得太厉害，肌肉才会满壮，筋骨才会坚强。如果同房伤精过度，将来你站都站不起来，而且中老年以后容易中风偏瘫。

这年轻人终于明白问题出现在哪了，回去后就节房事。然后爷爷教他用杜仲30克，水、酒各半煎服。因为杜仲能壮腰，腰好则腿好，腰肾主的是腿脚。结果吃了5天，脚就不软了，走路有劲。随后小指月在小笔记本中记道：

《本草从新》记载，一少年新娶媳妇，得脚软病，并且脚痛得厉害，当作脚气病，用除湿之品，治疗效果不理想，原来这是肾虚。遂用杜仲一两，水、酒各半煎服，6日痊愈。杜仲能壮腰膝，以酒行之，补肾通脉更容易。必须节房劳，惜精神，方不复发。

◎杜仲猪腰治坐骨神经痛

有一位老人，腰痛连带腿痛，医院检查是腰椎间盘突出，压迫神经，说是坐骨神经痛，要做手术。这老人家不想做手术，于是来找中医。

爷爷说，骨头的病变源于肾，为什么中老年人多腰椎间盘突出、坐骨神经痛？

小指月说，人过四十，阴气自半，肾气虚也。肾虚则骨肉塌陷，压迫不通，因而疼痛。爷爷说，从他尺脉迟弱看来，给他个食疗方就可以了。

于是叫他用杜仲30克，煎水后用杜仲水炒猪腰，每天吃一次，连续吃7天。吃完药后，他的腰痛连腿痛就减轻了，再吃一个疗程，居然不再痛了。

这病人高兴地说，我这病将来还会不会复发啊？爷爷说，如果以后复发，用这简验便廉的小食疗方一样有效。不过年老了要少操劳，久虚劳损，操劳过度，必损及腰骨。如果懂得保养，将来就会少复发。随后小指月在小笔记本中记道：

《谦斋医学讲稿》记载，一般肾虚腰痛，痛不剧烈，劳累即作，无其他明显症状，常用猪腰和杜仲煮食，效果良好。用猪腰一对，洗净，勿切碎，炒杜仲30克，加黄酒和盐少许，水两碗，文火焖酥，分两次将猪腰和汤服食。此系食疗方法之一，可以连服四五对，多至十余对。

◎杜仲固胎治习惯性流产

《圣济总录》记载，杜仲丸治妇人胞胎不安，杜仲不计多少，去粗皮，细锉，瓦上焙干，捣罗为末，煮枣肉糊丸如弹子大，每服一丸，嚼烂，糯米汤下。

有一妇人，一次人工流产后，以后每次怀孕到三四个月就自动流掉，一连好几年都是这样。真是后悔刚开始不想要孩子，现在想要了又要不上。

爷爷说，堕胎是非常不明智之举，对身体的伤害很大。

这妇人说，大夫，有没有办法让我不再流产呢？爷爷说，这样吧，你怀孩子前3个月就服用杜仲丸。然后爷爷便用杜仲配合续断、山药糊成丸，给她连续服用了3个月。这样再怀孩子时，就没有再流产，而且足月顺产。

小指月说，爷爷，为什么杜仲能够让胞胎牢固呢？爷爷说，杜仲又叫丝连皮，把杜仲皮掰断扯开，有坚韧的丝连在一起，如母系子，如筋系骨。加上本来外皮就有收敛固涩作用，而杜仲尤善入腰肾，所以它收敛肾气之功特别明显。而中医认为肾主封藏，封藏功能好，胎儿就能够包含兜住。因为人工流产后，堕胎伤了肾气，胎儿就系不住，这时通过补肾又能够助封藏，令肾能够系住胞胎，就不容易流掉了。随后小指月在小笔记本中记道：

《简便单方》记载，治频惯堕胎或三四月即堕者，于两月前，以杜仲八两（糯米煎汤，浸透，炒去丝），续断二两（酒浸，焙干为末），以山药五六两为末，作丸梧子大，每服五十丸，空腹米饮下。

◎杜仲拾珍

《陕西中医》报道，用杜仲皮片，每片含杜仲5克左右，治疗高血压病，每次

2片，每日3次，有明显的长期降压效果。

指月按：杜仲非平肝降压药，何以能降血压？中医认为，肾主纳气，主封藏，若腰肾封藏吸纳能力强，血压必定不会那么容易飙升。所以对于老年肾虚腰痛，血压偏高的，便可以用杜仲。

《名医别录》记载，治脚中酸痛，不欲践地，用杜仲。

指月按：肾主腰脚，脚酸痛乃肾虚之故，肾虚根基不牢，便行步不利，所以肾好腿才好。杜仲能补肝肾，强筋骨，壮腰膝，则腿自立。《仁斋直指方》记载，杜仲乃腰痛要药，凡下焦之虚，非杜仲不补；下焦之湿，非杜仲不利。腰膝之痛，非杜仲不除；足胫之酸，非杜仲不去。故杜仲主下焦气分，而牛膝主下焦血分。

《本草汇言》记载，治小便余沥，阴下湿痒，川杜仲四两，小茴香二两（俱盐酒浸炒），车前子一两五钱，山茱萸肉三两（俱炒），共为末，炼蜜丸梧桐子大，每早服五钱，白汤下。

指月按：《神农本草经》提到杜仲除了治腰脊痛外，还能除阴下湿痒，小便余沥。因为肾主水，下焦水液不化必须求治于肾。杜仲配山茱萸，能补助肾气，小茴香能令气行湿化，而车前子却可以让浊水出下窍，所以它们可以治小便淋沥不尽，阴下痒湿为患。

《陶隐居得效方》记载，风冷伤肾，腰背虚痛，杜仲一斤，切后炒，用酒泡十日服之。

指月按：至虚之处，便是容邪之所。肾必须亏虚在前，风冷才能乘虚而入。用祛风湿之羌活、独活乃治标之举，若用补腰肾、壮筋骨之杜仲、巴戟天，乃为治本之方。所以用杜仲酒可以壮腰肾，通血脉。这样腰肾气足，风冷自除。

23．续断

◎接筋续骨用续断

《神农本草经》记载，续断治金疮折跌，续筋骨。

爷爷说，续断，顾名思义，能够接筋续骨，令断处折伤修复。大抵折伤之症，非此物不能续，故名续断，又名接骨草。

一妇人出去遛狗，把狗绳系在手指上，谁知平时乖乖的狗儿，一到外面就狂奔起来，猛然牵扯，导致这妇人手指骨折断。

爷爷说，像这种折伤，属于跌打损伤范畴，只要骨节对接良好，便可用续断捣烂，加酒敷之，也可以内服续断汤。这妇人内外兼治，一周左右，伤处瘀肿消，疼痛除。随后小指月在小笔记本中记道：

《卫生简易方》记载，治跌打损伤，骨节扭闪伤，用续断捣烂敷之。

◎ 寿胎丸

有一军人，身体强壮，可快40岁了，仍然膝下无儿女，原来他妻子几次怀孕，都自然流产了。有一次足月生产，可产下的孩子瘦弱，不到1个月也夭折了。这军人感慨地说，看来这是命啊。

爷爷说，天无绝人之路，你妻子双尺脉沉弱，身体娇脆，所以要么难以怀上孩子，要么不足月就流产，要么足月产下，先天禀赋不足，亦会半途夭折。

这军人说，这该怎么办呢？爷爷说，虽然这是体质因素，但仍然可以用药物以尽人事。指月啊，张锡纯有个汤方，可以治疗滑胎，胎动不安，身子夭脆的，是什么方子呢？

小指月不假思索地答道，是寿胎丸，能够固胎，令胎儿禀赋足，可致长寿。

爷爷点点头，便叫指月写下续断、桑寄生、菟丝子、阿胶，用这四味药，前三味打粉，以阿胶水融化后糊为丸。由于这妇人平时上楼梯容易气喘，明显大气亏虚，便用参芪汤，即人参、黄芪煎汤送服。这样连服半年，顺利怀孕，足月顺产一男，强壮而少病痛，抚养成人。

小指月说，寿胎丸何以有如此强大功效，挽胎儿于将倾，续性命于将绝？

爷爷说，续断乃补肾之药，其截断之处皆由筋骨相连，能令气机相为续，母子如一。而桑寄生寄生于树上，如同脐带，善于和树合成一体，又能补肾安胎，如同胎寄母腹，所以令胎元牢固。

小指月说，那菟丝子和阿胶呢？爷爷说，菟丝子没有根，蔓延在草木之上，善于吸纳它物之精气来自养，而不会干枯下坠。而胎儿在母腹，也要善于吸纳母体之精气来自养，得到血气滋灌，才不会掉落。至于阿胶，乃妇人补血圣品，熬成胶，其性黏，更能够令母子相连，所以可安胎。随后小指月在小笔记本中记道：

张锡纯经验：友人张洁泉善于针灸，其妇人素有滑胎之病，所以洁泉快四十膝下无儿。余问之，何以不治。洁泉曰，每次服药，皆无效果，即使足月顺产，产下孩子也软弱异常，数日而逝，此应该是禀赋瘦弱，天命也，非药力所能挽回也。余曰，那要看用何药。正值洁泉妻子受孕三个多月，遂用寿胎丸，服用两个

多月，最后顺产一男，甚是强壮。（《医学衷中参西录》）

◎续断拾珍

《本草汇言》记载，续断，补续血脉之药也。大抵所断之血脉非此不续，所伤之筋骨非此不养，所滞之关节非此不利，所损之胎孕非此不安。久服常服，能益气力，有补伤生血之效，补而不滞，行而不泄，故女科、外科取用恒多也。

指月按：续断能补益肝肾，强壮筋骨，疗伤续折，安胎止血。所以外可消乳痈瘰疬，内能清痔漏肠红，以其气和味清，故胎产调经，最为稳当。

治乳痈初起可消，久患可愈，川续断八两（酒浸，炒），蒲公英四两（日干，炒），俱为末，每早、晚各服三钱，白汤调下。

指月按：乳痈乃气血壅塞所致，壅塞日久化热为脓。《本草求真》讲续断乃疏通气血筋骨第一药也。诸家本草皆言其善通调经脉，《神农本草经》讲续断主妇人乳难，此宣通百脉、利达经络之效也。

《魏氏家藏方》记载，续断散治老人风冷，转筋骨痛，续断、牛膝（去芦，酒浸），上为细末，温酒调下二钱，食前服。

指月按：续断能行血和血，所以治疗风湿痹证是它的特长，配合牛膝，引药下行，治疗腰膝筋骨风冷痹痛。

《本草纲目》记载，有一官员下利带血，一医生用平胃散一两，加续断粉两钱半，每次服用两钱，水煎服，遂愈。后来流行痢疾，用此方传授于人，往往有效，小儿痢服之立效。

指月按：续断能通利血脉，又可调血和血，生肌止痛，外伤血肿可用。古人移用治疗内伤痢疾带血，亦是同理。所以《药鉴》里说续断治肠风痔漏，亦立效。

24、肉苁蓉

◎老年阳虚肠燥便秘

《本草经疏》记载，肉苁蓉白酒煮烂顿食，治老年人便燥闭结。

有一老年人大便干结，而小便却清长，腰背酸冷。他经常服用三黄片，以求快利，可服药日久后，越来越没有效果。

爷爷说，不是身体耐药，而是药证不合，但见下焦虚冷，不能纯泻了。

病人说，大夫，我老觉得胸闷难受。爷爷说，一团大便堵在肠道里，不能通行，气机不畅，胸中当然难受。

于是叫病人用肉苁蓉煎汤服，遂大便通畅，胸闷解除，腰酸背冷好转。

爷爷说，肉苁蓉乃老年人阳气不足，大便干结之妙品。以其性温能扶阳，质润味咸，能滋润大肠。所以一味肉苁蓉，既可加强肠道动力，又可增加肠道津液，真是阴阳并调之要药也。

随后小指月在小笔记本中记道：

《先醒斋医学广笔记》记载，唐震山，年七十余，大便燥结，胸中作闷，仲淳曰，此血液枯槁，命门火衰之候也。遂用肉苁蓉三两，白酒泡洗，切片，以三碗水，煎一碗，顿服，大便遂通，胸中快然。

◎妇人白带异常与便秘

《圣济总录》记载，治肾虚白浊，肉苁蓉、鹿茸、山药、茯苓等份研末，米糊为丸，枣汤服下。

小指月说，为什么叫肉苁蓉呢？爷爷说，肉苁蓉是肉质的根茎，根部肥厚较粗，生长在沙漠土壤深处，有沙漠人参之称。《本草汇言》讲它温而不热，补而不峻，暖而不燥，滑而不腻，故有"从容"之美名。

有一妇人，生完小孩后大便难，燥结如羊屎，白带异常偏多，腰酸腿软。

爷爷说，指月，产后最容易得什么病呢？小指月说，产后百脉空虚，津液干枯，容易便秘。

爷爷说，产后宜温，要找一味药，既能温通肠腑，又可以滋润滑通积滞。小指月说，肉苁蓉性温，又可以润滑通肠，还可以补壮精血，助腰肾之气。

爷爷点点头说，肉苁蓉确实是老年人久病体虚或妇人生产后体弱便秘之良药。而对于腰肾亏虚，白带异常者，肉苁蓉亦是上上之选。

小指月说，肉苁蓉也能治白带异常。爷爷说，夫带下俱是湿邪所致，若脾湿者用白术，若肾虚，水湿不化者，便可用肉苁蓉。女子白带清长，等同于男子小便清长，通过温壮命门，助阳化气，皆可治之，而肉苁蓉就善于此道。

于是用单味肉苁蓉煎水服用，遂便通，白带止，腰膝有力。

随后小指月在小笔记本中记道：

黄元御《玉楸药解》记载，苁蓉味甘咸，气平，入足厥阴肝、足少阴肾、手阳明大肠经。暖腰膝，健筋骨，滋肾肝精血，润肠胃结燥。凡粪粒坚小，形如羊屎，此土湿木郁，下窍闭塞之故。谷滓在胃，不得顺下，零星传送，断落不联，历阳明大肠之燥，炼成颗粒，秘涩难通。总缘风木枯槁，疏泄不行也，一服地黄、龟胶，反益土湿，中气愈败矣。肉苁蓉滋木清风，养血润燥，善滑大肠而下结粪。其性从容不迫，未至滋湿败脾，非诸润药可比。方书称其补精益髓，悦色延年，理男子绝阳不兴，女子绝阴不产，非溢美之词。

◎手淫伤精，面黑便难

《药性论》记载，用肉苁蓉四两煮粥，可治疗败精死血，面黑劳伤。

一少年有手淫恶习，原本面色红润，养成手淫恶习后，半年面色晦暗，大便燥结。他家人看到这种情况，还以为孩子将有什么不祥之兆，因为民间素有印堂发黑必有不祥的说法。

爷爷笑笑说，这孩子是身体不好，糟蹋太过。他父母不解地问为什么？

爷爷说，手淫伤精，精伤则五脏缺乏滋润，五脏缺乏滋润则血脉涩滞难通，肠道干结，大便难下。他父母说，大夫，这半年来我们发现孩子确实有便秘习惯，经常两三天不见他上厕所，一上厕所蹲半个小时都屙不出屎，我们还给他买了润肠药，却不知道他是伤精所致啊。

爷爷说，百脉涩滞则面部晦暗，再加上大便不通，面部更有一团黑气，而且长期手淫伤精，必定有败精死血瘀塞在精关，会导致前列腺出问题，小便频急，甚至出现夜尿。这小伙子点点头，因为这些症状他都有。

然后爷爷叫他不要再手淫伤精了，同时教他用肉苁蓉煮粥服食，一方面补肾壮精，另一方面润滑肠道，同时要把精关周围的败精死血当成便秘一样，软化排出去，这样就可以减少前列腺疾患。

小伙子连吃了半个多月的肉苁蓉粥，大便天天润通，脸色才逐渐红润过来。

小指月说，我算是体会到面黑者必便难的道理，面部晦暗，必定是血脉不畅，肠道不通畅。肠道通畅，黑气就下去了。

◎肉苁蓉拾珍

《浙江中医杂志》报道，治老年性多尿症，肉苁蓉、粳米各30克煮粥服食，每日1次，连服1周。治老年人多尿症数十例，均尿次减少，恢复正常。

指月按：肾主二便，老年人大便燥结可以借助肉苁蓉润通之，而老年人尿频尿多，也可以借助肉苁蓉温肾助阳气化。所以《本草经疏》说肉苁蓉是补肾养精血之要药，这样肾司二便能力就会加强。

《神农本草经》记载，肉苁蓉能主妇人癥痕。

指月按：癥痕乃积聚在腹中，与便秘虽病异，而实质有相通之处，皆是阴不足以滋润之，阳不足以推动之，才会停留为癥痕积聚，如同舟在河中，若无水以滋润之，人力以滑动之，则搁浅不能行。肉苁蓉既能滋水，也可以助肾以阳气动力，所以它推动妇人癥痕如同推动老人体虚便秘一样。又因为它甘温能补壮，咸可以润下软坚，所以积聚癥痕可化。

25、锁阳

◎壮阳通便两全其美之药

《本草求真》记载，锁阳，本与肉苁蓉同为一类。凡阴气虚损，精血衰败，大便燥结，治可用此以啖，并代肉苁蓉煮粥弥佳，则知其性虽温，其体仍润，未可云为命门火衰必用之药也。

一病人阳痿早泄，大便秘结，既依赖壮阳药，又服用泻下药，可阳痿早泄更加严重，便秘不通，不见好转。

爷爷说，过用壮阳药，会伤阴血，导致肠道涩滞秘结，更加难通；而过用泻下药，便会伤损阳气，使阳痿早泄加重。病人面露难色说，大夫，这样左右为难，既不能壮阳，也不能通便，我该怎么办？

爷爷说，这就要寻找中药里的两全其美之品，既可以补肾壮阳，又可润肠通便，补而不腻，通而不伤。小指月说，那就是肉苁蓉了。

爷爷说，肉苁蓉和锁阳都可以，都能补肾助阳，润肠通便。肉苁蓉从容和缓，偏于润肠通便；而锁阳锁固阳气，偏于温肾助阳。

然后爷爷便教他用锁阳、肉苁蓉两味药熬粥服食，病人大便很快不燥结，阳痿早泄之症大减。

随后小指月在小笔记本中记道：

龚士澄经验：老年便秘，大多由于精气亏虚，气血运行不畅，致肠液枯燥，腑行不利而致，往往难以根治，或通而复秘。我们用锁阳、肉苁蓉各15～20克，连续煎服7剂，然后与米煮粥，再服食1周，便即易解。此二味性质相似，锁阳侧重壮阳，润肠之力不及肉苁蓉，但皆益精血、润肠燥。

◎锁阳的传说

爷爷给小指月讲锁阳的传说。唐代名将薛仁贵奉命西征，一路顺利，可是打到苦峪城后，中了埋伏，被敌军围困在城中。一天天过去了，城中粮草快要断绝，老将程咬金杀开一条血路去长安搬救兵。薛仁贵号召将士节衣缩食，以草根树皮充饥，以待援兵。有一天，薛仁贵发现苦峪城周围田地里生长的一种植物和红萝卜一样，名叫锁阳，可以食用，便令将士们挖出来充饥。这里遍地都有锁阳，将士们靠吃锁阳一直坚持到程咬金率救兵到来。后为纪念锁阳解救全军性命一事，就把苦峪城改为锁阳城。

小指月说，原来锁阳还可以充饥、倍力气。爷爷说，人体的气力都归于肾中阳气所主，锁阳补肾助阳，等于倍力气，所以士兵服之，骁勇善战；老弱之人服之，能够强壮；无力排便者服之，能够排便有力。此皆锁阳助阳倍力之效也。

◎锁阳拾珍

《中草药手册》记载，治妇人白带清冷，用锁阳水煎服。

指月按：白带清冷，乃为水液不气化。诸病水液，澄澈清冷，皆属于寒。此为肾阳虚寒湿不化所致。用锁阳能补肾助阳气化，则水液蒸腾，寒湿带下自消。

《中国沙漠地区药用植物》记载，治心力衰竭、心肌劳损，用冬季采集的锁阳，以猪油或奶油炸后，泡茶服，20 日为 1 个疗程。

指月按：锁阳又名不老药，能防衰抗老。人体衰老，如同夕阳西下，乃阳气虚衰也。所以老年人多见心力衰竭、心肌劳损，因为心乃阳中之至阳，而锁阳不单锁固肾中阳气，还可助周身阳气，能够令阳主卫外而为固也。

26. 补骨脂

◎补骨脂治腰腹冷痛

《慎斋遗书》记载，凡腰痛夹小腹痛者，阴中之气滞也，用小茴香、补骨脂，行气破滞。

一妇人每次来月经都会痛经，并且伴随腰部冷痛，如此反复有五六年了。

爷爷把脉后说，脉沉迟，是命门阳火不足；腹痛，是寒凝气滞。小指月说，爷爷，那是不是要补肾加行气散寒啊？

爷爷点点头说，可以用补骨脂补腰肾，去腰中冷痛；用小茴香行气散寒，去小腹疼痛，用这两味药煎汤于月经来临前两天喝。

这妇人喝了第一次，月经来临时既无痛经，也不腰痛，而且很顺畅。连续几个月经周期都是这样调，最后痛经消失，腰痛也未再出现。

这妇人说，这么简验的小单方，如果我早点知道，就不会痛苦这么多年了。

爷爷笑笑说，世间的事情总是知道得太晚，如果你知道不吃生冷之物，多运动，晒太阳，那么你根本就不会有这顽固难治的腰腹痛。

随后小指月在小笔记本中记道：

郑松彬经验：补骨脂能温经止痛。痛经以寒滞血凝和肝肾不足为多见。郑氏用红糖水冲服补骨脂治疗痛经，屡收良效。李某，女，30 岁。1995 年 1 月 3 日初诊。病人每逢经期前 3 天出现小腹冷痛，牵连腰背，得热痛减，已历 10 年，投医众家，未见显效。现正值腹痛，经血未至，脉沉紧，手厥冷，面苍，苔白腻。辨证为寒滞血凝之痛经，给予补骨脂 10 克为末，红糖水冲服，每日 2 次，服至经停为止。连服 3 个月经周期而愈，随访 4 年未见复发。

◎补骨脂治肾泻

一慢性腹泻病人，吃饭时稍微激动紧张，就要拉肚子，后来发展到清晨肚子冷痛，拉稀水。如果晚上忘了用被子盖好肚子的话，那么第二天早上拉得更厉害，严重时饭都吃不下，神疲乏力，没法工作。他吃了参苓白术丸、理中丸、香砂六君子丸各类健脾止泻的中药，始终没有理想的疗效。

医生说这叫肠易激综合征，非常难治。爷爷把他肾脉沉迟，心中便有数，说，指月，这是什么泻呢？小指月说，这是腹痛水泻啊。

爷爷说，五脏六腑皆令肠道泄泻，你当辨明何脏亏虚，导致腹中大气不转而致冷泻。小指月说，脉沉迟，肾阳不足，鼓动无力，锅底无火，所以水谷不熟，脾阳不振，故水湿下坠，所以此五更泄泻应该是肾泻。

爷爷点点头说，治肾泻，应该以补骨脂为君药，温肾暖脾，再配合肉豆蔻，温中涩肠。这样火旺土强，肾泻自愈。

小指月说，这两味药就是《普济本事方》的二神丸啊。爷爷说，没错，二神丸治脾肾虚泻特效，若配合五味子散，即五味子和吴茱萸两味药，加姜、枣，制成丸，又名四神丸，乃治五更泻之专方也。

于是便叫这病人服用四神丸，结果多年的清晨冷泻消失，胃口增强，身体转壮。病人笑笑说，以前，我老觉得自己缺乏营养，吃什么营养都长不壮，原来中医认为肚子缺乏一把阳火，阳火足可以腐熟万物，阳火不足再多营养也白搭。现在我听老先生建议，七分饱，不食生冷，就很少再拉肚子了。

随后小指月在小笔记本中记道：

刘惠民老中医治慢性腹泻，常用补骨脂9克，炒神曲9克，炒泽泻9克，水煎，趁热顿服，每日1剂。另嘱病人自备苹果大者一枚，炉火烧熟，顿服，效果很好。补骨脂温肾涩肠；炒神曲健脾助消化；泽泻性寒味甘而淡，炒用则祛其寒性，专用其利水之能，以达水陆分消之目的。苹果烧用，养胃阴而不滑肠，滋肠胃而不增加消化负担。

◎补骨脂治老年腰痛牙痛

方书记载，治腰痛、齿痛，补骨脂、核桃肉打粉，以温酒送服。

一老人操劳后牙痛、腰痛，满口牙都有松动之感，想要拔牙，但又不舍得。

小指月问他，怎么样痛呢？老人家说，隐隐作痛，绵绵不休。

爷爷说，这就是典型的虚痛，不荣则痛，是何脏所虚？小指月说，应该是肾虚之故，因为肾主骨，腰为肾之府，齿为骨之余。肾中精油不够，必定导致腰失所养，齿失所荣。

爷爷说，那就给他用补肾精油之法，要找一味能直接补肾中油脂的药。

小指月马上领悟，说，那就用补骨脂。爷爷说，补骨脂善治五劳七伤，善于添腰肾精油。现代研究发现，补骨脂富含油脂，含有20%的挥发油，所以它虽然温补肾阳，但并不燥烈，还能够润养肾之体。

然后爷爷便教他用补骨脂和核桃仁一起用盐水糊为丸，这补骨脂丸治肾虚腰痛如神。病人吃了这药后，不但腰痛减轻，牙齿绵绵作痛、不休不止之感也消失了。连老人家平时容易气喘的症状，他没跟大夫说，居然也治好了。

中医治病都是全面调理，只要肾中精油充足，肾阳得壮，就像核桃肉添燃料，补骨脂点起火，腰肾纳气功能加强，那么周身都一派暖洋洋，诸症自愈。

◎补骨脂拾珍

《袖珍小儿方论》记载，补骨脂散，用补骨脂一两，炒为末，每服一钱，米汤调下，治小儿遗尿。

指月按：小儿遗尿原因多样，若肾虚膀胱冷，用此方特效。补骨脂能补肾固精缩尿，所以肾虚遗尿用之特效。

《伤寒保命集》记载，治妊娠腰痛，状不可忍，用补骨脂炒香打粉，嚼胡桃肉一个，空心温酒调服三钱，则腰中暖热，疼痛如手拈去。

指月按：《韩氏医通》中说，核桃属木，能养血润燥，补骨脂能补助命门火，这样就有木火相生之妙。所以腰中疼痛，遇冷加重，乃灶下火不足，核桃富含油脂，相当于木材燃料，而补骨脂相当于一团阳火。一个补充燃料，一个把火点着，命门这个鼓风机一下子就启动了。所以古人说，如果补骨脂没有核桃，就像水母没有虾，又像灶下有火而无柴，如果火足柴多，那么腰部就一团暖气，疼痛遂愈。

周幸来经验

老年跟骨退行性病变，经常早晨下床走路时，或者平时站立走路过久，感觉到足跟痛，容易腰酸腿软，这时可用补骨脂、骨碎补各 10 克，治疗各类老年性骨质增生、骨质疏松。

指月按：肾主骨，不单主腰腿，周围的骨，上至颈椎脑骨，下至小腿脚骨，但凡骨质退行性病变，出现退化之象，皆可以通过补肾壮骨的思路来抗衰防老治病。有人用单味补骨脂研成细粉，加红糖服用，每次 10 克，每日 3 次，防治各类虚劳颈椎腰椎病（即疲劳后加重），有病情改善的效果。

27、益智仁

◎治疗磨牙的主药

有个小孩睡觉时经常磨牙，平时小便也比较多。

爷爷说，指月啊，磨牙也要分虚实。小指月说，虚者肾气亏虚也，实者是什么机制呢？

爷爷说，实者是痰热上攻于齿。长期磨牙会使舌头、口腔受到损害，所以不要以为小问题就忽视它，但这小孩脉迟缓，明显是生长发育不够好。遂用六味地黄丸加益智仁。爷爷说，益智仁是治疗磨牙的主药。

结果小孩吃了 10 剂汤药，晚上就很少磨牙了。

◎小儿流涎

有一小孩，平时胃口不佳，时常口中流涎水，有时白天也控制不住，说着话涎水就流出来。

小指月看这孩子舌淡白，脉迟缓，便知道是身体阳火不足，气化不了水湿，所以变成涎水流下来。爷爷说，那是何脏阳火不足呢？

小指月说，脾开窍于口，是脾阳不足。爷爷说，那该用什么药？

小指月说，用理中汤理脾阳，助运化，这样水津上蒸，则涎水自化。

爷爷说，理中汤，再加益智仁，对于小儿流涎水脾胃阳虚的就更有针对性，因为益智仁能够温脾开胃，收摄涎水。

这小孩吃了几剂理中汤加益智仁后，胃口大开，涎水也很少流了。

爷爷说，益智仁这味药很妙，它上能摄涎水，使不妄溢，下能缩小便，使不妄流，能够令水液统于脾肾，运化周身。

随后小指月在小笔记本中记道：

龚士澄经验：益智仁善摄涎唾。脾胃虚寒，可致廉泉不摄而见口涎自流，卧常浸湿枕被。益智仁温脾燥湿而收敛，每用 6～10 克，辅以苍术、白术各 8 克，健脾胜湿，茯苓、半夏各 10 克，渗湿降逆，陈皮、香橼各 7 克，行气除水，炮干姜 5 克，温中振阳。煎服 3～5 剂，可止涎唾。

◎补肾缩膀胱治尿频

《汤液本草》记载，夜多小便者，取 24 枚益智仁碎之，入盐煎服，有神效。

一老人夜尿频多，严重时白天也要小便一二十次，小便量多，精气外走，使得他腰酸腿软，短气乏力。吃过金匮肾气丸、六味地黄丸，效果都不理想。

小指月说，爷爷，脉象沉迟，是为肾虚，何以用补肾之品而不见效？爷爷说，补肾只是一方面，虽然能治本，但时间长，还需要固膀胱，缩小便，这是治标，来得快。用六味地黄丸加缩泉丸，一补肾，一缩小便，再用 24 枚益智仁入盐煎汤来冲服药丸。这老人家吃药后，觉得神清气爽，小便次数减少。

小指月笑笑说，肾虚小便失禁，六味地黄丸加缩泉丸。

随后小指月在小笔记本中记道：

《朱氏集验方》记载，缩泉丸治膀胱气不足，小便次数多，盐炒益智仁、乌药等份为末，山药糊为丸，以盐汤服下。

◎益智仁拾珍

《夷坚志》记载，有一进士，思虑过度，突然吐血不止，狂躁直视，深夜时想要破门而出，用了很多安神镇静药都没有效果。后来用益智仁一两，朱砂二钱，橘皮五钱，麝香一钱，共研细粉，每用一钱，空腹用灯心草汤服下，遂愈。

指月按：《仁斋直指方》中记载，心为脾之母，火能生土，益智仁能使心药入脾胃土中，万物生于土复归于土，所以古人治疗厌食，用的进食药里都配有益智仁，而思虑过度，狂躁止不住，用普通开窍重镇安神之品，加进益智仁也能引众药归土而得治愈。

《单方选》记载，泻而腹胀，诸药不效，用益智仁二两煎服。《危氏得效方》亦记载，腹胀腹泻，日夜不止，诸药不效，此气脱也，益智仁二两浓煎饮之。

指月按：腹泻者，脾肾不固也。益智仁既能温脾以摄津液，又可温肾以固水液。所以顽固泻痢，诸药难效者，必累及脾肾，最后亏虚气脱，故用益智仁，温能运化水液，涩可收敛泄泻。

28．菟丝子

◎安胎要药菟丝子

《医学衷中参西录》记载，愚于千百味药中，得一最善治流产之药，乃菟丝子。

有一妇人妊娠四个多月，一次劳累过度，加上睡眠不好，突然出现阴道少量出血，腰腹酸痛，隐隐有下坠之感，短气乏力，心中有些惊悸。

爷爷说，这是先兆流产之象，必须速与药物为续，不然胞胎难免分离。

小指月说，爷爷，可这该用什么药呢？本身怀孩子就要慎用药物，而现在有胎动之象，有流产之兆，稍微用药不注意，这孩子就保不住，该怎么办？

爷爷说，有病治病，不能缩手缩脚。既然劳倦伤脾，气虚下陷，我们就凭脉用药，脉濡弱者以四君子汤固护之。小指月说，可病人还有胎动不安之象啊。

爷爷说，那就要加进含有菟丝子的寿胎丸，令胞胎牢固，因为菟丝子乃治疗肾虚胎元不固、胎动不安、滑胎之要药。

给这妇人用四君子汤合寿胎丸，连吃3剂，阴道出血遂愈，腹中下坠感消失，因此胎儿保住，足月顺产一子。

随后小指月在小笔记本中记道：

罗元恺经验：补肾安胎的药物，以菟丝子为首选，故应作为主药而加以重用。《本草正义》记载，菟丝子多脂微辛，阴中有阳，守而能走，与其他滋阴诸药之偏于腻滞者绝异。《食鉴本草》谓其能益体添精，悦颜色，黑须发。它对于安胎和去面部暗斑效果是比较理想的。补气健脾药中，党参是首选之品，《本草正义》谓其健脾而不燥，养血而不滋腻，能鼓舞清阳，振动中气而无刚燥之弊。故菟丝子、党参二味，应列为首选药物加以重用。

◎菟丝子治痹证

类风湿关节炎，又称为不死的癌症，病人非常痛苦，一般药物很难根治。

爷爷说，治类风湿关节炎的主要矛盾还不是在寻找特效药物，而是要把视野聚焦到辨证上。

有个类风湿关节炎的病人，退休七八年了，从退休以后，一直关节肿胀热痛，长年便秘，腰酸腿软，夜尿频多。

小指月摸他脉象沉细，沉为阳虚，细为精亏，阴血不足。这老人家说，我服用温热壮阳的药来治风湿就会上火，所以不敢吃；服用泻火清热的祛风湿药，又会手脚凉冷，胃口不好，也不敢多用。

小指月就琢磨，这该咋办，补阳则怕助热，滋阴则恐碍胃。爷爷说，从他的脉证看来，已经损及筋骨，肝肾能主筋骨，所以要在肝肾层面上调理。扶正才是治疗的主题曲。他的病不是简单的气血瘀滞，经络痹阻不通，而是疾病日久，肝肾亏虚，经络失养，不通则肿痛，所以治病必求于本，要治他的肝肾。

小指月说，怎么治他的肝肾呢？爷爷说，你看他肾虚尿频，肝虚目暗不明，而且精亏，有习惯性便秘，可以用一味菟丝子，温而不燥，滋而不腻，补而不峻，乃肾虚尿频、肝虚目不明、津亏肠不通之要药。

小指月点点头说，菟丝子配合车前子、地黄，叫驻景丸，可以明目。菟丝子配合金樱子、芡实，可治老人虚弱，小便多。可菟丝子怎么能治便秘呢？

爷爷说，菟丝子对于肝肾不足的老年习惯性便秘，效果比较好，不过要重用，一般用量超过20克，就会使大便通畅，而无腹痛。

小指月说，我明白了，诸子皆降，菟丝子重用能走下焦，治下焦如权，非重不沉，故重用菟丝子可通便。

爷爷只给他用30克菟丝子，每天煎水服，连服10天，病人大便畅通，尿频减轻，视物更清晰。最主要的是大便畅通后，关节肿胀痹痛大为减轻。

病人觉得煎汤药比较麻烦，问能不能把菟丝子制成膏药服用？爷爷说，当然可以。

于是教他熬菟丝子膏，连服 3 个月，关节痹痛消失，肿胀基本治愈。

小指月说，爷爷，菟丝子补肾益精、养肝明目，为什么治风湿效果还这么好？

爷爷说，你好好观察一下菟丝子的生长环境。古人说，百年古松，下有茯苓，上有菟丝。这菟丝缠绕在树上，无处不到。虽然其种子善于滋补，但它在补肝肾之余，又具有宣通百脉、条达气机、温运阳和之意。所以风湿痹证，因为肝肾亏虚而导致痹阻加重的，重用菟丝子补虚通痹，是一个重要经验。

小指月恍然大悟，马上在小笔记本中记道：

兰友明等经验：受程良玉老中医启示，用菟丝子为主治疗类风湿关节炎，疗效满意。对重症病人，在辨证处方中加入菟丝子，每获良效；对于轻症病人，单味菟丝子水煎服，即能获效。每日用量为 30～50 克，30 天为 1 个疗程。临床观察治疗类风湿关节炎 50 例，均收效显著，未见明显不良反应。对类风湿因子转阴亦有明显促进作用。

李某，男，43 岁。患类风湿关节炎 6 年，经用芬必得、雷公藤、吲哚美辛及中药治疗，均收效不显。刻诊：双手指关节肿大变形、屈伸不利、疼痛，握物困难，晨起时痛甚，有时双膝、踝关节胀痛。舌质暗红，苔白厚腻，脉弦滑。中医辨证为热痹，治拟祛风除湿清热，通络止痛。方用白虎桂枝汤加地龙、胆南星、忍冬藤、威灵仙、全蝎，连服 30 剂无效。后于方内加菟丝子 30 克，水煎服，每日 1 剂。服药 8 剂后，关节疼痛明显减轻，手指屈伸较前灵活。效不更方，将原方中菟丝子改为 50 克。连服 30 剂，肿消痛止，病告痊愈。随访 2 年未见复发。

◎菟丝子拾珍

《本草新编》记载，菟丝子可以重用，亦可以一味专用。凡遇心虚之人，日夜梦，精频泄者，用菟丝子三两，水十碗，煮汁三碗，分三服，早、中、晚各一服即止，且永不再遗。

指月按：菟丝子亦补肾固精缩尿之要药，常与枸杞子、覆盆子、车前子、五味子同用，治疗阳痿遗精，叫五子衍宗丸。若专用，量大效宏，故治梦遗、哮喘。

《事林广记》记载，消渴不止，菟丝子煎汁，任意饮之，以愈为度。

指月按：一般药物补肾，补之而已，而菟丝子补中带升，所以病人精下滑、尿下坠，能够补升之。所以小便淋沥，有单用菟丝子煮汁饮的单方。其治消渴，则是化肾中之阴以升其液，而不是滋阴。

29．沙苑子

◎沙苑子治肾虚腰痛

《本草纲目》记载，沙苑子补肾，治腰痛精泄，虚损劳乏。

一病人腰中隐痛，稍微劳作便疼痛加重，气喘吁吁，显得很不耐疲劳，容易累着。

爷爷说，指月，这是何脏亏虚所致？小指月说，这是肾虚，因为肾是作强之官，若肾气足则耐力久，若肾气亏则耐力弱，容易疲劳，疾病容易因劳而复发。

爷爷说，肾虚腰痛，《外台秘要》记载，但用沙苑子一味药即有效。现代研究表明，沙苑子能明显延长实验动物游泳时间，也可以增加运动员的耐力，提示沙苑子有抗疲劳的作用。所以对于劳作病发，选用补肾药时，可以考虑沙苑子，既平和又有效，不燥不烈，于人有益。

爷爷用沙苑子一两，叫病人煎汤服用。喝后病人体力渐渐增强，没那么容易腰酸腰痛了，连小便频多的症状也减轻了。单味沙苑子真是补肾壮腰固精的非常平和之药啊！随后小指月在小笔记本中记道：

《吉林中草药》记载，沙苑子30克，水煎服，每日2次，治肾虚腰痛。

◎五子明目丸

一病人口干，尿频，去医院检查，发现尿糖偏高，最近又老是眼花。

爷爷说，口干，尿频，是人体精华下不能约束，上不能蒸腾，所以需要下补肾以固精华，上养肝以明目，这时用沙苑子比较好。小指月说，可糖尿病引起眼花，乃眼部浊阴不降，纯补益会不会引起壅滞啊？

爷爷说，对，所以沙苑子配合菟丝子、青葙子，可以补肝肾明目，再加茺蔚子、车前子便能利小便，排眼部浊阴，既有补肾固小便之功，又有利湿明目之效。小指月说，这就叫五子明目汤。

病人服用这汤方7剂后，尿频减少，视物清晰，口干渴感消失。

爷爷说，《吉林中草药》里用沙苑子、青葙子、茺蔚子，治疗目昏不明，我们加进菟丝子、车前子，功效更强大。随后小指月在小笔记本中记道：

《福建中医药》报道，3例糖尿病病人，尿糖增高，口干，尿频，用沙苑子15克，打粉，晚饭后顿服，连续10天为1个疗程，口干、尿频症状减轻，尿糖下降，再隔10天服用1个疗程，经用3～5个疗程，尿糖恢复正常。注意晚饭不宜过饱。

30. 蛤蚧

◎蛤蚧治虚喘气促

藕皮止血起自庖人，牵牛逐水近出野老，不可谓民间单方而小瞧。爷爷如是说。确实，很多医药知识都源自民众，厨师的手被割破，发现藕皮可以止血，老农二便难通，肿胀，用牵牛子可通利大小便。所以赵学敏著《串雅》，花数十年心血，收集民间单方偏方数千个，救苦治病之心昭然若揭。

爷孙俩到一名胜之地采药，这名胜之地山高路险，常有挑山夫往来其间，帮游客挑行李，或用轿子抬游客上山。

爷爷见一挑山夫身形瘦小，却腿脚强劲，倍于常人，便问，你是怎么做到的?

这挑山夫笑笑说，你是郎中，我不妨跟你说，以前我走起山路来，上气不接下气，根本没法靠力气养家糊口。正当我苦闷之际，碰上一贵人，授我一方，就是用蛤蚧打粉，含于口中，反复吞咽，然后再走山路。这样日积月累，气力倍长，体质渐强。原本走平路久了，都会气喘吁吁，现在我负重上山，仍然呼吸深沉，而无虚喘之忧。

爷爷说，这经验真是民间智慧的结晶，蛤蚧本身就是治疗虚喘的要药，能补肺益肾，纳气平喘，巧用这药方来强壮身体，救人于疾苦贫病之中，偏方单方真是不可小瞧! 随后小指月赶忙把这一经验记在小笔记本上。

早年施今墨在山城重庆，偶乘轿子外出游山，见一轿夫口含一物，爬山越岭并不气促，遂问轿夫口含何物，轿夫答曰，蛤蚧。受此启发，施今墨治疗虚喘，劳累加重时常加蛤蚧一味，颇有奇效。

王文鼎老中医治久病暴喘，用蛤蚧尾 0.2 克研末，顿冲服，劫喘甚效。平素每日佐食蜜炙核桃 3~5 个，对治疗虚喘颇有助益。

◎蛤蚧拾珍

《圣济总录》记载，独圣饼治肺嗽，面浮，四肢浮。蛤蚧一对（雌雄，头尾全者，净洗，酒和蜜涂炙熟），人参一株（紫团参）。上二味捣罗为末，熔蜡四两，滤去滓，和药末作六饼子。每服空心用糯米作薄粥一盏，投药一饼，趁热细细呷之。

指月按：人参配合蛤蚧，又叫参蛤散，是肺虚劳嗽的妙对。很多咳喘病人，多累及心肺衰弱。人参能补心气治肺，蛤蚧可以纳肺气入肾，所以虚喘者宜之。

31．核桃仁

◎通乳食疗方

一妇人产后乳汁不足，点滴难出，大便不通。她家人以为营养不好，于是鸡鸭鱼肉，样样俱全，大补药膳，天天不缺。可越吃乳房越胀，肚子也胀，大便也干结难下。

爷爷说，你脉象弦硬，弦主气滞，硬为阴伤。凡草木干则硬，润则软。你这大便燥结，炼熬肠道津液，乳汁也化生乏源。病人说，那该怎么办？

爷爷说，你该饮食清淡点，少吃肉。这妇人说，可家人都说，必须天天吃肉，不吃肉哪有奶水，孩子哪吃得饱？

爷爷说，你身体都堵塞了，吃得油腻了，堵得更厉害，营养不能转化，怎么能化成乳汁流出来呢？你即使喝番薯稀粥或面条汤，也比你天天喝浓稠的鸡汤、鱼汤强。这妇人说，我也是这样想，也想喝些清淡的，但怕奶水更少。

爷爷说，不用怕，清汤寡水稀释了你的血脉，倒是更容易让乳汁顺畅充足。如果真担心营养不够，那简单，根据你的体质，容易肠燥便秘，而乳汁又是从肠胃里的水谷精微转化来的，所以润通肠道就等于润通乳汁。你回去用黑芝麻、核桃仁这些仁类柔润之品，可以润滑肠道，补益脾肾，再加点丝瓜一块煮，或者到药店买点丝瓜络，这样既有润肠补养之功，又无经络滞塞之弊，既能够打开胃口，又可以令乳汁通畅。

这妇人听后，就按这种食疗之法，结果吃后大便通畅，乳汁也量足通畅。

小指月恍然大悟，说，乳房归阳明胃经所主，胃气下达，有助于乳汁化生。若胃肠壅滞，乳房也会胀滞。爷爷用润肠之法，便是润通乳汁之方。

随后小指月在小笔记本中记道：

张鸿谟经验：芝麻核桃丝瓜汤治产后缺乳。黑芝麻、胡桃肉各 15 克，分别炒熟，加入新鲜嫩丝瓜 50 克，共捣为泥，以沸水 500 毫升冲服（连药渣同服），每日 1 剂。若无新鲜丝瓜，可用丝瓜络 60 克先煎汤，去渣，冲服炒黑芝麻、炒胡桃肉泥。缺乳多因产后气血不足、肝郁气滞所致。黑芝麻、核桃肉皆能补肝肾，填精养血，润肠通便。丝瓜络有凉血清热、解毒、行血脉、通经络、调营血、下乳之功。以上三药，共奏补肝肾、养精血、通经络、行血脉、通乳之效，是治疗缺乳的食疗良方。治疗 20 例缺乳产妇，全部治愈。其中服 3 剂 7 例，服 6 剂 11 例，服 10 剂 2 例。多数缺乳者服 1 剂后就有泌乳感觉，续服则乳汁逐渐增多。

◎产后虚喘

一妇人生完小孩后老是气喘咳嗽，这是生完小孩后元气亏虚，心肺气不足，腰肾亏空，故气浮而难纳，便作咳喘。

小指月说，爷爷，寸脉不足，尺脉沉迟，是心肺虚，肾不纳气啊，是不是要用虚喘二药人参、蛤蚧呢？

这妇人也懂点中医，她说，大夫，蛤蚧是不是那种大壁虎啊，我看见那东西都恶心，想到都不敢吃，还是不要，你给我用些草药，最好是有食疗效果的。

爷爷说，没错，用些食疗之品更好，对胎儿有好处。指月啊，你就把蛤蚧换成核桃吧，就用人参、核桃打粉，每次用 15 克煎汤服用。

这妇人回去后，就服用这两味食疗之品，觉得胸肺气足，腰肾有力，大便通畅，喘促平缓。随后小指月在小笔记本中记道：

《普济方》记载，治产后气喘，核桃仁、人参各等份，打粉，每次用五钱，水煎后频频饮服。

◎核桃仁拾珍

《本草纲目》记载，治小便频数，核桃煨熟，睡前嚼服，温酒调下。

指月按：尿频者，肾虚之故也。核桃补肾，借酒力能够以助气化，行血脉，这样肾气牢固，水液蒸腾，则小便不数矣。

《卫生杂志》记载，妇人脏躁，核桃仁 30 克，捣碎，糖水冲服，每日 3 次。

指月按：凡仁皆润，核桃仁不仅滋润肠道、腰肾，更滋润五脏，所以妇人脏躁，通过核桃润燥，糖水甘能缓急，两者结合，脏腑得润，燥急得缓。

《海上集验方》记载，核桃仁一升，细米煮浆粥，调和顿服，治石淋。

指月按：肾中结石大都是肾虚、膀胱热所致，纯用核桃能补肾虚，润肾燥，同时张锡纯认为核桃可以消坚开瘀，治心腹疼痛，沙淋、石淋堵塞作痛，乃补肾要药。这是指肾虚动力不足导致的瘀塞结石。如果要考虑得更周全，可以加些鸡内金等消积破石之品，扶正祛邪，更有利于结石消散排出。

32．冬虫夏草

◎冬虫夏草治虚咳

《本草从新》记载，冬虫夏草保肺益肾，止血化痰，已劳嗽。

小指月说，爷爷，冬虫夏草治咳嗽效果真的那么好吗？爷爷说，那要看是什么咳嗽。

小指月说，中医的咳嗽一般分为外感咳嗽和内伤咳嗽。爷爷说，外感咳嗽，大部分为风寒、风热、风燥咳嗽，不管是哪种外感咳嗽，都不能轻用冬虫夏草。

小指月说，为什么呢？爷爷说，冬虫夏草是补益药，治外感咳嗽以宣通肺气、开门逐邪为第一要义，如果太早用补益药，会有关门留寇之弊。

小指月说，那内伤咳嗽呢？爷爷说，内伤咳嗽有痰湿咳嗽、痰热咳嗽，还有肝火咳嗽、肾虚咳嗽等。总之，五脏六腑皆令人咳，这些内伤咳嗽，冬虫夏草并不是都能治。

小指月说，那它能治哪种咳嗽？爷爷说，它是补虚药，虚者补之，劳者益之。对于虚劳咳嗽，肺脾肾亏虚，导致慢性咳嗽不已，咳痰偏白的，就可以用，如果咳痰偏黄稠要慎用。小指月说，原来是这样。

有个肺结核的病人，家人给他买了不少冬虫夏草，听说冬虫夏草保肺止咳效果很好，而这病人动不动就咳嗽。

爷爷说，用药贵时机，你这属于急性咳喘，还不能轻易用，等到咳喘间歇期时，症状比较轻，那时再用冬虫夏草来固本培元就可以了。

这病人就按上述方法，在咳喘平缓期用冬虫夏草来扶正气，结果咳喘越来越少，服了一个多月，呼吸有力，咳喘发作基本消失。

◎慢性肾炎病人的守护神

有个慢性肾炎的病人，他担心后期发展到肾衰竭，要透析、换肾，那就是大事了，所以一直都在寻医问药，这次找来竹篱茅舍。

爷爷说，五脏之病，穷必及肾。最后累及肾时，就比较难调，这时才要用到真正的名贵草药。治疗慢性肾炎，冬虫夏草可以说是一个重要药物。小指月说，难怪爷爷常让慢性肾炎后期康复的病人服用含有冬虫夏草的百令胶囊。

爷爷说，如果有条件的话，可以每天用一条冬虫夏草，研成粉，用淡盐水，睡前空腹送服，晚上忌吃夜宵。这样可以明显改善肾功能，排泄身体里面的浊阴，如肌酐、尿素氮之类。这病人就选择用冬虫夏草辅助治疗，结果腰酸、水肿减轻了，身体不断往好的方面发展。现代研究认为冬虫夏草能够降低血清肌酐、尿素氮水平，降低尿蛋白，这在临床上得到了验证。

爷爷说，冬虫夏草可是慢性肾炎病人的守护神，虽然说它在很多疾病里都可以使用，但不是重病、难治的疾病，不会轻易用它，毕竟这味药非常稀少，价格高昂，不是一般人能承受得起的。

◎冬虫夏草拾珍

《文房肆考》记载，孔某患了恐怯症，经常大汗出，身冷怕风，就算是艳阳高照的夏日，躲在密室里都觉得有风冷，遂用冬虫夏草服食而愈，足见冬虫夏草有助阳益精之效。

指月按：病人恐怯，因为肾大亏，肾主恐，恐伤肾，肾中阳气大亏，卫表功能就减退，阳者卫外而为固也，阳气不能卫外固密，汗水就会大泄，所以里面津液向外流失，外面风冷容易向里面侵袭。这时用冬虫夏草作为食疗，乃阴阳并补，保肺益肾。冬虫夏草冬天为虫，夏天为草，冬天阳动，夏天阴静，乃阴阳统一调和之妙药也。

《本草纲目拾遗》记载，大病后虚损，冬虫夏草三五克配老鸭蒸烂服食。

指月按：如果病后虚损，偏于阳虚，气力不足者，用之效果好。若阴虚劳嗽，相火上攻而用之，这就不是在釜中加水，而是在釜底添薪，那么本身缺乏的津血就会因为沸腾泛溢而更加干枯。毕竟冬虫夏草偏于补益肾阳，平和之中带有一股阳动之气，阴虚火旺者必须慎用。

33、胡芦巴

◎盆腔积液要气化

小指月在背《药性赋》，说，胡芦巴治虚冷之疝气。爷爷说，指月啊，你知道为何虚冷的疝气大都要用到胡芦巴、小茴香之类吗？

小指月说，它们都是比较温热的，温热可以散虚冷。爷爷说，还有一方面原因，它们都是种子，诸子皆降，植物的种子就相当于人的睾丸，主传宗接代，所以中医从同气相求的角度来看，像小茴香、胡芦巴、橘核之品，善于直入下焦，能温通阳气，疏散寒气。所以不独下焦疝气，脚气、腰冷阳虚皆可用之。

有位妇人经常觉得小腹、膀胱周围有团冷气，医院检查是盆腔积液，每次月经来时都会觉得此部位隐隐作痛。

小指月见她唇暗，舌淡胖水滑，便知道她下焦有水气瘀血。爷爷说，水饮非温不化，气滞非香不散，血瘀非破不开。于是爷爷便用胡芦巴温散下焦寒水，小茴香畅行下焦冷气，桃仁开破下焦瘀血，以这三味药打粉，用酒糊为丸，米汤服下。结果一料药还没吃完，这妇人几年的膀胱冷气、痛经就消失了，再去医院检查，积液都气化了。随后小指月在小笔记本中记道：

《本草衍义》记载，治膀胱冷气，胡芦巴、小茴香、桃仁等份，一半打粉，酒糊为丸，另一半打散，丸用酒送服，散用米汤送服。

◎胡芦巴散治脐下冷痛

一个小伙子，冬天吃了一次冰冻西瓜，老觉得肚脐下面有团气在那里，不时刺痛难忍，坐卧不安。

爷爷说，反季节的瓜果不是身体所需，中医认为非其时而有其气，是为邪气，不是大自然应季的东西，都应该少吃。《阴符经》里讲，食其时，百骸理。吃顺应季节的瓜果蔬菜，人体百脉才会调顺，身心才会安稳。

小指月说，爷爷，这里面既有冷痛，属于寒凝，又有冷气攻冲刺痛，说明也有气滞血瘀。爷爷点点头说，所以要用药把寒气散开，让气血流通。

小指月说，散开下焦寒气，有一味很好的药，就是胡芦巴。

爷爷说，可以把胡芦巴炒后打粉服用。不过胡芦巴行气活血的力量不够，还可以用小茴香炒后，泡在热酒里，泡出味道后，用这热酒来调服胡芦巴散。因为小茴香、热酒可以行气活血，配合胡芦巴温阳散寒，这样气血通，寒湿散，脐下攻冲刺痛自然消失。

这小伙子只吃了一次药就好了，从此再也不敢在冬天吃冰冻西瓜、喝冰冻饮料了。随后小指月在小笔记本中记道：

《仁斋直指方》记载，胡芦巴散，治小肠冷气攻冲刺痛，胡芦巴炒，一两，打粉，每次服两钱，小茴香炒后放在热酒里，以茴香酒调服胡芦巴散。

◎胡芦巴拾珍

《儒门事亲》记载，一人眼睛突然昏花，看不见东西，他非常想吃一种苦豆，这种苦豆就是胡芦巴，吃了很长时间，觉得目中微微痛，但又很舒服，好像有虫子在里面钻动，久而久之，居然目暗复明而愈。

指月按：此人失明应属于阳虚阴寒所致，就像漆黑的夜里，伸手不见五指，因为阴寒加重，阳气减少，这时用胡芦巴补益命门，益火之源可以消阴翳，点燃一把火，周围便明亮了，所以胡芦巴可启动命门之火，使阳动阴消，那么阴翳遮睛就渐渐如拨云见日一样散开了。

34、韭菜子

◎韭菜子治白带量多清稀

小指月引《药性赋》说，韭子壮阳而医白浊。

爷爷说，韭菜子也是一味药，它是辛温偏热的，由于它是种子，又能直入下焦，诸子皆降，降到肾中去，使得腰肾温暖则梦遗白浊自收，所以古人用韭菜子治疗男子虚冷遗精、滑精，女子寒湿带下、尿频。

一妇人，一穿短裙白带量就偏多，她很不解，来到竹篱茅舍，想问个为什么。

爷爷说，肾主腰脚，腰脚受凉等于肾受了凉。你经常出入空调房，风寒之气从下面钻进来。你本身脉沉迟，阳气不足，这样冷气一进来，阳气被迫去抵抗，身体下焦就显得阳气不足，不能气化水湿，带下就漏下来了。

病人说，那该怎么办呢？爷爷说，你还是不要穿裙子了，保暖的才是健康的。子宫温暖，身体才好。爷爷叫这妇人用一味韭菜子打粉，以温酒送服，白带遂收，尿频减少。随后小指月在小笔记本中记道：

《本草纲目》记载，韭菜子治小便频数、遗尿，女人白带清稀量多。

◎韭菜子治虚劳泄精

有个农夫，每逢农忙、劳动量大时，就会频频滑精，甚至梦中泄精，早上起来神疲乏力，没法干农活。平时正常。

爷爷说，生病起于过用。平时的劳动量对你来说最适合，一旦农忙，农活加重，必然透支身体，身体一透支，就呈亏虚状态。阳主固密，阳气虚则精关不固，很容易就滑精、泄精。小指月摸农夫的脉象，果然双脉沉弱，无力乃虚，所以是阳虚力不足。爷爷便叫他用韭菜子煮粥食。

这样每在农忙前，这农夫就先吃几顿韭菜子粥，发现气力倍增，不容易劳累，而且泄精的现象大为减少。爷爷说，效不更方，干脆用韭菜子打粉，用酒送服。这样吃完一料韭菜子粉，农夫劳累后容易泄精的烦恼就解除了。

随后小指月在小笔记本中记道：

《千金要方》记载，治虚劳尿精泄精，用韭菜子和稻米煮粥服食。

治梦中泄精，用韭菜子打粉，每次用酒服方寸匕，每日3次。

◎莫名其妙的咳嗽

一对夫妇，拼搏了十多年，好不容易拥有了自己的房子，于是花大钱装修，装修完后便迫不及待地搬进去住。刚开始住得很舒服，可一周后，夫妇俩都莫名其妙地频繁咳嗽，只是不断地咳，既没有畏寒发热的外感症状，又没有其他的内伤之象。医院里给他们用了各种治咳药，结果只是缓解而已，一停药又马上咳起来。最奇怪的是两个人同时咳，按道理没那么巧，一病都病到一块了。

爷爷说，一个地方如果有一个人得这种病，可能是他自身的问题，可是有两个、三个、更多的人得同样的病，可能就是这个地方的水土或者环境出了问题。

小指月说，就像肾结石，如果一两个人得，可能是这人饮食不节，起居无常，可一个村里很多人得了，那跟这个村子的水质环境一定分不开。

爷爷说，指月，为何会咳嗽？小指月说，肺就像钟，外感邪气从外面敲会响，内伤邪气从里面敲也会响。

爷爷说，这夫妇除了咳嗽外，好像无证可辨，怎么分内外呢？小指月糊涂了。

爷爷接着问，你家里最近有什么大事吗？这夫妇异口同声地说，我们最近刚搬了家，住进刚装修好的新房子。

爷爷笑笑说，你们想不想治你们的病呢？这夫妇疑惑地说，来这里当然想治病了，哪有不想治病的？

爷爷说，既然想治病，就先听我的话。你们要干两件事，第一件事先搬回旧房子一个月，第二件事是用韭菜叶绞汁来服用。大家都不知道爷爷葫芦里卖的什么药。

几天后夫妇高兴地前来竹篱茅舍感谢说，大夫，按照你说的去做，我们第二天就不咳嗽了，而且我们夫妇一起好了。真是奇怪，不知道是为什么，所以特来请教。

爷爷说，天气通于肺，空气不好，肺部就容易罢工，肺为脏腑之华盖，受不得外来之客气，客气干之则呛而咳矣。这夫妇疑惑地问，我们生活的地方空气很好啊，既是小区，又是花园。

爷爷说，问题就出在你们刚装修的房子。一般新房子刚装修好，要让它通风几个月，最好别急着搬进去。因为新房子里有很多装修材料的化学气味，这些化学气味刺激，容易污染肺部，这样就容易咳嗽。

真是一语惊醒梦中人，如果没有找出原因，就算是四处求医，用最好的治咳药，也只能治其标，不能治到疾病的根本原因。如果不断其源，那么这咳嗽小病便会边治边复发，最后可能酿生大病。

小指月问，可为什么要服用韭菜汁呢？爷爷笑笑说，《本草纲目》记载，一个人被漆气所伤作痒，可以用韭菜汁解之。皮肤瘙痒和肺部痒咳是同样的道理，把这种外治经验移用到内科咳嗽同样有效。

随后小指月在小笔记本中记道：

王建国经验：韭治久咳。王某，女，50岁，油漆工人。持续咳嗽6年多，先后经胸透、拍片、化验、痰检，未发现明显异常。迭用中西药未获寸效，病人已失去治疗信心。咳嗽少痰，声音嘶哑，咳声不扬，咽喉痒痛，咽部发红，肿不甚，舌稍红，苔薄白，脉无明显异常。咳嗽本不属沉疴大病，为何百治不效？筹思无措间，忽思病人为油漆工人，是否感受漆气而发？联想《本草纲目》有韭菜治疗漆疮之记载，于是嘱其每日嚼食生韭菜100克左右。3天后，病人欣喜来告，病愈近半。如法再食1周，6年顽疾竟霍然痊愈。此后嘱调换工作，避免再与油漆接触，随访2年未复发。

西医也认为在导致咳嗽的诸多病因中，化学气体刺激是主要原因之一。吸入某些化学气体后，可致肺或支气管充血、水肿、发炎，甚至形成溃疡，并引起阵发性或持久性咳嗽。《本草纲目》云：漆疮作痒，韭叶杵敷。余扩展之，令其每天吃生韭菜，不意获取大效，可见中医辨证求因，审因论治，确系法宝。

◎韭菜子拾珍

《经验方》记载，治玉茎强硬不痿，精流不住，时时如针刺，捏之则痛，其病名强中，乃肾滞漏疾也。韭子、破故纸（补骨脂）各一两，为末，每服三钱，水一盏煎服，日三，即住。

指月按：这种怪病，中医叫作肾漏，肾为什么会漏？因为阳气不固密，韭菜子、补骨脂都能够壮阳助肾，阳气固密，精漏即止。

35. 阳起石

◎阳起石治阳痿阴汗

一男子阳痿，阴囊潮湿，神疲乏力，整天就想坐着卧着，不想站起来多走动。

爷爷说，指月啊，阳主动，当一个人阳气日少，就会少气懒动，不想行走，你知道是为什么吗？小指月说，我看小孩阳气足，坐都坐不住，一整天跑着站着都不累。老年人阳气不足，多走几下，就不想走远，站久了就想坐。

爷爷说，人如果太懒惰，太闲了，会把身体搞坏，世人皆知劳损为病，不知安逸也是一种病。小指月不解，爷爷为什么说安逸也是病呢？

爷爷说，人体勤劳于形，百病不能成。越不运动，身体就越不能动，越是懒惰不想走，这样一进入恶性循环，就算是上下楼梯都觉得累，都想抗拒，就想借助电梯，这样三四十岁的身体就像六七十岁的老人。

小指月说，原来是这样，用进废退，使用它、锻炼它会进化，抛弃它、废除它就会退化。这进化论的原则也适合人体健康啊！

这男子说，大夫，你看我该怎么办？爷爷说，你应该少坐办公室，多走动、运动。阳气不靠药来补，而靠阳光、运动，所以有个原则，白天你能够站着尽量不要坐，能够到户外晒太阳，呼吸新鲜空气，尽量不要待在屋里、吹空调冷气，这样养成一个好习惯，身上阳气增长一分，病气就会减少一分。

爷爷这席话正切中这男子的要害，原来他是富家子弟，安逸惯了，很少运动，只知道消耗阳气，很少去开发、制造阳气，所以才会日渐委靡。

随后爷爷给他用一味阳起石打粉，用盐酒送服。用盐取它能走下焦，用酒能够行血脉。阳起石顾名思义，能够令委靡不振的阳气振作起来。

一周后，这男子明显觉得精神了，有劲了，阳痿、阴囊潮湿的症状大为减轻。当然这期间少不了他每天站桩半小时的功劳，因为这是爷爷交代他的药引子。

随后小指月在小笔记本中记道：

《普济方》记载，治阳痿、阴囊潮湿、阴汗不止，用阳起石打粉，每服两钱，盐酒调下。

36. 紫石英

◎紫石英治妇人宫寒不孕

一妇人结婚 10 年都没有怀上孩子，非常苦恼，四处求医，屡治乏效。夫妻双方检查都没有问题，可就是不能生育。多年治疗不效，让他们都失去了信心。再加上都快 40 岁了，也便不抱什么希望。这次找来竹篱茅舍，只是想调理一下身体。因为一年四季这妇人都觉得手脚冰凉，就连夏天手也是冰凉的，何况是寒冷的冬天，真是彻夜脚部冰凉，难以入眠。

爷爷说，手足不温者，妇人难孕。这妇人说，大夫，你看我这还有希望吗？

爷爷说，尽人事，听天命。努力让你的身体恢复正常温暖，这是医家可以用药去调的。

小指月摸这妇人脉象沉迟缓弱，明显一派阳气不足，寒冰之地，草木不生，何况宫寒肢冷，怎能孕育？再看这妇人面色苍白，知道是长期虚冷导致。沉寒痼冷在子宫，才会有这种涩脉。

爷爷说，该用什么汤方呢？小指月说，能够温暖子宫的，可以选用温经汤。

爷爷说，温经汤思路不错，可要让药力直达子宫，散其沉寒痼冷，必须要再加一味药。小指月说，什么药呢？

爷爷说，紫石英。小指月马上想起《神农本草经》讲的，紫石英治女子风寒在子宫，绝孕十年无子。然后爷爷叫这妇人服用温经汤加紫石英，剩下的药渣用来煎水，晚上泡脚。这妇人吃了 7 剂温经汤，觉得手心有转暖之感，其他并没太大变化。爷爷说，沉寒痼冷，病去如抽丝，必须要久服汤药，方能融化冰凉。

于是又开 10 剂汤方，妇人服完后再来复诊，面色居然转红润了，脉象由沉迟变为弦滑，应指有力。爷爷说，这种脉象，应该能够怀孕。

这妇人说，那我该再服多长时间的药啊？爷爷说，服到手足转暖，月经按期而行，色红量正常为止，这样就能把希望最大化。于是继续让这妇人再服 1 个月的药。2 个月后，经医院 B 超检查，发现怀上了孩子。后来顺产一子。

爷爷说，凡治疗宫寒不孕的妇人，必须重用紫石英，少则 30 克，多则 50 克，因为紫石英是矿石之药，所以应该先煎 30 分钟，再加入其他药。但这紫石英毕竟是矿石之品，而且属于阳热之药，虽然能暖宫散寒，但久服容易伤阴耗气，必须与温补气血之品同用，方能长期服用而无弊也。

37. 海狗肾

◎海狗肾壮元阳，融化子宫积冷

一妇人腹中冷痛如绞，虽用大剂量姜枣汤来温养血脉，好像隔靴搔痒，冷痛依旧。每次月经来临时冷痛加重，疼得厉害时脸色都发紫。刚开始吃止痛片还有些效果，后来加倍吃止痛片都没用，于是赶紧去医院里做检查，不查不知道，一查发现子宫里长了个弹珠大的肌瘤，原来是这肌瘤惹的祸。这妇人就想动手术把它拿掉，但听朋友说手术过后还会复发，那这样不如先找中医看看。

爷爷说，如果不把子宫寒冷的因素去掉，是有复发的可能。小指月说，积之所生，因寒而生。子宫肌瘤也是一种积，因寒而收缩，结成块，就像冰疙瘩，得温就会化散开，如同以汤沃雪，春阳化冰。

这妇人说，那我该怎么办呢？爷爷说，你以后莫再吃生冷的东西，生冷之物一入腹中，就要靠阳气去消化，阳气不足，它就会结滞在那里。你现在手脚偏凉，少腹冷痛，说明身体阳气不足，所以要远寒凉，近温暖。

小指月说，爷爷，这尺脉迟涩是不是要用温通的少腹逐瘀汤？爷爷说，迟为阳虚，涩为血瘀，迟涩相搏，胞宫长肌瘤，可用少腹逐瘀汤。

可病人服了 5 剂少腹逐瘀汤，腹中冷痛依然如故。病人说只是减轻了一两成而已，没什么大的转变。小指月一愣，这么强大的少腹逐瘀汤，连续 5 剂下去，还没把腹中冷痛搞定，这种冷积是多么顽固啊！

爷爷说，病重药轻，加强药力，把紫石英和海狗肾都用上。小指月说，紫石英可以去妇人子宫风寒，可海狗肾不是男子壮阳之品吗？

爷爷说，不管男人、女人，都是阴阳二气构成，男人有阴血虚，女人也有阳气亏，就像男人有雌激素，女人有雄激素。如果真属于肾阳不足，沉积痼冷，无法靠阳化气排出体外，那就要动用到血肉有情之品，普通草木难以取效，我们就可以用海狗肾。《药性论》说它壮元阳，治积冷，专医五劳七伤，善疗面黑宫寒。

这样又吃了 3 剂药，妇人腹痛消失，正好来月经，排出大量紫黑如败豆酱之物，随后妇人脸色转为红润，身心舒畅，如释重负，一个多月都没有出现腹中冷痛。她就想看看子宫到底怎样了，结果检查发现肌瘤消失。真是意外的惊喜啊！

随后小指月在小笔记本中记道：

陈道同经验：海狗肾，又名腽肭脐，系海狗的干燥阴茎和睾丸。其性味咸热，入肾经，有暖肾壮阳、益精补髓的功能。我用此药治疗子宫内膜异位症，颇获良效。黄姓妇，患痛经3年多。因在外露宿受湿，加之经期冒雨涉水，月经骤停，小腹剧痛，服止痛片疼痛缓解。自此以后月经提前，每次行经10天以上，经量增多，胸胁胀满不舒。以后行经腹痛逐次加重，甚则痛不可忍而致休克。曾多次用哌替啶止痛，又加用丙酸睾酮、避孕药2号及各种止血剂，病情不见好转。且常感腰骶部酸困发凉，小腹隐痛，暑天亦然。经检查，西医诊为子宫内膜异位症。据上述病情，系寒湿之邪乘虚客于下焦，伤及肾阳，损及冲任，导致气血瘀滞，小腹剧痛，月经失调。余在温经散寒汤中加入海狗肾。服药38剂，痛经消失，月经正常。用海狗肾治疗某些妇科疾病，实践证明，疗效颇佳。此物暖肾壮阳，不论男女，只要是肾阳虚的疾病皆可用之。

38．海马

◎治虚喘的食疗之品

爷爷拿着一个海马，小指月一看，太形象了，它的头部面目真的有点像马。

爷爷说，所以海马又叫作马头鱼。小指月说，我看这海马有点像胚胎的样子。看起来有头有身子，还拖着一条弯弯的尾巴。

爷爷说，海马气辛味咸，善于走下，其性阳动，能够助人阳气，动胎气，所以妇人难产用之可以催生，若怀孕用之便有堕胎之危。

小指月说，难怪孕妇必须慎用。爷爷说，海马还有一个特点，就是它跟蛤蚧一样，也是雌雄成对，双宿双飞，所以海马就像水中的蛤蚧，蛤蚧像海里的海马。

小指月说，既然这样，那它就能够令肺肾之气相吸，引气归原，像蛤蚧那样，治疗虚喘了。爷爷说，是啊，海马治疗虚喘，可以代蛤蚧，人参配蛤蚧等同于人参配海马，专治肾虚作喘，能够补阳纳气，令人真气相续。

有位老人，冬天容易气喘，检查没有发现肺部有异常病变。

爷爷说，这是肾虚作喘，因为尺脉沉迟无力。小指月说，是不是用参蛤散啊？

爷爷说，参蛤散有效，不过用食疗更妙，因为他还经常夜尿频繁，用海马炖汤服用，既有壮阳纳气之功，又有缩尿止遗之效。这老人家听说可以不用服药，非常高兴，他就不喜欢吃药。然后便按爷爷所说的，喝了几次海马煲的汤，很快虚喘得平，尿遗得止。随后小指月在小笔记本中记道：

朱良春经验：海马是一味温肾壮阳、调气和血、祛瘀生新的佳品，所以《本经逢原》认为它可代蛤蚧。《本草纲目》对其功效叙述最为全面："暖水脏，壮阳道，消瘕块，治疗疮肿毒。"《药材学》指出它能"温通任脉，用于喘息及久喘"。朱老认为这些论述符合临床实际。因其有温肾助阳、兴奋强壮的作用，不仅能催进性欲，治阳痿不举、女子宫冷不孕，而且对老人及衰弱者之精神衰惫，服之有转弱为强、振奋精神之功效。对于妇女临产阵缩微弱者，有增强阵缩而催生之功，故孕妇需禁用。妇女体虚带多质稀者，用之亦宜。因其性温，凡非阳衰不振，而血压偏高，或有阴虚阳亢之征者，均不宜使用。本品煎剂每日用 3～6 克，散剂每日用 1～1.5 克。

◎海马拾珍

朱良春经验

小儿暑疖、脓疱疮多发于夏秋季，此起彼伏，易复发。用海马 4 克与瘦猪肉 100 克一同煨服，可增强机体抵抗力，控制复发。一般服二三次后，即见明显好转，而趋痊愈。

指月按：海马除了壮阳外，还能调气活血。对于病人阳虚体弱，容易气滞血瘀，导致疗疮肿毒难以透发出来，而兼反复发作，可以用海马壮阳助托透，调气活血，以助消散。这样阳气充足，气血对流，各类常见小儿脓疱疮就少发作了。

39. 哈蟆油

◎哈蟆油治肺虚咯血

《四川中药志》记载，治肺痨咯吐血，哈蟆油、白木耳蒸服。

夏秋之季，竹篱茅舍周围，晚上经常蛙声四起，各种青蛙都有，其中有一种蛙科动物叫田鸡，长得很肥大。爷爷说，田鸡的干燥输卵管，又叫哈蟆油，是一味名贵中药，能够大补病后体虚，善疗劳嗽虚喘。

一肺痨病人，经过抗结核治疗，结核杆菌虽然被杀灭，但后期恢复不好，经常咳嗽，甚至咯血。原来杀敌一万，自损八千，正气大虚，不是那么容易复原的。他便来寻找中医，看有没有一些药物可以帮助修复肺部，减少咳嗽咯血。

爷爷叫他用哈蟆油配合白木耳蒸服，作为食疗方，每日吃一次。病人连续吃了半个多月，劳嗽咯血大为好转，体质渐渐增强。随后小指月在小笔记本中记道：

陈胜威经验：哈蟆油治虚喘疗效不凡。我曾偶遇一老者，年过六旬，来药店指名要买哈蟆油治疗哮喘。以前他每到冬至，一遇到外感就会哮喘多痰，自从每年秋冬之季提前口服一段时间的哈蟆油后，哮喘居然很少发生。服食之法极为简单，就用开水泡哈蟆油一块，睡前服用一次。后来我在临床中，给肺肾两虚哮喘或肺气肿咳嗽的病人介绍服用哈蟆油，多获效明显。为了加强疗效，我便设计了一个方子，西洋参100克，五味子60克，哈蟆油40克，三味药混合磨粉口服，每次2~3克，每日1~2次。不管是冷喘、热喘，属于慢性体虚的，都有治疗和预防效果。同时发现哈蟆油能养阴润肺，所以慢性久治不愈的顽咳，特别是对肾虚咳喘或肺结核咯血，有较好疗效。哈蟆油治疗妇人更年期综合征也有疗效。对于雌激素不足的妇人，出现更年期烦躁、多汗、失眠等症状，哈蟆油既有调理内分泌之功，又有养颜美容之效。

40、羊红膛

◎在克山病中显奇效的草药

小指月说，爷爷，我原以为羊红膛是动物药，想不到它是一味草药。

爷爷说，这味草药有一股羊膛气味，所以得此名字。小指月说，气膛能行气活血，所以它入人体可以活血化瘀，通脉止痛，解除心胸中痹痛。

爷爷说，单味羊红膛是心脉痹阻之胸痹心痛要药。由于它辛温发散，所以还能够温肺散寒，治疗各类风寒束表咳喘症。小青龙汤治疗外寒里饮时，加进羊红膛，可以加强祛寒化饮、治咳嗽、保护心肺的效果。

小指月说，爷爷，羊红膛又能够温肾助阳，这又怎么解释？

爷爷说，陕西当地，有些产后虚弱或者阳痿不育的病人，用羊红膛后可以补虚强壮。所以陕西民谚有这样的说法，家有羊洪膛，骡马拴满圈。当地多用此品治疗家畜的劳伤、瘦乏，每收良效。

有个小孩经常短气喘咳，心胸憋闷，头晕难耐，玩耍劳累过度后诸症加重，不能上学。去医院检查，发现是潜在型克山病。他家人就很担忧。

小指月说，爷爷，什么是克山病啊？爷爷说，克山病是一种原因未明的以心肌病变为主的疾病，亦称地方性心肌病。1935年首先在黑龙江省克山县发现，故以克山病命名。过去本病病死率较高，新中国成立后积极防治本病，使本病发病率和病死率都有大幅度下降。对于本病，可以试一下中药调理，中药治疗潜在型克山病有一定的效果。于是建议他们用羊红膻、黄精，水煎服，以保心肺，补肝肾，健脾胃，五脏同调，以助恢复。

小孩自从吃了这小方后，身体恢复得挺快，气喘、胸闷、头晕之感都大为减轻，偶尔玩耍过度时病情也没见有什么大的变化。爷爷叫他们用这小方子再巩固一段时间，等小孩身心发育强大起来，这种病就消失了。

41. 当归

◎妇科圣药当归

一妇人月经量少，稍微操劳过度，月经就点滴难通，来了也是一两天就没了。

小指月摸她双脉沉涩。爷爷说，脏腑血少当然就流不出来了，就像水库里水少，下游的河水自然也不多。

这妇人说，大夫，我这两个月月经都接近没有，你看该怎么办？爷爷说，我看你是个操心的人，要少操心，人体消耗气血最多的地方是心和大脑。如果心和大脑少纠结，少较劲，你的气血暗耗就少，气血充足，月经自会恢复正常。

这妇人点点头，她就是这习惯，内内外外的事没有不操心的。随后爷爷教她每天用当归 30 克煎汤服，连续服到月经来的时候。第一个月月经量大，排出很多血块瘀滞，身体就很轻松。第二个月又这样服用后，月经居然从此正常起来。

小指月说，当归称为妇科圣药，真是名副其实，它补血的功能是显而易见的。随后小指月在小笔记本中记道：

张锡纯经验：一少妇身体羸弱，月信一次少于一次，浸至只来少许，询问治法。时愚初习医，未敢疏方，俾每日单用当归八钱煮汁饮之，至期所来经水遂如常，由此可知当归生血之效也。（《医学衷中参西录》）

◎一味当归通大便

一产妇生完小孩后，大便干结难下，由于要哺乳，又不敢吃泻药，可便秘又不能不治。爷爷说，脉细涩，是血虚肠道失润，于是给她重用当归 30 克，水煎服。

病人不明白了，说，我是来治便秘的，你用当归给我补血干什么呢？

爷爷说，精血同源，血足则肠道滋润，况当归多油脂，重用有滑肠之效，凡血虚导致便秘者，特别是产后劳累后，或者思虑过度，暗耗阴血，而见肠道不通，用一味当归饮，无不应手取效。这妇人吃了几次药后，肠道气血通和，便秘自愈。

随后小指月在小笔记本中记道：

缪仲淳经验：妙用当归治便秘。一妇人产后，突然身体发热，头痛身痛，四肢酸楚，不想吃饭，大便也秘结。一医生说是外寒兼有食滞，气血不和，便用五积散，服完药后各种症状消失，唯独头痛不止，大便难通。再服药也没有效果，便请教缪仲淳。缪察色按脉后说，这是血虚肠道滋润不够，便给他加了一两当归，服后大便通畅，头痛遂止。

◎当归治夜咳久咳

《神农本草经》记载，当归主咳逆上气。

有一老慢支的病人，每次感冒后总是咳嗽，几个月都好不了，用药和不用药都一样，所以他干脆就不吃药，任其自然。这次又由于外感引发咳嗽，虽然感冒好了，但晚上经常咳嗽，咳痰偏于清稀，严重时夜里剧咳惊醒，导致睡眠质量极差，颇为痛苦。他买了大量治咳嗽的药，加倍服用，都没法止住咳嗽。

爷爷说，痰饮是怎么来的？小指月引《内经》说，此皆聚于肺，关于胃。

爷爷见他舌淡苔薄白，明显痰饮在肺、胃，遂用治痰饮总方二陈汤，然后加一味当归。这让小指月大惑不解，这病人一不是明显血虚，二不是便秘，为什么用当归？爷爷说，当归也能止咳啊。

小指月说，当归止咳？可它是补虚药啊，又不是止咳药。爷爷说，《本草从新》里说，当归治虚劳寒热、咳逆上气，对于久咳、夜咳，颇有效果。而何梦瑶也讲，凡咳嗽日轻夜重，属阴虚，二陈汤加当归主之。

这病人吃完 2 剂药，果然咳嗽遂止，痰饮消失。他想都不敢想，以前不咳个一两个月，这老毛病是不可能善罢甘休。现在才开始咳，这药用上去就止住了。真是老鼠碰到猫，一物克一物。

◎当归调血便脓愈

张锡纯弟子孙静明说，凡治痢疾，于消导化滞药（如木香、山楂）中加当归一两钱，大便时必觉通畅，此足证当归润大便之功效也。

一病人感冒后拉肚子，大便带脓血，医生给他用了葛根芩连汤，拉肚子减轻，但还没根治，老觉得拉不干净，拉后又想拉，可每次只能拉一点。

爷爷说，在原方基础上加点木香、当归试试。病人再服 2 剂药，大便通畅，痢疾消失。小指月疑惑地问，爷爷，怎么加这两味药后，效果这么好？

爷爷说，治痢疾的大法是什么呢？小指月答道，行气则后重自除，调血则便脓自愈。爷爷说，那这两味药是什么用意啊？

小指月一拍脑袋说，我怎么反应总是那么慢，木香可行气化滞，当归可调血润肠，这样气行血调，大便通畅，痢疾自然好了。

随后小指月在小笔记本中记道：

巫君玉经验：治痢用血药。治痢有调气行血之箴，余初时于湿热两盛之赤白痢怯用血分药，第以清化湿热为务，于气分药虽所方必用，然亦第为止痛而设，未解为后重计也。忆执业之第三年夏末初秋间，远戚陆某患痢，陆业木工，体方壮盛，素常喜饮，痢日夜二三十行，里急后重，下赤白如冻，壮热纳呆，脉滑数大，舌苔黄腻满布于舌，舌质红绛，一派湿热熏迫之象。余投芍药汤去归、桂、大黄，加枳壳，一剂不效，二、三剂益入大黄亦不效，痢次不减，体力渐惫。余以戚故，逐日一诊，以为大队清热化湿之治，药证相符而不效者何？四诊前就商前辈冯祖英处，冯氏悉症情后问投何方，曰芍药汤。冯良久复问曰，予当归否？曰：恐血药助湿热，未放。曰：试用之或可效。是日遂于原方中益入当归 9 克，2剂，嘱日夜 4 次服尽。翌日午后自往诊询，陆告：自午夜以来，痢次、窘迫已减十之六，今午亦已稍进稀食，1 周来无此快也。诊得身热、脉数、苔黄腻等况均减，遂复略增醒胃之品，投方 2 剂而愈。于以知调气之必合行血也。后阅四明名医袭氏笔记，治痢之久不愈者有用当归、芍药各 30 克之方，余试之亦验，于以知古训之不可不究，要在用之当耳。当日乡间之习，延医治病 2 剂不效即易医，设陆氏于余非戚故，当无三诊、四诊之可言，而古训理无可体矣，故余于此三致意焉，且前辈提携尤有不可忘者，惜冯氏于 1970 年忧患殁于胃癌，高风不可再接矣。

◎手术后迅速补养气血的方子

医院骨伤科里有不少因车祸导致骨折而动手术的病人。一般骨折后做完手术，要两三个月才能下地行走。

可这个小腿骨折的病人，做完手术后，恢复得特别快，而他的伤情并不比其他人轻。连医生都不敢相信，不到一个月居然可以慢慢下地走路，比其他病人早一个多月出院。

周围的病人都不解地问他，何以恢复得这么快？这病人笑笑说，我去咨询了竹篱茅舍的中医，他给我开了一个小方，专门治疗手术后气血不足，有利于气血迅速恢复。大家都凑过来，急着问是什么方子？为什么不早些说出来呢？这样大家都可以早点解脱卧床之苦。

这人笑笑说，也没什么秘方，就是用点当归，加些生姜和羊肉煲汤，能很快地温阳补血。这老医生说，阳生阴长，阳杀阴藏。生姜能让阳气起来，当归能让阴血生发，是补血圣药。两味药一起煲汤，能让脾胃迅速生化气血，利用这些气血去长肌肉，坚筋骨。所以我每天都感到体力一天比一天强，身体恢复得就快。

大家恍然大悟，原来是借助了中药，令筋骨愈合得快，让气血生发充足。从此这小方就成为医院骨伤科术后气血不足的绝妙食疗方。

◎ 当归补血消面斑

有个女孩，本来就气血不足，手脚发凉，有贫血的倾向。这次学校里很多人都去义务献血，这女孩也很有爱心，便去献了血。虽然她献得不多，可献完血后，她老觉得气短头晕，白天也觉得困倦欲眠。本来脸上没有暗斑的，居然出现了两块黑斑，怎么擦也擦不干净。她便着急了。一个女孩，自己身体有不舒服，她可能不会那么在意，可一旦脸蛋出了问题，她就比谁都急。第一时间她就来找中医，因为从小她就接触中医，知道中药不良反应少。

小指月看了她脸上的黑斑，又摸她的脉，说，这脉迟中带涩，迟为阳虚，涩为血瘀。明显阳气推不动，身体有瘀血。再看她指甲青紫，便知这是气虚血瘀。

这女孩说，我最近还经常头晕头痛，好像一用脑过度，就觉得脑子不好使，没法再学习。爷爷说，你这双手寸脉都上不来，是什么原因导致你血虚这么厉害？

这女孩才讲出上个月献血的事。爷爷说，献血也要看体质，不能乱献血。一方面身体健康才可以去献血，如果血液里夹杂有乙肝病毒或者其他问题，就不能去献血，因为这样会害了别人。另一方面，如果体虚气血不足，也不能去献血，因为献血后气血更少，这样各种奇奇怪怪的病就来了，所以会害了自己。

这女孩说，那我该怎么办呢？爷爷说，你以后要想献爱心，就先把自己的身体搞好，多运动锻炼，胃口打开，肌肉强壮，这样你多献几次血也无妨。

随后爷爷给她开了当归补血汤，就当归和黄芪两味药。爷爷说，只用当归二两，水、酒各半煎服，也能迅速补血。

这女孩吃了 5 剂汤药后，头晕头痛消失，白天不再晕沉想睡，读书也有精神了，脸上的两块暗斑不攻自破，气血一充足，它们就消退了，就像河水充满，污垢垃圾就被冲走了。随后小指月在小笔记本中记道：

《医学从众录》记载，治血虚头晕头痛，用当归补血汤，或者用当归二两，酒四杯，煎成一杯半，分两次服，特效。

◎一味当归善治女人病

小指月说，爷爷，为什么叫当归呢？爷爷说，《本草求真》中记载，血滞能通，血虚能补，血枯能润，血乱能抚，使血与气附，气与血固，而不致散乱无所归耳，故名当归。

小指月说，难怪当归称为女科圣药，说明当归运用范围极广。当归不局限于妇科，它是血中圣药，古人处方用药有十方九归之说。

有个女孩子，经期经常不准，经量少，有血块，小腹怕冷，一受凉就肚子痛，有时月经期间吹到风就头痛得厉害。最让她痛苦的是，每次月经来必然要痛经。

女孩子说，我每次生病了，用药去调，效果都不好。痛经时吃再多的止痛片都白搭。伤风头痛时，吃再多的感冒药也没用。

爷爷说，你这病要平时注重调理，如果体虚病弱，等到生病时再用药就慢了。一个人气血不足，是很难运化药力、祛除疾病的。所以体虚之人，治病的关键不是吃止痛片，也不是吃感冒药，而是强大气血。

女孩子说，平时我该如何调理呢？又该怎么强大气血呢？爷爷说，你就用一味当归饮，每次月经前一周，每天用当归20克，水煎一大杯，分三次服，连续吃到月经来临时第三天。这样血虚能补，血滞能通，只要经水调和，身体就少病痛。

这女孩按照爷爷说的，连续吃了三个月经周期，发现月经既准又稳定，而且量多，颜色也不暗了，小腹感到渐有暖意，连面色都转红润了，这几个月很少再头痛，偶尔痛经，也很快过去。后来她嫌煎药麻烦，问老先生有没有更方便的办法？爷爷说，你可以用当归打粉装胶囊，每天吃3克左右就可以。凡体弱多病，病后血虚，手术后气血不足，面色苍白，腿脚乏力者，均可用当归粉口服。

这女孩用装胶囊服用当归粉的办法，吃起来既方便又有效，身体越来越好，病痛越来越少。居然靠这一味当归，加上运动，就解除了多年的痛经困扰。

◎当归在风湿痹证中的运用

一男子，50岁，肩周痹痛，屈伸不利，医院说是肩周炎，用了消炎止痛药，稍微减轻，可一旦着凉，痹痛又加重，严重时两条手臂麻木，好像气血不通一样。

爷爷说，你这不是炎症的问题，炎症只是果，风寒湿痹阻气血不通才是因。

病人点点头说，大夫，每次我睡觉吹空调，忘了盖被子，手臂被吹到就要痛个好几天。爷爷说，既然知道疾病是怎么得的，为什么不少吹空调呢？世人都知道自己的问题出现在哪，但都不能去正视。

小指月说，爷爷，外有风寒湿，内有气血不通，是不是要外疏内利，祛风寒湿加上活血化瘀呢？爷爷说，常规肩周炎的治理思路，大都离不开"外疏内利"这四个字，很多肩周炎是里面气血不足，外面风寒湿乘虚而入，所以内壮气血、向外祛邪是治疗的大法。

小指月说，爷爷，那是不是要用《杨氏家藏方》的蠲痹汤啊？

爷爷说，你是怎么看这个方的？小指月说，这个方有黄芪、当归、芍药内壮气血，又有羌活、防风、姜黄外散风寒湿之邪，配上甘草调和诸药。而且本身芍药、甘草两味药连用，又叫芍药甘草汤，能缓急止痛；羌活这味药又是风药之悍将，善理肌表内外八风之邪，能治周身上下百节之痛。

爷爷点点头说，为什么用当归呢？小指月说，当归不是补血的吗？

爷爷说，肩周炎属于风湿痹证，中医认为，治风先治血，血行风自灭，所以很多风湿痹证，往往少不了当归，就是这个道理。然后爷爷重用当归20克。

病人吃了1剂，原本肩周痹痛如绳索捆绑，现在就像松绑一样。吃完3剂，肩周不再痹痛，活动利索。随后小指月在小笔记本中记道：

屠庆年等经验：当归治疗痹证。治疗关节痹痛，喜用当归，且用量宜大（20～30克），方收佳效。缘风湿痹痛日久，久病而正虚，气血不足，故宜养血活血，即所谓"治风先治血，血行风自灭"之意。当归既养血，又能活血，且辛温散寒，诚为治痹妙药。如治吴某，女，60岁。四肢关节疼痛半年余，阴雨天加重，拟蠲痹汤加味。处方：黄芪、白芍、姜黄、威灵仙各15克，当归、鸡血藤各20克，防风、甘草、川芎各10克，羌活、独活各12克，乳香、没药各5克，桂枝6克。服药6剂，症状有所减轻，但诉胃脘部不适，食欲不振。去乳香、没药，加苍术10克，炒山楂、炒谷芽、炒麦芽各12克，又服20剂，疼痛缓解，病情稳定。

◎佛手散治崩漏瘀塞危症

有一妇人产后大出血，医生以为是气虚之故，遂用独参汤，又配合各类止血针剂，可3天了还血出不止，妇人头晕目眩，站起来都欲倒地。

为什么用了这么大剂量的补气止血之药，还不能止血呢？

爷爷说，指月，你看过大禹治水的故事吗？小指月说，我看过啊，大禹治水，堵不如疏。刚开始大禹治水，到处堵截河堤决口，发现大水一来，下游疏泄不利，中游再怎么堵都没有用，纷纷崩堤。于是大禹便想到疏泄下游的方法，遂凿山河，开洪道。这样每次大水来临时，水入江海，中上游压力减轻，就减少了不断崩堤造成水灾泛滥的事故。

爷爷点点头说，崩漏之理，与大自然治洪水泛滥之理有异曲同工之处。小指月马上领会爷爷的意思，便说，爷爷，你是说崩漏如果有瘀滞在下焦，不应该堵截止血，应该先疏通瘀滞，这样下部压力减轻，血出自止。

爷爷说，你看这病人下焦是不是有瘀滞呢？小指月用腹诊法，发现这妇人腹部有一硬块，再切其脉，脉象沉取有力，涩滞不通，马上说，爷爷，这还是瘀血结聚，不通血溢啊。就像水库堤坝拦堵，大水一来，水溢坝外，甚至有崩堤漏坝之险。这时如果及时打开水库闸门泄洪，堤坝就巩固安全，洪水就不会泛溢四散。

爷爷点点头，给她开了《普济本事方》的佛手散，就当归、川芎两味药。

小指月说，爷爷，佛手散不是试胎的方子吗？古人说服用此方后胎死即下，胎活则安，其效如佛，手到功成，故有佛手之名。

爷爷说，虽然这妇人已经生完孩子，但子宫里的瘀滞没有祛除干净，仍可以用佛手散，有瘀去瘀，无瘀行气血。妇人服 2 剂药后，果然排出瘀滞，血出遂止。

小指月说，中医真是奥妙无穷啊，差之毫厘，谬之千里。同样一个出血，有用补气摄血而愈，有用活血祛瘀而愈。如果不是精通脉象，明达医理，怎么可能一剂知，二剂已！

随后小指月在小笔记本中记道：

王家瑞经验：佛手散治崩漏危症。大凡产后大出血之崩症，往往出现一派虚象，医者不知，常投以参、芪急补，或投以大剂十灰散之类妄图塞之。王老认为此误病人性命也。此类崩症，细察病情就可以发现，虽面白声微，甚至倦卧昏睡，但腹部常有包块拒按，脉虽沉但涩，此虚少实多，或虚为假而实为真矣。须知瘀血为患，越用止血之塞药，瘀积越甚，血不仅不止，反迫血外溢，瘀积之疾越补越助邪，邪势嚣张，益发不可收拾也。根本之法在于辨证准确，对症下药，祛瘀是为首务，故王老特别推崇寻源澄本，认为塞、补两法用于此类崩症须慎之又慎。

有产妇胡某，本院护士，在市某院分娩，产后出血约 1500 毫升，仍血不止，血压测不出，处于严重休克状态。急邀王老会诊抢救，王老至病房见病人正进独参汤，用过"麦角"等，已输千余毫升全血，出血尚不见止。王老检查病妇，见其面色苍白无华，表情淡漠，呼吸急促，脉沉而滑，触诊少腹有一包块质硬。即令停服独参汤，急取当归30克，川芎15克，当即在病房内炭火煎之即喂，5分钟后子宫开始收缩，15分钟后助产士报告出血已停止，血压逐渐回升，生命得以挽救。事后王老释之曰："粗看产妇一派虚象，照理应投大剂补元气之品，但细察病由，乃产后瘀阻胞脉，下腹包块就是明证。胞脉受阻，血不归经，迫血外溢，故治乃不可乱投补药，当以祛瘀为主。"

王老临床数十年，救治崩漏危重症不少，遣方用药善用佛手散（当归、川芎），他常说："别看小小两味药，救人性命建奇功。"前述崩漏危症多属瘀血阻塞胞宫，为何不用红花、桃仁、三棱、莪术呢？王老认为这些药为逐瘀峻猛之品，产后出血病人毕竟正气亏耗，峻猛之品伤正气，不如用佛手散逐邪而不伤正。就是佛手散也只能进1～2剂，血止停药，不可久用。王老用佛手散独具一格，主张大剂量，当归、川芎都可用至30克，至少也在15克以上，他认为非大剂量不足以制邪祛病。西医认为产后大出血主要原因是子宫收缩乏力。现代药理认为川芎小量可使子宫收缩，大量则抑制子宫收缩。王老认为临床并不尽然，他体会当归、川芎大剂量相互配合使用能使子宫收缩更为有力。中药运用当以中医理论为指导，中医辨证为主体。当归补血活血，理血调气；川芎通奇脉，行血中之气，血分有瘀者最宜。二药配伍，破瘀而不伤正，调经而引血归经，产后出血瘀滞为主的崩症用之最为合适。

1950年王老治一张姓病人，产后大出血，送进中药，又注射麦角、维生素K、卡巴克洛（安络血）等连续3天，仍出血不止而至昏厥。询之病人一向健康，诊之虽面色惨白，但腹部有一小儿头大硬块，脉虽沉但涩。乃曰："此瘀血结聚成块，阻塞经脉正常隧道，血不归经。"遂投大剂佛手散，当归30克，川芎15克炖服。次日复诊，血已止而腹痛减，令再服1剂，腹痛止，并可行走矣。

◎当归拾珍

张子琳经验

当归，临床常用之药，既能补血，又能活血止痛，血分病用之，总该有益无损吧？事实并非如此，用之不当，亦能为病人造成不堪忍受之痛苦。关键在于煎药方法。一般说，用于活血止痛，宜短煎，不可久熬；用于补血、养血、通便，则当久煎。故有用当归剂治疗痛经者，服后反腹痛更甚，则多由煎熬太久之故。

当归应随病情不同采取不同的煎法。欲取其补血养阴，则宜久煎。若取其活血止痛，则滚数沸即可。曾见一痛经妇人，某医生处以温经散寒、活血止痛药方，方中以当归为主，药证相合，无可非议。当问及煎药方法时，才知病家以文火久煎，至汁成糊状始服。听后始悟药后痛甚的原因是当归久煎，芳香止痛之力丧失，只剩补血收敛之效，因气血壅滞，故腹痛更甚。

指月按：当归含有大量挥发油，正因为这样，它才可以活血化瘀，所以取它活血作用时，一般不能久煎，久煎挥发油很容易就挥发掉了。最好是打成粉装胶囊口服，活血作用更强。

马龙伯经验

有人认为治崩漏出血不用当归，我不敢赞同。由于 60 年来所治崩漏，不论是需要四物化裁者，或适于补中加减者，或应投归脾及当归补血者，其中当归一向是照用，并不影响疗效。尤其是傅青主治老年妇女血崩之方，用生黄芪、当归各 30 克，桑叶 14 片（约 4.5 克），三七粉 10 克（分 2 次冲），热象明显者加生地黄 30 克。历用甚效，可见治崩漏不用当归之说，不太足信也。

指月按：《儒门事亲》里也有个当归散，治血崩，用当归、香附、龙骨和棕榈炭。崩漏类型非常多，有气不摄血，有血虚血瘀，还有血热妄行，不可一概而论。对于血虚血瘀气不足的，用当归有补血行血益气、助崩漏恢复之效。

殷德憬经验　佛手散加减治难产

余在山区巡回医疗时，曾急救难产多例，皆用大剂佛手散加减（当归 60 克，川芎 15 克，紫苏 60 克，柞树枝 60 克，水煎服），均得安然无恙。述以飨读者，使偏村僻壤之难产者得而用之，可不致坐以待毙也。

指月按：难产有气虚力不足，也有血瘀不畅，遵循虚者补之、壅者通之的原则。如果属于壅滞不通，用佛手散，能够活血通脉，增强子宫收缩，胎儿易于生产。如果脉虚无力，配以扶正之品，益气方助行血，所以难产用药也要因人而异。

岳美中经验

岳老认为，当归有兴阳作用。岳老谈及一个病例，为肾结石病人，服药期间突然阳痿，此时有议投桂、附等壮阳药，而岳老则主张用性质平和的当归，以免耗伤真阴，变生他故，投之果效。岳老此论颇有见地，其示人以法，指出不可凡遇阳痿者即投以壮阳药，以防他变。此时可养血以生精，如隋巢元方言："精者，血之所成也。"晚清唐容川也强调在填精方中加以养血之品。此例岳老用当归即宗上述诸贤之论，且当归本身即有兴阳作用，一药多效，此足证岳老善用药也。

指月按：精能化血，血亦能够生精。血虚阳痿者，补血则阳气自壮，不可妄投温壮之药，以免暗耗阴血，导致阳痿更重。久病体虚之人，用壮阳补火之品，这些药多偏于温燥，容易耗伤气血，可以加进当归来润燥，故《慎柔五书》里说，凡久病用补脾补命门之药皆燥剂，需用当归身以润肝，恐燥能起肝火故也。

张锡纯经验

一人年四十余，得溺血证，自用当归一两，酒煮饮之而愈。后病又反复，再用原方不效，求为延医。愚俾单用去皮鸦胆子五十粒，冰糖化水送下而愈。后其病又反复，再服鸦胆子方两次无效，仍用酒煮当归饮之而愈。夫人犹其人，证犹其证，从前治愈之方，后用之有效有不效者，或因血证之前后凉热不同也，然即此亦可知当归之能止下血矣。（《医学衷中参西录》）

指月按：《外科症治全生集》记载，尿血，当归一两，以陈酒一升煎之，一次服下即愈。当归有活血之意，何以能止血？如若血虚血瘀而见尿血，当归补血活血，尿血可止。

《外科症治全生集》记载，治小便闭，而大便尚通，医家每以泽泻、木通、车前子、猪苓之品而罔效，这是因为气机闭阻，血不利则水不行。余遇此症，用当归一两，川芎五钱，柴胡、升麻各二钱，水二碗，煎八分，一服即通。曾救多人，孕妇及老年人气虚力弱者，加人参一钱。

指月按：纯用利水药，却不能利小便。中医认为，气行则水行，气滞则水停，又认为血不利则为水，如果气血不通利，那么水饮就容易留积。故这汤方完全跳出利水的套路，直接治疗水的上司——气和血。中医认为气乃血水之帅也，只要气通血活，水液自能循环周流。所以用柴胡、升麻提气启闭，大有启上窍、开下窍之意，用当归、川芎行血活血，血行水畅，尿闭得开，小便自利。气虚加人参，补气使病人有力气排尿之意。

42、熟地黄

◎用脑过度，透支肾精

章次公说，有好学深思谋虑之人，用脑过度，透支心力，头晕欲仆地者，用熟地黄二三两煎服有效，加小剂量陈皮或者砂仁，可以防止熟地黄之滋腻碍胃。

有位白领，在公司策划部里工作，每天都要大量地用心动脑，经常头晕腰酸，做了诸多检查，也没找出原因。

小指月摸他心脉数，但沉取力度不够，明显用心过度，暗耗精血，再看他尺脉偏细，也是一派精血不足之象。爷爷说，这病是因为过用心脑所致。

白领说，大夫，我的工作就是要用心动脑，没办法，免不了啊。

爷爷说，高明的脑力工作者，不在于他多么拼命地用脑，而在于他能够在工作之余，一张一弛，能及时地停止用脑，让身体放松。不然的话就像不断加速的汽车，刹车系统没有了，最后就会撞车。

这白领是个聪明人，他马上领会到老先生所说的，便说，大夫，我白天用脑过度后，晚上想静也静不了，时常要靠安定才能睡觉。看来我要少用心脑了。

爷爷说，没错，少用心脑，多动手脚，你的身体才会好。随后叫这白领用 60 克熟地黄煎水，加点陈皮便不会碍腻，补其肾精肝血。古人说熟地黄就是药物中的膏油，善于补充人体消耗的膏油。

这病人吃了一段时间后，果然腰酸消失，头晕未再出现，晚上睡觉也好多了。

爷爷说，这是一个普遍用脑过度，透支心血、肾精的时代。肾虚则腰酸、头晕，心虚则卧难安。用熟地黄治疗腰酸、头晕，世人皆知，用熟地黄治疗失眠就少有人知。小指月说，是不是因为熟地黄补肾，腰为肾府，而肾气又通过督脉上通于脑，脑为髓海，熟地黄补骨生髓，荣养大脑，头得到精华供应就不晕。

爷爷点点头说，熟地黄能治疗失眠，也取它补肾助肾封藏。若肾虚脉细数者，用熟地黄滋阴，则数脉自平，肾能封藏，则神志可安。

随后小指月在小笔记本中记道：

张志远经验：回忆 1958 年，老朽在山东中医进修学校执教，带领同学实习时，曾在门诊部遇到一 30 岁左右的男子，头眩眼黑，视力下降已近 2 年。西医检查神经衰弱、血压偏低。症见心悸气短，食欲不振，有时身上怕冷，腰痛腿酸。诊其脉沉微无力，舌红苔薄白而干。当即考虑按肾亏阴阳俱虚论治，给予《金匮要略》崔氏八味丸，嘱咐病人非多服不易奏功，照成药说明加倍应用，以 2 个月为期。过后复诊，言开始颇见功效，服至 40 天便转入停滞状态，无明显进步。我在黔驴技穷之际，想起了景岳所说"补阴不利水，利水不补阴"两句话，怀疑丸中的泽泻、茯苓习称"二泻"，淡渗也有伤阴之弊，最好更换他方，由于左、右归丸市场短缺，只有改用汤剂。这时还有几位同学建议，《景岳全书》记载熟地黄可燮理阴阳，何不藉此用之加以观察总结经验？于是就单开了 60 克，因恐熟地黄腻膈影响饮食，增入砂仁 3 克，用水煎服，每日 1 剂。连吃 20 日，不意竟得到非常效果，病人病去大半，血压上升，仅心悸气短减不足言，头眩眼黑的症状基本解除，而且怕冷的表虚现象也大有好转。遂仍以原方为柱石，又加高丽参6克（冲），紫石英15克，令其每日1剂，分2次用，再服1个疗程。事经半年，在济南火车站候车室内偶遇该同志，他说共吃药40剂，已经治愈了，感激之情，溢于言表。

通过这个病例，可以获得三方面的知识，一是熟地黄确实有广泛的治疗作用，证明张氏学说从临床来，属经验家言；二是生地黄炮制已改变了寒凉之性，熟地黄转为温补；三是本药不但无"伐阳"之弊，通过其温化作用尚能煦阳，更突出了"补"。

◎油灯漏油了，所以不光明

章次公说，《内经》讲肾藏精，又曰肾为作强之官，其充在骨，其华在发，其窍在耳。近世凡精神委靡，须发枯槁，腰膝酸软，耳目不聪者，无不责之肾亏，尤其以好色纵欲导致肾亏多见，于是熟地黄之用大矣。而青年好色纵欲，老年常发哮喘，用普通定喘之剂无效，必须以熟地黄、肉桂同投，其势始杀。

小指月拿起窗台上的油灯，疑惑地问，爷爷，这油灯我明明加满油了，怎么现在一点油没有了，不可能一个晚上就用光了？

爷爷指了指窗台下面那片油迹，说，漏油了，油不足了，所以灯火不再明亮。找到了原因就好办了。小指月把油瓶补好，然后再添油，油灯就恢复了明亮。

有位老人经常短气咳喘，头晕，记忆力严重减退。爷爷说，平时你是不是经常腰酸啊？这老人点点头说，我腰酸的毛病从年轻就有了，几十年都没彻底好过。

爷爷笑笑说，老来疾病都是壮时招的。很多咳喘短气，痴呆，记忆力减退，这些老年常见病都是因为年轻时嗜色纵欲所致。小指月说，爷爷，怎么年轻时种的病因到老时才收到病果啊，时间跨度这么长，哪有那么容易发现治疗呢？

爷爷说，慢性病就是病因长期持久，不容易发现，即使发现了，也不容易控制，特别是少年纵欲嗜色，就容易提前早衰。很多人精神委靡，腰膝酸软，须发早白，耳目不聪，说白了就是下面的精华漏掉了，补再多的营养都不管用。就像油灯出现了裂缝，加再多的油照样漏光。如果因为纵欲，搞得脏腑空虚，就容易记忆力减退，注意力不集中，精神委靡。

随后爷爷给这老人开了大剂量50克熟地黄，配小剂量5克肉桂粉冲服。这肉桂是命门、肾的钥匙，可以打开命门，熟地黄就像补充肾的燃料，燃料充足，火又点起来，就能迅速温暖周身，热力四布，喘促可平。

这老人吃了 2 剂药，喘促大减，再吃几剂药，发现呼吸深沉了，人有精神了，走路有劲，腰酸大为减轻。随后小指月在小笔记本中记道：

张锡纯经验：邻村李媪，年七旬，劳喘甚剧，十年未尝卧寝。俾每日用熟地黄煎汤当茶饮之，数日即安卧，其家人反惧甚，以为如此改常，恐非吉兆，而不知其病之愈也。（《医学衷中参西录》）

◎ 重剂起沉疴

一顽固腰痛病人，只要在空调房里超过 1 小时，腰痛就绵绵不休，或者晚上睡不好觉，熬夜后，第二天就腰痛不止，坐立难安。

小指月说，凡痹证，无不由于外感风寒湿，加上内脏空虚。在空调房待久了容易腰痛，是因为外感风寒，逐渐加重。至于劳累或熬夜致腰痛发作，是因为肾虚精亏。爷爷点点头，知道指月分析疾病已经能够用中医基础理论了。

小指月接着说，风湿顽痹，腰膝酸痛，可以用独活寄生汤。哪知这病人摇摇头说，大夫，你说的这个汤方我吃了很多，效果不理想，所以才找到你这里来。

小指月再细细摸他脉象，发现轻取有紧之象，重按力度不够，可见外寒里虚，可为何用独活寄生汤，效果不理想呢？

爷爷笑笑说，中医不传之秘全在于剂量。同样的方，同样的药，不同的剂量，效果是不同的。就像小孩玩飞镖，同样的飞镖，同样的方向，同样的靶心，可经过专业训练的运动员去丢，运动员的力量可能直穿靶心，小孩的力量可能不到靶心就会掉下来。

小指月说，爷爷，你的意思是要重剂起沉疴？爷爷点点头说，欲起千钧之石，必用千钧之力。独活寄生汤里有几味药非常关键，独活、细辛要重用，独活 30克，细辛 10 克，这样才能顺其性，将风寒发散出去。但宣风通气太过，必定会导致正气亏空，如果尺脉空而力度不够，这时非重用熟地黄不足以镇之守之。熟地黄重用 40 克，桑寄生用 20 克。

病人从来没有服过这么大剂量的药，但看老先生果断的语气，也就不再怀疑。1 剂微微出汗，腰背酸痛感尽失，3 剂腿脚轻便，好像一下子年轻了许多。随后又教他慎风寒，惜精神。少一分风寒，就多一分正气；多一分精神，就少一分邪气。风湿痹证后期，最后还是要靠自己修身养性，而不是依赖药物。

随后小指月在小笔记本中记道：

高阳经验：熟地黄甘温，补血生津，滋养肝肾；细辛辛温，发散风寒，祛风止痛，温肺化饮。熟地黄以守为主，细辛以走为要。熟地黄滋腻，易于助湿碍胃；细辛轻浮上升，气味辛散，易于伤正。二药配伍，一守一走，互制其短，而展其长，有补真阴、填骨髓、止腰痛之妙用。

王某，男，67 岁。腰酸腰痛 10 年，曾服用中西药物数年，虽见减轻，唯不能根治。每当阴雨天气，则腰重如坠五千钱，腰痛如裂。病人平素身体虚弱，气短、胸闷、耳鸣、双目干涩，舌质淡红，苔薄白，脉弦细。药用：熟地黄 30 克，细辛、独活、秦艽、牛膝各 12 克，杜仲、桑寄生各 15 克，黄芪、丹参各 20 克。守方服用月余，10 年顽疾尽除。

◎ 熟地黄拾珍

张锡纯经验

冯氏所著本草，谓熟地能大补肾中元气，此亦确论。凡下焦虚损，大便滑泻，服他药不效者，单服熟地即可止泻。然须日用四五两，煎浓汤服之亦不作闷（熟地少用则作闷，多用转不闷），少用则无效。至陈修园则一概抹倒，直视熟地为不可用，岂能知熟地哉？寒温传里之后，其人下焦虚惫太甚者，外邪恒直趋下焦作泄泻，亦非重用熟地不能愈。癸巳秋，一女年三十许，得温病十余日，势至垂危，将异于外。同坐贾××谓愚知医，主家延为诊视。其症昼夜泄泻，昏不知人，呼之不应，其脉数至七至，按之即无。遂用熟地黄二两，生山药、生杭芍各一两，甘草三钱，煎汤一大碗，趁温徐徐灌之，尽剂而愈。（《医学衷中参西录》）

指月按：张景岳说，阴虚而水邪泛滥者舍熟地何以自制？阴虚而真气散失者舍熟地何以归源？阴虚而精血俱损、脂膏残薄者，舍熟地何以厚肠胃？大便滑泻，人们怎么也想不到用熟地黄，可如果久泻不愈，耗及真阴，此时如果不重用熟地黄追回真阴，以厚肠壁，何以能拯危救逆？

孙砚孚经验　砂仁拌熟地黄探讨

熟地黄的滋腻不可能因拌了砂仁而不影响脾胃的运化。因熟地黄需久煎，而砂仁必须后入。砂仁拌了熟地黄，同时入煎，砂仁的挥发油早已挥发掉，怎能起到减少熟地黄的滋腻而不影响脾胃运化的作用呢？我认为熟地黄不要和砂仁拌，只要把砂仁后入就行了。

指月按：熟地黄与砂仁同用，还是用酒炮制，这都要因病而异。张景岳说，有用姜拌炒者，则必有中寒兼呕而后可；有用砂仁制者，则必有胀满不行而后可；有用酒拌炒者，则必有经络壅滞而后可。如果阴虚气滞，用熟地黄还可以加陈皮等行气醒脾之品，既能消化其滞腻，又可行散其气机瘀滞。

龚士澄经验

阳和汤，治一切阴疽、流注、鹤膝风等阴寒之证，以熟地黄 30 克大补血气为主药，伍以鹿角胶补髓强筋壮骨，姜炭温中，肉桂通脉，麻黄达卫散寒，白芥子祛皮里膜外之痰，甘草解毒，调和诸药，功效卓著。我曾试用阳和汤加丹参、金银花、黄芪等品，治疗多发性大动脉炎，有明显消炎作用，取得近期疗效。

指月按：张景岳提到，阴虚而神散者非熟地之守不足以聚之，阴虚而火升者非熟地之重不足以降之，阴虚而躁动者非熟地之静不足以镇之，阴虚而刚急者非熟地之甘不足以缓之。可见熟地黄能重滋其阴，以生化气血。一般炎症都要忌补，可如果气血亏虚，精髓空洞，此时出现阴疽炎症，如附骨疽、鹤膝风，这是正气不足，无法将炎症脓浊托透出来，所以只是消炎托透，而不扶助正气，大补气血，就像军队只知道买精锐的武器，却忘了带粮草一样。而在阳和汤里，熟地黄、鹿角胶之品就是峻补阴阳的粮草，麻黄、白芥子就如同驱逐邪气的利器。粮草加利器，才能驱逐病疾。

43、白芍

◎芍药缓急治抽筋

一老人腿脚抽筋，夜寐难安，抽筋时痛得咬牙汗出，服各种钙片也没法解除。

爷爷说，这是下焦有湿，肌肉拘挛，应该缓急除湿，用芍药甘草汤缓急，加木瓜、薏苡仁除湿，3 剂而愈。

爷爷说，如果病人脉象迟缓，属于阳虚，加附子，拘挛的脚也能够迅速伸展开。这就是《伤寒论》里所说的治以芍药甘草汤加附子，其脚拘急遂伸的道理。

随后小指月在小笔记本中记道：

陈亦人经验：徐某，男，18 岁，工人。1980 年 11 月就诊。双下肢从委中至足跟疼痛 3 个月，负重之后更甚，休息则痛缓，苔脉如常，余无不适。辨证为血行失常，筋脉失养，治以芍药甘草汤加味。处方：白芍 15 克，炙甘草 6 克，粉萆薢 10 克，全当归 10 克，5 剂，水煎服。药后疼痛基本控制，守方再进 5 剂，痊愈。《伤寒论》中芍药甘草汤用来治疗"脚挛急""胫微拘急"之症。本例乃劳动损伤筋骨，血不荣筋致下肢疼痛。方中白芍、甘草相伍补阴血、养肝柔筋、荣润筋骨，再随证加减治之，而获全效，此足证经书所传不虚。

◎膈肌拘挛也用芍药

一男子在酒桌上跟他人吵闹，第二天觉得胸膈不适，呃逆频作。呃逆虽然不是什么大病，但也不好受。医生先用丁香柿蒂汤、橘皮竹茹汤治疗，发现呃逆丝毫不减，再用经典的旋覆代赭汤，还是没把呃逆止住。

爷爷说，这不是纯粹的胃气上逆，如果是胃气上逆早就好了。小指月摸完脉后说，爷爷，这肝脉弦紧得很。

爷爷笑笑说，明察秋毫才是中医的真正本色，见病知源才能用药命中疾病要害。然后爷爷就用50克白芍配20克炙甘草，只开了1剂。病人不解，药这么少，才开1剂，治不好又要让我多跑几趟，不如给我多开几剂。

爷爷说，以后少喝酒，少发脾气，药就不用再吃了。病人回去后，喝完第一次药，就觉得呃逆大减，再煎服，第二天呃逆遂止。

小指月不解地问，爷爷，芍药甘草汤治疗呃逆，一般人恐怕想都想不到。爷爷说，如果不是察色按脉，见他舌红脉弦，呃逆有力，证属肝气扭结，西医称之为膈肌拘挛，我们也不会轻易用芍药甘草汤。

小指月说，芍药甘草汤，原来不仅可以缓腿部抽筋，脏腑肌肉拘挛也管用啊！

◎输尿管狭窄

有一妇人腹痛，去医院检查，发现输尿管狭窄。每次腹痛发作，排尿少，而且容易尿路感染。用了消炎药，反反复复，时好时坏，这样日久腹痛绵绵，严重影响生活、工作。不吃消炎药、止痛药，又不知道如何是好。后来她还去医院做了输尿管扩张手术，可只管了一段时间，不久又尿少、腹痛。

爷爷说，用芍药甘草汤加小茴香。吃了3剂药后，腹痛居然大减，排尿非常畅快，以后也很少尿少、腹痛了。即使偶尔出现，她再用这三味药煎服又有效。

小指月不解地问，尿管狭窄，不是要用利水活血通管的琥珀、车前子、泽泻之类的药吗？爷爷摇摇头说，你看她舌红少苔，有阴伤存在，越利尿阴伤越厉害，尿管拘急收引得越厉害。就像树枝一样，越把水分吸走晒干，它就越扭曲狭窄。这时用增液柔缓之法，尿管反而会松开。所以这种尿管狭窄引起的腹痛，可以称之为尿管拘挛，用芍药甘草汤同样可以缓尿管之拘急，既治标，也治本。

小指月说，为什么加小茴香呢？爷爷说，小茴香乃少腹部特效药引，能行气，引药达腹，有助于理顺输尿管周围的气机。

随后小指月在小笔记中记道：

陈亦人经验：傅某，女，41 岁。1966 年 5 月 4 日就诊。诉小便灼热，点滴难解，伴小腹拘急胀痛 4 天，曾用抗生素、中药清热利湿剂，治疗无效。刻诊：恶寒无汗，体温 38℃，舌边红，苔薄黄，脉弦数。证属肝热气急，膀胱拘挛，治宜柔肝缓急，疏达清泻。处方：白芍 15 克，炙甘草 9 克，当归 9 克，龙胆草 9 克，炒栀子 6 克，柴胡 9 克，葱白 5 寸，3 剂，水煎服。药后汗出热退，小便畅通如常。因其腹尚微痛，且月事适来，故改进调理气血之剂而告愈。

◎吵架后乳房拘急疼痛

一妇人跟丈夫大吵了一架，当天晚上就觉得乳房拘挛，胸胁刺痛，像电击一样，搞得神经紧张，彻夜难眠，她担心会不会乳房长肿瘤了。第二天一大早赶紧去医院做了 B 超检查，没发现异常。可又痛得受不了，她便来到竹篱茅舍。

爷爷说，肝脉弦急，是典型的肝气打结，该用什么方子帮她柔肝缓急呢？

小指月说，我知道了，就用芍药甘草汤。爷爷说，再加两味引药，柴胡和枳实。柴胡入肝经，肝经布胸胁，能够快速地把芍药、甘草的药力集中作用在胸胁周围，柔缓拘急的筋脉。

小指月说，为什么还加枳实呢？爷爷说，枳实又叫破胸槌，能够破心胸中的郁气，而且柴胡配枳实，本身就一升一降，胸满加枳桔（枳壳、桔梗），而胸胁满痛就要加柴胡和枳实。

小指月笑笑说，这方子不正是四逆散吗？专门治疗肝气郁结导致的各种疾病。

爷爷点点头。这妇人拿了 3 剂药回去，吃完第二剂药，胸胁放电样的拘急疼痛就消失了，乳房胀满感也没有了。随后小指月在小笔记本中记道：

于伟臣经验：白芍常用量 5～15 克，强调用大量要算清代名医陈士铎，自制"平怒汤"，白芍三两，"世人不知其功效，不敢多用，孰知白芍必多用而后能取胜，用至二两则其力倍于寻常。"胆识兼到，一时独步。

李某，男，30 岁。1982 年春患胁痛，西医诊为慢性胆囊炎，胁痛悠悠，不时剧作，赖止痛针缓解。偶劳役疲惫，胁痛大发，剧烈倍昔，便干，舌红。处大柴胡汤 1 剂，其中白芍 100 克，越日信告"昨天药服第一次痛就轻了，晚服第二次，夜眠很好，早起上班一直没痛"。

◎能够缓解胆绞痛的药物

有一厨师，天天大鱼大肉，吃得肠肥肚满，也变胖了。自从变胖后，他老觉得右边乳房下面隐隐作痛，有时痛起来如同刀绞，连带胸背都痛。他急忙到医院检查，发现是急性胆囊炎、胆绞痛。医生给他开了消炎利胆片，吃的时候缓解，可几天后又痛起来，然后又吃药，这样来来回回，反反复复，就像拉锯战一样，顽固的胆囊炎始终没法得到根治。他便想起疑难杂病找中医，来到竹篱茅舍。

爷爷说，你这肝脉郁结如豆，肝胆气机堵得厉害啊！小指月说，爷爷，这脉象说明什么呢？

爷爷说，这脉象说明病人或者脾气太大，或者性子急躁，或者吃了太多肥甘厚腻，导致胆道壅堵，气机阻滞。病人点点头说，大夫，第三种应该说的是我。

爷爷说，既然你知道大鱼大肉会引发甚至加重胆囊炎，为什么不控制一下自己的嘴呢？这病人点点头说，我一直都想控制，可很难控制。

爷爷说，你不控制自己的嘴，疾病就会控制你的身体。管住嘴，迈开腿，就能扼住疾病的咽喉。医生给你的医嘱，你如果知而能行，比服药效果还好。

这厨师终于下定决心，打算七分饱加每天散步1小时。

爷爷给他开了四逆散，配合金钱草、郁金、香附、木香。这病人吃了7剂药，隐痛绞痛日日减轻，最后就不再发作了。

小指月说，爷爷，四逆散用芍药、甘草可以缓解胆部拘急绞痛，柴胡、枳实升降肝胃，解决气机瘀滞，而金钱草能清肝利胆，解决瘀积引发的炎症，可为什么要加郁金、香附、木香呢？爷爷说，这三味药现代研究证实有明显扩张胆道、令胆汁畅行的作用。所以对于胆部的瘀积，加上这三味药，一方面可以使胆道放松如解索，另一方面肝胆脉弦紧而硬也会松开来。

小指月点点头说，原来用顺气的药能够把弦紧拘急的脉放松开来。

◎白芍利小便

一男子熬夜打麻将，原本前列腺肥大，打麻将时又经常憋尿，加上久坐不动，麻将室里又开着冷气，这男子就感觉小腹痛，小便排不出来。他马上到医院，急则治其标，用导尿管才把尿导下来。可离开医院，又不能自行排尿，必须保留导尿管，这可咋办呢？赶快找中医瞧瞧。医生给他开了导赤散利水之药，小便并没有通利开。然后他又找来竹篱茅舍。

爷爷看他舌红少苔，脉细，一派阴虚之象，便知道这是阴伤后水热互结，尿管不能柔畅，而呈现拘紧状态。小指月说，爷爷，这是心经有热，尿赤尿闭，用导赤散怎么没有效果呢？

爷爷说，导赤散思路不错，但还缺乏一味药，要放松腹部周围经脉，使得经脉管道不扭曲，小便才能轻松排出来。小指月一拍脑袋说，我明白了，这左关脉还带一点弦，难怪通利通不下，因为还没有放松。

爷爷笑笑说，过于紧张状态不利于小便排出。这病人熬夜打麻将，大脑紧张得像弦一样绷紧，身体严重透支，尿管更加拘紧，而且久坐不动，种种迹象都说明他身体急需放松。随后爷爷就在导赤散里加了大剂量（50克）的白芍，因为白芍大剂量使用，有明显养阴利尿的效果。病人喝完后能够自行排尿，终于解除了插尿管之苦，从此他再也不敢熬夜打麻将了。

爷爷说，前列腺有问题的人，不要坐得太久，能站着就要少坐。病人听从爷爷的医嘱，尿闭果然未再复发。随后小指月在小笔记本中记道：

吴立文经验：曾治谢某，因腹痛，服用阿托品2片后，出现小便点滴不通。西医诊为前列腺肥大，当即给予导尿，并保留导尿管，过2日，仍不能自行排尿，乃邀中医治疗。病人自感少腹不适，口干，查舌质偏红，舌苔薄黄，脉弦稍细。辨为阴虚内热，气化无力而致癃闭。议用滋阴、清热利水之法，以导赤散加牛膝治之。处方：生地黄20克，木通10克，竹叶10克，生甘草梢6克，川牛膝30克。服2剂，未见效果。因思张锡纯重用生白芍善利小便之说，遂于上方加生白芍60克，服2剂，小便通利而愈。又治李某，因小便点滴难出，仍处以前方，用量如斯，嘱速取药煎服。药后不到3小时，二便俱出，其病缓解。益知重用生白芍确有通利之用，不仅善利小便，且可通润大便，亦证张氏之说确属经验之谈。

（《医学衷中参西录》）

◎湿热痹证用芍药

《神农本草经》记载，芍药除血痹。

一渔民，他的池塘里出现了漏洞，便连夜下水去补漏，在水里泡了几个小时，池塘漏洞修好了，他也累了，回到家里换了衣服，倒头就睡，睡醒后觉得两条腿，特别是膝盖周围痹痛难耐。他先不以为意，搞了点药酒擦擦，可几天后膝盖周围居然红肿热痛，痛势不减反增，他赶紧找医生治疗。

医生看他舌苔黄腻，尿短赤，便知道是湿热痹证，给他用四妙汤，即苍术、黄柏、薏苡仁、牛膝。可3剂药下去，疼痛依然剧烈，一点也没有缓解之意。渔民便带着方子来到竹篱茅舍，想看看老先生有没有更好的办法。

爷爷说，方子思路没有错，是湿热痹证。小指月说，可为什么吃了3剂药还没有效果？

爷爷说，四妙散能够把湿热利出去，但它不能把拘急的筋脉放松。这渔民长期泡在水里，筋脉痹阻，加上劳累紧张，经脉拘急得更厉害。这时纯用清热利湿，只治了一方面，另外还要缓急止痛，放松经脉。只有膝脚经脉松开不拘急，里面的湿热留浊才能彻底被排出去。

随后爷爷就在四妙散基础上加了芍药甘草汤，重用赤芍、白芍各30克。1剂下去，疼痛大减，3剂下去，痹痛消除，肿胀消退，渔民的腿脚又恢复了往日的灵便。随后小指月在小笔记本中记道：

陈瑞春经验：胡某，女，36岁。病人在春暖花开之日，涉水浆洗衣被，次日即不能下床，两膝关节、踝关节疼痛难忍，膝腘窝处抽掣牵扯，异常紧束，诸身困重，难以转侧，脉缓而弦，舌苔白而底微黄。处方：赤芍、白芍各10克，炙甘草10克，黄柏10克，苍术10克，生薏苡仁15克，牛膝15克，独活10克，防风10克。服1剂疼痛明显减转，继服2剂基本痊愈。

本案湿热痹证，一则用芍药甘草汤，酸苦涌泄，缓急止痛；一则用四妙散清热燥湿，合用是治湿热痹证的良方。凡膝以下疼痛，包括风湿性关节炎、坐骨神经痛等，此方均可为首选方。经多年临床验证，确实有效，且老少皆宜，年长者50开外，年小者5岁孩童均能获效，可谓是治湿热痹证的验方，经诸多病例验证，均获满意效果。

◎放水与犁地

一病人反复颈椎僵硬疼痛3年，理疗、针灸、按摩时减轻，可劳累后或吹风又容易发作。爷爷说，颈椎病久治难愈，应该当虚劳调理，久病必虚，纯靠针灸、按摩很难治得彻底。

小指月摸他双寸脉不足，可见脑供血不足。病人说，我经常觉得记忆力减退，容易疲劳，稍微累点，整个肩颈背都是酸的。

爷爷说，你这与劳心也分不开。中医认为，颈椎疾患、脑部问题，还有心脏、肩背疾患，都会体现在寸脉，寸脉起不来，说明这些地方气血不足，所以容易疲劳，容易为风寒所袭。现在之所以那么多颈椎病，不纯是坐姿不正的问题，而是很多人都长期疲劳过度，劳心过度，心脏气血不足，怎么会有多余的气血分布给大脑、颈椎、肩膀、四肢呢?

爷爷给他开了桂枝汤,重用白芍50克,配合葛根、丹参、川芎,通心脉,升提气血上头颈。几剂药下去,病人僵硬的颈部就变得柔和了。

爷爷说,田地没水时僵硬板结,浇了水就变得柔软,可以耕种。人也一样,肌肉缺乏气血,便会麻木僵硬,气血充足就会柔软,富有弹性,即常说的气虚则麻,血虚则木。而中风气血大亏则麻木僵硬,或者风湿痹证,精血不足,局部肌肉就板结僵硬如硬土。这时如果大补气血,疏通经脉,缓急止痛,就像往田里放水,再拿犁耙疏松,田地才可能富有生机。

小指月说,爷爷,照你这样说,重用白芍就是往经脉里浇水,经脉就柔软了。而丹参、葛根、川芎、桂枝这些行气活血之品,就像犁耙耕地,气血就活了,肌肉就不僵硬了,变得有力气了。爷爷笑笑说,你这样理解也不错。

小指月马上在小笔记本中记道:

《安徽中医临床杂志》报道,白芍止头颈痛。李某,男,28岁,军人。反复枕部疼痛3年,时轻时重,剧时掣痛难忍,曾拍头颅及颈椎片,未见异常。某院神经科拟诊为"枕大神经痛",多法治疗罔效。舌红苔少,脉弦有力。处方:生白芍60克,桂枝3克,葛根、丹参、甘草、生龙骨、生牡蛎各15克。服4剂,头痛若失,随访4年未见复发。病人头痛筋掣,舌红脉弦,系肝体不足、肝用有余、风阳上扰清空所致。方中重用白芍,取其养肝阴、抑肝阳、缓急止痛之功,故收效迅捷。

◎痢疾腹痛用芍药

有个小女孩,吃冰淇淋后腹痛腹泻,每天拉七八次,还觉得拉不干净,甚至大便带脓血。爷爷说,通因通用,如果肠道积滞没排干净,还会拉得没完没了。

小指月说,那该怎么通肠呢?爷爷说,要找一味药,既能缓解腹痛,又可以松弛肠道,而不拘挛收引疼痛。小指月说,难道是用芍药?

爷爷说,腹痛用芍药,这是张仲景千年前的经验,今天仍然适合。小指月说,那就用芍药汤了。爷爷说,芍药必须重用,才能够迅速缓解腹部疼痛。

这孩子吃了第一剂肚子就不痛了,2剂药吃完,就不拉肚子了,上学去了。

小指月说,芍药汤,既有当归、芍药活血则便脓自愈,也有木香、槟榔行气则后重自除,更有黄连、黄芩、大黄清热除湿,通因通用,所以瘀滞去,新血生,浊阴降,泻注止。随后小指月在小笔记本中记道:

葛长松经验：白芍止痢。王某，女，15 岁，学生。因暑天吃不洁食物后出现腹痛腹泻，里急后重，先泻稀水便，继为赤白黏液，每日达 10 余次。舌红苔薄黄微腻，脉濡数。处方：白芍 60 克，当归 30 克，六一散 10 克，木香、槟榔各 3 克，枳壳、莱菔子各 6 克。服 3 剂痊愈。痢疾由于湿热蕴积、气血瘀滞肠中所致。现代药理研究表明，白芍对痢疾杆菌有抗菌作用。白芍又能调血护阴，缓急止痛，通便行滞，故用于治痢颇为合拍。本方不用黄芩、黄连等苦寒之品，对于畏惧药苦的患儿尤宜。

◎白芍拾珍

葛长松经验　白芍利水

孔某，男，69 岁，工人。患Ⅱ期尘肺和结核 10 余年。1 年来两下肢水肿，腹部胀大，伴咳嗽少痰，叩诊有移动性浊音，舌红苔少，脉细数。处方：生白芍 90 克，怀山药 50 克，泽泻、茯苓、大腹皮、甘草各 10 克。服 3 剂，下肢肿消，腹水明显消退，随访半年未复起。病人肺病日久，损及脾肾，三脏气阴亏虚，不能制水而为水肿。《神农本草经》谓白芍利小便，故真武汤中用之，但该方适用于脾肾阳虚之水肿。对于阴虚，年老体弱不任攻下者，可重用白芍以利之。

白芍"为阴虚有热、小便不利者之要药"。张锡纯用白芍利水，有两个特点：一是用量大，二是生用。书中载验案两则：一妇人因阴虚小便不利，积成水肿甚剧，大便旬日不通，投八正散不效，而用生白芍 180 克，配阿胶，1 剂即二便通利，肿亦顿消。一六旬老人，水肿，二便皆不通利，用生白芍 90 克，配橘红、柴胡，亦起到二便通利之效。两例均未用利水药物，可以说明白芍确有利水作用，但用量宜大。

指月按：《神农本草经》讲芍药能利小便，当然不是说芍药是利尿药，而是对于阴伤小便不利者，芍药通过增液养阴，能够使得尿管柔顺，小便得畅。而且芍药利小便之功，必须重用，方能显效。

吴立文经验

吴师曰："左归或六味地黄加白芍、何首乌，意在护阴。然此类药物究属滋腻，如脾胃亦虚或中运不及，徒事滋腻则反生䐜胀。如遇脾虚失运，复兼营阴亏耗者，法当气阴兼顾，于滋阴中佐扁豆、太子参运脾之品。滋剂又当小其剂，或改汤为丸，意在图缓，更以陈皮作汤进下，则无胶腻壅中之虞。"试之临床，亦信而可证。

1972 年仲冬，有妇李氏，年届绝经之龄，体素阴虚。年来经行愆期，忽而暴崩，又复漏下，淋沥不止。由崩而漏，由漏致崩，几经反复，是营阴脂液以渐内耗。经西医诊断为更年期综合征，叠经医治，均告无效，乃求吴师医治。症见形瘦枯槁，眩晕耳鸣，咽干口渴，手足灼热，虚烦不寐，经血暴下，量多色红，舌苔干，扪之泛津，中有裂纹，舌质红，脉虚细数。吴师曰："此妇反复崩漏，出血较多，阴液内损，虚热丛生，治宜滋阴降火为主。"乃用生地黄 20 克，山茱萸 9 克，牡丹皮 8 克，茯苓 5 克，山药 9 克，泽泻 8 克，川黄柏 9 克，肥知母 8 克，酸枣仁 12 克，地骨皮 9 克。嘱服 2 剂。

3 日后来诊，低热渐平，手足心灼热锐减，夜寐稍安，但仍觉虚烦，眩晕耳鸣如故，腰酸如坠，经血崩势见缓，但漏下仍频。吴师询此谓吾等曰："虚火虽无上炎之势，而阴虚尚足可虑，况漏下频仍，当防其复崩，重伤之阴，后果堪虞。是亟应养营护阴为要，尤须截漏以杜亡血之危。"乃拟用六味地黄汤，重加何首乌、白芍。处方：熟地黄 15 克，生地黄 15 克，山茱萸 9 克，牡丹皮 6 克，茯苓 8 克，山药 12 克，泽泻 9 克，白芍 30 克，何首乌 40 克。嘱服 5 剂。

1 周后复诊，谓服上药后眩晕锐减，漏下得止，唯感脘痞纳少，腰酸乏力。吴师曰："此属脾运不及，肾元亏虚，况营阴渐复，不可再一味滋腻。治病当审阴阳消长，拟用脾肾双补法，还当兼以畅中，可改作丸剂缓治。"乃嘱晨服参苓白术散，枣汤送下，晚服左归丸，陈皮作汤送下，调理 2 个月始痊。

指月按：反复崩漏，有火动之象，亦有阴伤之患，特别是伴随咽干口渴、手足低热，若辨明是阴虚火旺所致，直须大量滋阴缓肝，肝得到柔缓，周身上下气机便不容易妄动。古人云，肝为五脏六腑之贼，若识得柔肝缓急之法，不独崩漏急迫血出能止，各类疑难杂病，但见肝脉弦急，皆可用白芍养营护阴，柔敛肝体。若配合制何首乌，滋养柔缓之功更速，起到急者缓之意。而诸病若带有急迫之象，不论是头痛、崩漏，还是胃痛、抽筋，都要能够想起缓急之法。这样治起病来，思路便能大开。

赵绍琴经验

老年便秘多属虚证，因虚致实者尤为常见。余于此证每用白芍 90 克，煎汤频饮，多有显效。另外，老年命火渐衰，根蒂不固，也可见肾不纳气之便秘，其常伴小便失禁，脉沉微若无，舌淡嫩苔薄，治以温补命门之火，以桂、附、参、芪为主，另加硫黄粉装入胶囊吞服，每服 1 克，每早 1 次。

葛长松老中医亦有白芍通便经验。伍某，男，40 岁，个体户。病人因腰部外伤而入院，卧床不能活动，大便不通，腹部胀满难忍，舌红苔腻，脉弦。处方：

生白芍 60 克，莱菔子 10 克，厚朴、枳实、陈皮各 3 克，甘草 15 克。服 1 剂，大便自解，腹痛腹胀消除。直到病人恢复出院，便秘未再出现。外伤而致气机郁结，大肠传导失司，故便秘、腹胀痛。本方重用白芍，以疏泄腑气而大便通。白芍通便常无通后复秘之虞，故本品亦常用于习惯性便秘的治疗。

指月按：便秘要分阴阳，特别是老年人便秘，大都属于虚证，辨阴虚、阳虚就成为治便秘之关键。阴虚者，就如江河水少，舟船搁浅，难以行走，即使用推拉也不能顺流行驶。这时如果误用攻下通利、破气导滞之品，反而会伤及元气。所以可用一味当归饮或一味白芍饮，取药专量大力宏，增水以行舟。正如灌水以浮舟，水动舟自行，此麻子仁丸之所以用芍药的道理。如若阳虚便秘，就要用扶阳之意，譬如肉苁蓉、锁阳，皆温润通便之妙品也。

葛长松经验 白芍止血

程某，男，42 岁，煤矿工人。II 期尘肺加结核 10 余年，反复咯血 3 年，发作 1 周，盈杯盈盏，色鲜红，伴胸闷胸痛，咳嗽气促，口干，纳差，神萎形瘦，舌红苔少，脉细数。处方：白芍 50 克，生地黄 18 克，三七、大黄各 3 克，藕节 3 枚，阿胶 9 克，白及 12 克。服 3 剂后，咯血止，诸症减轻。随访半年，咯血未再复发。

指月按：清末罗止园治肺痨咯血，常用白芍 30 克，藕节 30 克，生地黄 24 克，三七 3 克。罗氏云，方中主药是白芍，其止血之效，乃至神效而不可思议。放胆用之，即有奇效。并强调若用白芍止血，用量必须 30 克以上。所以白芍止血效果颇著，对于咯血、鼻衄、便血、尿血、崩漏等均可辨证用之。

邱根祥经验 杭白芍妙治夜啼

张某，男，3 岁。患儿 1 周前随母亲下乡时被牛群所惊，当夜即开始夜啼，每至夜深人静于睡梦中啼哭吵闹不休，惊惕不安，需父母抱起，摩胸揉腹，软语宽慰，一般半小时后又能安然入睡。诊见面色略青，舌质稍红，苔薄白，脉略数。予杭白芍 150 克，每日 30 克，煎汤代茶频服，药后前两日仍有啼哭，但较快又能入睡，第三日起夜啼未再作。

指月按：小儿夜啼一般心经有热，可以用竹叶、灯心草、蝉蜕之品。如果属于暴受惊恐所致心神不宁的夜啼，用杭白芍治之，常收佳效。因为小孩受惊吓后，肝脉往往容易处于弦急紧张状态，不得放松，白芍能够快速缓急止痛，放松经脉，所以经脉放松，神志得安，神安则不啼矣。

44、阿胶

◎善补女人血的阿胶

爷爷说，中药三宝是哪三宝？小指月说，人参、鹿茸与阿胶。人参、鹿茸补气壮阳，阿胶补阴养血。爷爷说，哪种人适合用阿胶呢？

小指月说，当然是阴血亏虚，面色萎黄，没有光泽的。爷爷说，虽说如此，但也要找出阴血亏虚的真正原因。阿胶只能补亏虚的阴血。如若脾胃虚，生血不足，那就要用健脾胃之药，这时山楂、党参、茯苓配阿胶效果就好。如果肝气瘀滞，暗耗阴血，用逍遥散疏理气机，使气血不内耗，这就比单用阿胶补血更高明。

一妇人老觉得短气乏力，容易出汗。小指月把她脉细弱，唇淡白，又检查她眼睑，发现眼睑淡白，这明显是气血不能上养、脏腑亏虚所致。

这妇人说，大夫，我眼睛也不好使，眼睛看东西久了老觉得酸胀难耐。爷爷说，眼睛消耗的是脏腑的气血，脏腑亏空，眼睛看东西当然不耐久。

这妇人说，我这慢性病，吃了不少药，该怎么办呢？爷爷说，你又要工作，又要照顾家庭，长期吃药不现实。这样吧，你用一个食疗方，去超市里买阿胶枣，大枣乃脾之果，能养血补脾，助脾胃生化气血，阿胶滋阴养血，两者合在一起，善补女人血。当然你也可以自制阿胶枣，10～20克阿胶烊化后，放在锅里炒，再放些红糖，然后把大枣下到锅中一块炒，阿胶就会拌在大枣上面，吃枣时也能吃到阿胶。

这妇人就按照爷爷教的办法，自制阿胶枣，连吃了两个多月，发现胃口越来越好，气色越来越好，短气乏力感消失，眼睛看东西久了也没有那么累了。

◎健脾养血粥

一妇人失眠健忘，平时胃口也不好，稍微风吹草动，周围的人说话大声一点，她就容易受惊，心慌心悸，晚上睡觉时光做噩梦，这样日夜不安，搞得她既焦躁又无奈。长期的心力煎熬，让她显得比同龄人苍老了很多。她试过归脾丸、四物汤、十全大补汤，可吃药后都觉得像穿肠而过一样，身体好像不吸收。

爷爷说，你这是脾虚胃滞，导致周身气血短缺，所以必须寻到脾胃里，才有希望治疗。病人说，我吃了这么久的药，吃药都吃烦了。

爷爷说，我没让你熬药啊，你可以用一个食疗方，早上煮粥喝。这妇人问，是什么食疗粥呢？爷爷说，是健脾养血粥。用人参健脾气宁心神，山楂消食积助胃纳，加点阿胶养血，一起熬成粥。

这妇人一想，这办法可以，粥的口感不错，熬粥也方便，何不一试。谁知这妇人一喝这粥就喜欢上了，连续喝了半个多月，睡眠质量大好，人也没那么烦躁了，晚上也不做噩梦了。

爷爷说，人的神志归心所主，而心要靠血滋养，如果血虚，心神得不到滋养，就会烦躁，容易受惊吓，记忆力不好，晚上噩梦多。但气血不是直接补给就行的，它必须靠脾胃造化出来。用人参、山楂助脾胃造化气血，阿胶能直接补益血虚，而山楂又能够助消化，使补益之药不至于壅滞。所以这健脾养血粥，既可口又益于人体。

随后小指月在小笔记本中记道：

罗大伦经验：我给大家介绍一个补气血的食疗小方，叫益气养血汤，人参3克，山楂3枚，阿胶6克，然后放点粳米一起熬成粥。人参可以补气，阿胶可以养血，阿胶因为是胶类物质，容易滞腻碍胃，胃的消化能力如果不强，人体就会吸收不了阿胶，而山楂正好帮助消化，不让阿胶滞腻。所以气血两亏，食欲又比较差的人，喝了这个益气养血汤，可以开胃口，补气血，大有连补带消的意味。

◎阴阳双补治更年期综合征

一妇人正处于更年期，身体老觉得烦热汗出，但脚又怕冷，脾气急躁，容易发火，而小便又很频繁，好像约束不住。

小指月就有些糊涂了，爷爷，这究竟是阴虚还是阳虚？像烦躁郁怒，潮热盗汗，明显是阴虚，而尿频、腰膝凉又是阳虚。

爷爷笑笑说，这是阴阳两虚，更年期常见的病症，如果纯补阴则阳气运化不过来，纯补阳则会消耗阴血，只有阴阳并补，才能平稳度过更年期。

小指月说，怎么阴阳并补呢？爷爷说，妇人经断后容易脏腑干枯，这时不是一般草木药能迅速调理的，要用血肉有情之品，你看补阴血最快的是什么？

小指月说，当然是阿胶了。爷爷说，补阳最快的是什么？

小指月说，是不是鹿角胶？爷爷说，就用阿胶3克，鹿角胶3克，配合大枣五枚，生姜两片，红糖少许，隔水炖服。

这病人用这小方子后，觉得无名火消退了很多，没那么烦躁了，腰脚也不发凉了，小便也没那么频繁了，平时烘热出汗症状也大为改善。

爷爷说，阿胶和鹿角胶，对于更年期精血亏空，容易骨质疏松，导致各种钙流失，凭胶类药就能够挽留，令气血冲和，阴平阳秘，其病乃治。人体的肾就像五脏六腑的井，处于最下位，如果井水位下沉，五脏六腑就难以喝到水了。中医认为肾主水，所以这时不管什么症状，先要把肾中井水位提起来，五脏六腑才能得到灌溉。所以更年期杂病，或者衰老虚损，大都要从肾中下手。

随后小指月在小笔记本中记道：

罗大伦经验：可以用一个食疗方来辅助解决更年期症状，比如用阿胶、鹿角胶各5克熬成汁喝下。阿胶补阴血，鹿角胶补阳气，这两味药放在一起，可以达到阴阳双补的效果。

◎阿胶乃保胎良药

《神农本草经》记载，阿胶主女人下血，安胎。

小指月问，爷爷，为什么会漏下出血？爷爷说，常见有两种原因，一虚一实，人体血液与脉管，就像火车与道轨，血溢脉外，如同火车脱轨。

小指月马上会意说，爷爷，我明白了，你的意思是火车出轨，就像人体气血循环障碍，血溢脉外了，所以要使血不外溢有两个办法。爷爷说，哪两个办法呢？

小指月说，一是加固道轨，这样火车就不容易脱轨，二是对火车限速。

爷爷笑笑说，可以这么想。所以治疗溢血，总离不开收敛固涩，这是加固道轨，另一个是凉血止血，血凉自然不会妄行，就像对火车限速。

小指月说，那照这样看，像阿胶、白芍、杜仲、川续断、菟丝子等补肝肾、养血之药，就相当于加固道轨，就像胎元得固，就不容易胎漏，血脉牢固，血液就不容易外溢。而像大蓟、小蓟、地榆、槐花这些凉血止血之品，就相当于给血脉减速，使血不妄行，则出血减轻。

一妇人怀孕四个多月，阴道少量出血，家人都很担忧，担心流产。爷爷说，这是先兆流产的迹象，急需保胎固元。这妇人脸色偏白，弱不禁风。

爷爷说，像这种胎漏，属于阴血不足。便教她用阿胶和糯米煮粥，能够让血液充足，血脉牢固，不容易漏下。这妇人吃了几次药后，胎漏消失，足月顺产。

然后爷爷又跟小指月讲了阿胶保胎的故事。清代咸丰皇帝晚年无子，懿贵妃（即后来的慈禧太后）好不容易有了身孕，却又不幸患了血证，虽四方寻医问药，但医治无效，成了习惯性流产。此时，平阴县东阿镇籍的户部侍郎陈宗妫推荐了家乡邓氏树德堂阿胶，懿贵妃服用阿胶后，治好了血证，并喜得龙子，这就是后来的同治皇帝。于是，咸丰皇帝大悦，赐给邓氏树德堂堂主邓发一件四品官服黄马褂、一个手折子和一幅"福"字，并封树德堂阿胶为贡胶。邓氏树德堂即把"福"字印在阿胶上，并将"福"字作为商标，在树德堂店里悬挂，作为招牌。

这种带有"福"字标记的阿胶，包装特别讲究，绢裱盒装，古朴典雅，古色古香，赏心悦目，其标记图案为一花瓶，口插三枝方天画戟，并盖有东阿县印。图案上印的"福"字，还是每年进贡皇宫的凭证。

随后小指月在小笔记本中记道：

殷德憬经验：妊娠4~5个月，乳房不胀，腹仍不膨者，断不可误诊为经闭。余习医之时，随父应诊数例，皆因母体虚弱，妊娠之后，胎元缺乏营养，以致胎儿不长，或胎长缓慢。家传经验方：以真阿胶15克，糯米60克煮粥，每日分3~4次，加白糖调服，连服1~2个月，可保胎长无虞。

◎ 阿胶拾珍

谭克陶经验　胸痹忌胶

退休女教师杨某，住长沙市北区，患鼻咽癌，经化疗后癌细胞已被抑制，病情稳定，因四肢皮下出血甚多，求治于余。症见面色㿠白无华，精神疲惫，四肢紫癜密布，舌燥色绛，口渴引饮，食欲、睡眠尚可，大小便正常，脉象细弱结代。仿犀角地黄汤加藕节、白茅根等味，以水牛角代犀角，用量至30克，服7剂后紫癜显著减少。复诊时考虑其体虚贫血，守原方加阿胶10克，再进7剂。不料服完1剂后，病人觉胸闷不适，自谓阿胶气腥难闻，乃令去之，果见胸闷解除，尽剂而紫癜全消。后询其故，原来病人素有冠心病，因现无自觉症状而临诊时未予陈述。

窃思阿胶其性凝滞，可增高血液浓度，影响血液运行，出现胸闷等现象，当与胸痹证不宜耳。回忆20多年前，吾父素患胸痹证，曾在处方中用过阿胶，服后亦感胸闷气短加剧，始悟其然也。

指月按：阿胶并非所有人都适合吃，一般月经期间不宜使用，因为阿胶会把经血收住。第二，外感咳嗽，邪气未尽，也不能轻易服用阿胶，因为阿胶会关门留寇，让邪浊交结在一起，难舍难分。第三，身体有痰湿，舌苔偏腻，皮肤油垢比较多的，或者大便不成形，属于肥胖之人，要少用阿胶。因为这些类型的人脾胃运化功能不足，阿胶进去，会加重痰湿。

45、何首乌

◎七宝美髯丹助生育

爷爷说，何首乌是滋补良药，李时珍称它补益之力在熟地黄之上，是因为它平和不碍腻。这种滋补良药，主要用于两方面。

小指月说，是哪两方面呢？爷爷说，一是《本草备要》里记载的令人有子，二是《开宝本草》记载的延年不老。

小指月说，也就是说，何首乌在治疗不育和抗衰老两方面建功甚伟。随后爷爷便给指月讲了何首乌治疗不孕不育大显身手的故事。

中医里有个大家都知道的名方，叫七宝美髯丹，一听就知道这丹药是干什么的，说白了就是乌须黑发，强大肝肾，抗衰老，延年寿，助生育。七宝美髯丹出于《积善堂集验方》，是一个武将集结而成的，这个武将就是明朝的万表，此人文武双全，非常喜爱医学，而且祖辈行医，他通过广采博收，编撰成《积善堂集验方》，里面记录了不少家传的良方验方，比如何首乌丸、七宝美髯丹。

明朝世宗肃皇帝继位后，虽然有三宫六院，却一直没能给他生个龙子，这不是妃子的问题，而是皇帝本身的问题。如果不是纵欲过度，导致精血亏空，腰酸腿软，提前早衰，怎么可能养不出孩子？于是生养孩子便成为国家大事。皇太后昭告天下，谁要能献出有效的方子，必有重赏。献方的人非常多，效果却没有。这时一个叫邵应节的老道看在眼里，明在心里，他深谙道家养生延寿之术，懂得药物必须配合淡泊寡欲，才能让身体精气充满的道理。于是他大胆地把七宝美髯丹进贡给皇帝，然后悄悄跟皇帝说了这些道理。皇帝明白了自己并不是天生不能育子，而是纵欲太过，入不敷出。遂按照邵应节所说，除了服用七宝美髯丹外，还淡泊寡欲，三餐按时，早睡早起，锻炼身体。过了一段时间后，居然连生皇子，从此七宝美髯丹便名扬四海。

小指月说，爷爷，原来是这样，我原以为七宝美髯丹能乌须发，治疗白发脱发，想不到它还能治疗男性不育。

爷爷笑笑说，只要精充血足，很多难治的疾病也会变得容易治。

◎延年益寿的何首乌丸

爷爷又给小指月讲了延年益寿的何首乌丸的故事。

《本草纲目》记载，有一位文官叫李治，素来体弱多病，得了一种怪病，叫偏汗症，即使热天，半身出汗，半身无汗。吃了不少药，也没见好转。李治看到他的同僚，一位武官，七十多岁了，仍然像年轻人一样，拥有强壮的身体，而自己半百而衰，形成天壤之别。他便谦虚地向这武官请教养生之术，这武官笑笑说，我的养生之道就两个，三分靠何首乌丸，三分靠每天练武，动摇气血，则血脉流通，谷气得消，既能延年益寿，也能减少疾病。

这么简单的延年益寿之道，李治却很难做到，不是说何首乌丸难以配制，而是他不能像武官那样寡思虑、勤运动，因为文官总是思虑过度，加上不喜劳作，尽是消耗气血，而不壮养肌肉，所以才会有那么多难缠的疾病。

这个世上营养并不缺少，珍贵的滋补药也很多，但是懒惰的人更多，所以他们服用再多的营养补药，不运动，不像武官那样，劳其筋骨，练其肌肉，这些营养滋补药物都发挥不了作用。就像施肥一样，你用再好的肥料，不松土，一阵大雨就把肥料冲走了，这叫施表面肥，对庄稼并无多大帮助。而勤于松土锄草，只要稍微施点柴火灰或土肥，就能被庄稼吸纳进去，而不会被杂草消耗掉。

李治能够做到文官，自然懂得这些道理。为了身体，为了将来，不努力践行养生之道是行不通的。所以他暂时抛开案牍劳形，减少应酬，避免丝竹乱耳，然后扛着锄头去耕种一亩三分地，劳其筋骨，甚至在家里也勤习劳务。这样他再服食何首乌丸时，发现自己呼吸气足，胃口大开，体力倍增，周围的人对他都刮目相看。一年以后，他这半身汗出的怪病就彻底好了。

爷爷说，指月啊，何首乌丸就是一味何首乌制成丸药，像这种丸药不足为奇，像文官李治服用了更多比何首乌丸更好的补药，为什么不见效？小指月说，施肥不松土，就像服补药不运动一样，补药不能畅达四肢，灌注筋骨，强大脏腑。

爷爷笑笑说，所以营养虽好，运动不可少，三分滋补药，七分靠勤劳。

随后小指月在小笔记本中记道：

《本草纲目》记载，何首乌丸，用赤白首乌各250克，米泔浸三夜，竹刀刮去皮，切，焙，石臼为末，炼蜜丸梧子大，每空心温酒下五十丸，亦可末服。

◎何首乌拾珍

《冷庐医话》记载，吴江秀才某，见邻翁锄地，得二首乌如人形，以钱二千买之，用赤豆如法煮食，未数日腹泻死。

龚士澄经验：何首乌生食乌须发。何首乌生者入煎，即成熟何首乌；以黑豆与何首乌同蒸熟，晒成黑色，即为制何首乌。传统医学认为制何首乌补肝肾，乌发须，临床长期观察，未必尽然，有服七宝美髯丹经年累月，而白发不减，服单纯制何首乌，也难转白为黑，而直接嚼食鲜、生何首乌，其味先苦后甜，然确能乌发，且少见润肠滑便之弊。我一亲戚，年50鬓发即白，家居山中，野生何首乌较多，挖得甚易，因每日食生何首乌一段（100～150克），如吃水果，日无间断。2个月后，白发转黄，渐转乌，至今70余岁，须发仍黑。故须乌发者，宜食生何首乌。

指月按：药物本身功效重要，对证用药更重要，如果秀才本身阳虚寒证，再用生何首乌，不异于以水灭火。何首乌含大黄素，生用则泻，用赤豆如法制食，则大黄素已破坏，服后当不致泄泻，竟腹泻死，有可能是过敏之故，也有可能脾肾阳虚寒甚，受不得阴补之品。但为何有70岁的老头常服生何首乌，仍然乌须黑发，此人平素应当血热偏重，得生何首乌正好平衡血热，润通大便燥结，反而有功。所以辨证相当重要，因人因证用药，方是中医精髓，不能盲从名药贵药。

贲子明经验　何首乌治疗鹤膝风疗效明显

何首乌50克，加水300毫升，黄酒100毫升，微火煎成200毫升顿服，药渣趁热敷于患部，或敷于膝眼，一般以12剂为1个疗程。

指月按：膝为筋之府，肝主筋，如果膝盖功能退化，寻到五脏去，应该先滋养肝肾，何首乌最能补肝肾而不腻滞，再配上黄酒能行气血。

许仕纳经验　何首乌治眩晕头痛

古人用何首乌治头痛见于《本草述》，王好古也有用本品"泻肝风"之说。如治一陈姓女病人，49岁，头痛月余，势如刀劈，夜不能寐，伴眩晕口干，腰酸疲乏，经颅脑CT检查未见异常，血胆固醇偏高，经中西药治疗无效。诊其脉细弦带涩，舌红苔根腻浊，拟为肝肾阴虚，痰浊上扰，瘀阻脑络。处方：制何首乌30克，土茯苓、牡蛎、丹参、地龙干、泽泻各15克，水煎服。连服7剂，疼痛解除。

指月按：阴虚风动，便会夹痰浊上扰，以犯清窍，所以很多脂肪肝、血脂高的病人，加上平时熬夜、脾气大，很容易有头晕头痛，这是阴虚风动，浊脂上冲，而重用制何首乌，能迅速滋阴息风，又有降血脂之功。所以能达到不治头而令头晕头痛自愈的效果。

俞长荣经验　何首乌治瘾疹瘙痒症

俞师对皮肤病很重视内治方法，如治疗瘾疹（荨麻疹），提出着重调治气血的见解。如治疗一位患瘾疹八九年的病人，曾经多方治疗，近一年来每隔数天便发

作一次，每次持续 10 余天，俞师主以养血和营、疏风通络，方中重用何首乌 30
克，连服 15 剂，病情完全控制。治疗皮肤瘙痒，俞师亦以何首乌为主药，配合生
地黄、当归、白芍、蝉蜕、蒺藜、白鲜皮、金银花、红花等养血解毒、祛风透疹
之品。临床验证，确实可收良效。

指月按：瘾疹瘙痒，表象看是风动所致，而实质离不开血毒生风和阴虚风动，
何首乌既能祛血脉毒浊，又可以养阴息风，是一味很好的药。古人说，治风先治
血，而补助阴血，能够令风动平息。

46．龙眼肉

◎道家不传之秘——千口一杯饮

有一虚劳病人，健忘失眠，形容枯槁，颜色憔悴，百药乏效。

爷爷说，凡是虚损疾病，到最后很难用药调理，必须要学习道家服食之法。

道家服食之法？小指月没听过，病人更没听过。

爷爷说，你去买龙眼干，每天晨起把一枚龙眼放入口中，用舌头和牙齿搅动
龙眼，这叫舌搅华池法，口中就会有很多津液生出，等津液满口时，再分为多次
徐徐咽下，这叫千口一杯饮。口中津液必须要分数口吞下，不能狼吞虎咽。最后
把龙眼核吐掉，再把龙眼肉嚼烂如泥，慢慢咽下，如此连服九枚龙眼，完全要靠
口中炼化，才能和调于五脏，洒陈于六腑。睡前也按照这种服食之法再服食一次。
古人称之为劳证勤行，一月即愈。各种久虚劳损，如能持之以恒地修行这种道家
服食之法，身体就有希望强壮起来。

小指月说，爷爷，这么普通的龙眼肉，就能胜过人参、鹿茸吗？爷爷说，全
在于服食之法，古人称口中津液为金津玉液，人知燕窝为贵，不知自身金津玉液
更为贵，人知服食外在燕窝，而不知自身内生大药。所以长寿有个秘诀，就是常
吞津液，舌顶上腭，令口中时时滋润，而不干竭。吕洞宾称此法为自饮长生酒，
逍遥谁得知。

这病人确实没有其他办法了，便试用这种服食之法。刚开始他也不抱什么希
望，因为龙眼吃过不少，也没见有什么好的疗效。谁知才践行 3 天，他就觉得晚
上睡眠质量提高了，白天有精神了。1 个月后，胃口大开，记忆力增加，劳倦少
气一扫而光。

原来龙眼肉还有补血养心、益智增慧的效果。这样再通过千口一杯饮法，反复吞咽，纳气归田，身体自我升降循环启动，劳损虚弱便慢慢恢复过来。

他疑惑不解的是，为何爷爷要叫他服食期间必须少说话，能少说就不多说，能不说就不说。爷爷笑笑说，开口神气散，意动火工寒。这是道家服食修身过程中必须要遵循的基本原则。寡言可以养中气，念少可以养精神。这样少思寡言，精气神少消耗，再通过服食不断增益，身体就会慢慢恢复过来。

小指月感慨地说，其实不是虚劳病难治，而是这里头有许多养生的细节要重视，疗效源于细节。这些细节如果不重视，不做到位，每天补进来的营养没有消耗的多，就像存钱快不过花钱，那你的身体就会长期处于精气神负债的虚劳亏空状态。随后小指月在小笔记本中记道：

龚士澄经验：龙眼肉治阴虚口干。阴虚病人，常感口咽干燥，入夜更剧，服滋阴增液方剂，日间虽觉不干，夜间仍干，甚至干呕。令其于睡前口嚼龙眼肉3～5枚，含而不咽，至天明吐出，只需1周，即满口滋润。此系从服玉泉法悟出。

◎操心者的良果

有位小学女教师，没做班主任之前，逍遥自在，上完课什么都不管，可当了班主任，大大小小的事情都要操心，从家访到学校里的训导，学生的事都是她的事。自家两个孩子都管不过来，一下子平添了这么多孩子的事，马上搞得她思虑过度，忙不过来，经常失眠健忘，惊悸短气。

爷爷说，这明显是心脾两虚，要少思虑。这教师无奈地说，每天那么多事情，迫使我想个不停。爷爷说，抓大放小，抓急放缓，才能提高办事效率。

这教师说，孩子的事情，每一件都不小啊。爷爷说，若事必躬亲，累都累死你，十个你也不够用。

随后爷爷教她用15克龙眼肉配5克酸枣仁，睡前泡水代茶饮。对于心脾两虚，神经衰弱的病人，不管失眠健忘，记忆力减退，还是贫血、心悸，都有效果。

女教师服用这小茶饮方后，晚上入睡沉稳，白天有精神干活，心慌心悸大减。原来这龙眼肉是操心者的良果，能够大补暗耗的心血。

爷爷说，龙眼肉乃心脾两虚、暗耗阴血者的佳品。不过生吃多吃，容易腹胀，消化不好，毕竟它能量那么足，没那么容易炼化，所以蒸熟吃比较好。实在没有办法，也可以用千口一杯饮的服食之道，当然也可以加到补品里同炖，不但味道可口，而且能够增益补力。

◎ 饿得慌，龙眼尝

有一男子，工作量大一点就心悸怔忡，有时说话快些，或者开车快些，心脏就受不了，于是他便养成了慢性子。一饥饿也心慌短气，什么事情都干不了。

爷爷说，饿得慌，龙眼尝，心悸动，归脾乡。这男子脉象濡缓，偏细，乃脾虚血少。爷爷便叫他做饭时放些龙眼在锅里蒸，饭前嚼服，每天一两次，这样日久必见其功。果然半个多月后，这男子就很少因为饥饿而心慌，稍微工作量大些，也不觉得心悸怔忡了。小小的食疗方，简单有效，方便易行，解除了他多年的大烦恼。随后小指月在小笔记本中记道：

张锡纯经验：一少年心中怔忡，夜不能寐，其脉弦硬微数，知其心脾血液短少也，俾购龙眼肉，饭甑蒸熟，随便当点心，食之至斤余，病遂除根。（《医学衷中参西录》）

◎ 龙眼拾珍

张锡纯经验

一六七岁童子，大便下血，数月不愈，服药亦无效。亦俾蒸熟龙眼肉服之，约日服两许，服旬日痊愈。（《医学衷中参西录》）

指月按：下血久不愈，必致体虚，用龙眼肉能补脾统血，又可以厚肠壁，以减少虚泻之忧。

来春茂经验　龙眼荷顶煎治疗眩晕

龙眼肉60克，荷叶顶2个，煎服。用此治疗眩晕，有药到病除之功，昔岁老母常用之。耳源性眩晕，证属血虚者，用此方为主，随证加味，效佳。

指月按：龙眼肉能够补心脾气血，但如果没有一味升提的药，气血不容易上达脑窍，以解除脑供血不足的眩晕耳鸣之象。而荷叶顶乃荷之清气所注，以顶通顶，善于令清阳出上窍，这样阴随阳升，把龙眼肉补给的阴血带上头面来，孔窍得养，眩晕便消。

宋鞠舫老中医重视民间单方验方，平时留意搜集。如一方用龙眼肉去核，放入明矾3粒，瓦上烘焦存性研末，用麻油调涂，治小儿中耳炎流脓，屡试甚效。

指月按：民间单方简验便廉，有时信手可得，便有效验，很多人却四处求医都不见，不知好方在身边。

《黄氏医抄方》记载，治刀斧伤，龙眼核不拘多少，火烧存性，研末洒患处即愈。

指月按：龙眼核，人皆弃置之品，古人用于外伤，居然有良好的止血定痛效果。故清代张觐斋说，龙眼核，凡家有孩子者，不可不备，偶尔刀割磕伤，用此敷上，能迅速定痛止血生肌，愈后无瘢痕。如若伤到头发，愈后更能够生发。

钟知霖经验

我读初中二年级的时候，皮肤非常容易过敏，太阳晒了就痒，情绪一激动痒得更厉害，晚上盖被子也痒，体温一升高，痒就加重，而且痒无定处，但皮肤表面却光洁明净，没有任何病变迹象。必须要到深夜后，痒才会消减，冬天寒冷的时候会稍微好转一些，进入夏天必然加重。如此反复3年，走遍各处，吃了不少药，西医说过敏，中医说血热，总之说什么的都有，但就是没能治愈。后来得到一民间偏方，一民间草医传授用龙眼壳熬水洗澡，想不到竟获神效，数日之间，怪病遂愈。（《发现中药》）

指月按：又是草药一味，气煞名医啊！龙眼壳，乃龙眼之外衣肌表，中医认为以皮走皮，龙眼本身是阴凉滋养之品，里面是一团晶莹剔透的阴补之肉。盛夏不容易被湿热腐烂，此外壳之功也。人体的湿热能够与大自然相通应，而不会被腐化成浊，必须肌表非常通透。

47. 楮实子

◎善清肝明目的楮实子

有一老人，眼花腰酸，老觉得眼睛有东西堵在那里。

爷爷说，这是目翳，应该清肝明目。小指月说，可他还有肾虚腰酸，小便不畅，怎么办？

爷爷说，既可以清肝明目，又能补肾利尿的药，你知道吗？小指月摇摇头。

爷爷说，就是上次我们吃的楮实子啊。它补肾清肝明目之功同枸杞子，而利尿利水之效又同泽泻。

小指月笑笑说，这样能补能泻，那就有点相当于六味地黄丸。然后爷爷叫老人家用楮实子打粉，以蜜汤调服遂愈。

随后小指月在小笔记本中记道：

《仁斋直指方》记载，楮实子散，治肝热生翳，或小儿翳眼，用楮实子研细末，蜜汤调下。

◎补肾利水退腹胀

《素问病机气宜保命集》记载，楮实子丸，治水气臌胀，洁净府。楮实子一斗（水二斗，熬成膏子），另白丁香一两半，茯苓三两（去皮），为细末，用楮实膏为丸，如桐子大。不计丸数，从少至多，服至小便清利及腹胀减为度。

有一病人，劳累后肚腹臌胀，小便不畅，稍微休息一会，小便才会顺畅。可这次由于劳累过度，怎么休息也恢复不过来，肚腹胀满得厉害，又有腰酸。

爷爷说，既能补肾，又能利水的药是什么？小指月说，我明白了，是楮实子。

爷爷说，没错，楮实子入肾补阴生肾气，对于劳伤肾气导致水液潴留的臌胀，小便不利，有补肾利水之功。《名医别录》记载，楮实子主阴痿、水肿。

爷爷便教病人制作楮实子丸，这病人一料楮实子丸还没吃完，小便就畅通无阻，腹胀也很快就消减了。随后小指月在小笔记本中记道：

周仲瑛老中医用楮实子治阴亏水肿，收效甚佳。周师认为本品平补肝肾与枸杞子相仿，利水消肿与泽泻相似，兼有二者之长而无助水伤阴之弊。临床不仅以本品治阴伤水肿，以之治更年期面浮胫肿也有殊效。周师认为：楮实子补益肝肾，似能调整内分泌的失调，因更年期病人阴气自半，气化不利，楮实子补阴气，助阳气，利水湿，故为对症之品。肢节肿甚者可配以天仙藤。

曾治林女，年届半百，停经5个月，2个月前复潮，面浮胫肿，左手时麻，大便干结，苔薄质紫，脉细。证属肝肾本虚，血瘀气滞，水津失布。处以培补肝肾、活血利水之剂，效果不著。于复诊方中加入楮实子12克，天仙藤10克，服7剂，水肿全消，加减续服10余剂，经净症减。

48．沙参

◎肺家要药沙参

一肺结核病人，肺结核基本治好了，可还偶尔咳嗽，身体发热的后遗症终不能根除。小指月见他舌红少苔，脉细数，明显是久虚劳损，阴伤有热。

爷爷说，人参补五脏之阳，沙参可补五脏之阴。肺部久咳劳嗽最容易耗伤真阴。遂用北沙参打粉，每次服用6克，每日2次。连续服用半个多月，咳嗽消失，发热的现象也没了。足见沙参养肺阴、退虚火之功神奇。古人称沙参有代人参补五脏之阴之说，说它专补肺阴，又能清肺之余热，所以咳嗽后期，属于体虚血少时，便可用之。可若还有胶结痰浊，余邪未清，用后就难免有闭门留寇之弊。随后小指月在小笔记本中记道：

张锡纯经验：近族曾孙女××，自幼失乳，身形羸弱，自六七岁时恒发咳嗽，后至十一二岁嗽浸增剧，概服治嗽药不效。愚俾用生怀山药细末熬粥，调以白糖令适口，送服生鸡内金细末二三分，当点心服之，年余未间断。劳嗽虽见愈，而终不能除根。诊其脉，肺胃似皆有热，遂俾用北沙参轧为细末，每服二钱，日两次。服至旬余，咳嗽全愈。然恐其沙参久服或失于凉，改用沙参三两，甘草二两，共轧细，亦每服二钱，以善其后。（《医学衷中参西录》）

◎一贯煎治阴虚肝郁胃痛

有个病人经常胃脘痛，呕吐酸水，胁肋胀满，虽然吃了不少治胃的药，可疼痛还是丝毫未减。

爷爷见他舌红少苔，脉弦细带数，便说，指月，你要抛开病名，只取脉证，不要被表面的胃痛影响到思路。小指月说，这明显是一个阴虚火旺、肝木犯中土的胃痛，不用特别去治胃，只需要养阴降火、疏肝理气就可以了。

爷爷点点头说，集合养阴降火、疏肝理气于一体的名方是什么？

小指月说，是一贯煎。爷爷说，没错，一贯煎，沙参、麦冬、当归、生地黄、枸杞子五味药，退其阴虚火旺之象，配合川楝子，解除肝木犯脾土，能疏肝解郁。

病人吃完第一剂药就明显感到烦躁减轻，如蒙甘露，胸胁部急痛消失，吃完3剂，胃痛大减，连平时干结难通的大便也变得非常通畅了。原来的阴虚火旺之证得到解除，肠道得到滋润，便秘便消失了。

他很奇怪地问，这方子里哪味药治好了我的胃痛呢？爷爷笑笑说，中医是五脏辨证观，你这胃痛是操劳过度，暗耗胃阴，加上时常性急生气，导致肝木犯中土，所以通过养阴疏肝治好了你的胃病，方子里并没有专治胃痛的药。

随后小指月在小笔记本中记道：

王凤山经验：胃脘痛常见病机为脾胃虚寒，其临床表现多见胃脘疼痛，胀满不舒，食后尤甚，纳食欠佳，口舌不干或口干不欲饮，大便不调，舌淡苔厚腻，或舌淡红苔薄白，脉弦缓或沉而无力。多以温中健脾、芳香化浊之品治之，每能生效。但连服数剂，病人常诉口多干燥或有大便干结等不良反应。曾于上方中加黄柏、栀子等苦寒药佐之，但不够理想。在上述方药内加入沙参后，不仅消除了温燥伤津的不良反应，而且还增强了整个方剂的功效。我们知道，胃喜润而恶燥，脾喜燥而恶湿。上述方中大堆芳香温中之品虽对脾会起到好的作用，但却耗伤了胃阴，破坏了胃喜润恶燥的生理功能，因而出现上述不良反应。此后，每于胃脘痛用芳香温中之药时加用沙参为佐，即无化燥伤津之弊。

◎沙参拾珍

《本草汇言》记载，治一切阴虚火炎，似虚似实，逆气不降，清气不升，为烦为渴，为胀为满，不食，用北沙参五钱，水煎服。

指月按：沙参分为南沙参和北沙参，现在一般都用北沙参。虽然来源于不同植物，但二者功用相似，皆能养阴清肺，益胃生津，皆善治疗阴虚火旺，烦渴咳嗽。但北沙参清肺胃、养阴液作用强些，而南沙参益气之中还带祛痰，所以气阴两伤、带有燥痰的用南沙参更好。

49．百合

◎百合病

一女孩考研失利，悲观消极，情志抑郁，抵抗力减低，得了一场重感冒。感冒康复后，老觉得心烦热，夜难寐，口干渴，神疲乏力，不想吃饭，做什么事情都觉得没兴趣，整日表情淡漠，心神涣散，情绪低落。家人问她哪里不舒服，她也不回答。家人又恐她思虑过度，怕她想不通，就带她一起来到竹篱茅舍。

爷爷见她舌红少苔，脉细数，问她小便怎么样？病人冷冷地答道，小便偏黄。

爷爷想都没想，下手就两味药：百合、生地黄，各30克。这就完了？她家人都不解。爷爷说，先吃5剂再说，起码得让脉象平复下来。

病人吃了5剂药后，烦躁大减，睡眠得安，跟人打交道开始热情起来，好像隐隐走出考试失利的阴影。于是又抓了5剂，吃完后诸症消失，恢复正常。

小指月不解地问，爷爷，你怎么还没问什么，就给她开了这两味药？

爷爷说，这是情志病里比较特殊的一种，叫百合病。一般病人心肺阴虚有热，神失所养，所以她脉细数，明显考研失利后，阴血内耗太厉害，导致百脉受损，而出现情志方面的异常。这时不可以纯粹地疏肝解郁，必须把损失的阴液补回来，她的情志自然会调畅。所以用百合配生地黄滋上焦心肺，又能润下焦肝肾，百脉得到滋润，就像大地得到雨露一样，很快就恢复过来。

随后小指月在小笔记本中记道：

吴才伦经验：王某，女，学生。在学校看解剖尸体后受到惊吓，又因为上厕所失神，跌倒在厕所里，家人马上把她送到医院，也没查出什么病，就是沉默，头颈不能竖起，只能左右转动，默默不欲说话，做什么事情都失去热情。问她有什么不舒服，她也不知如何作答。用镇静剂也没有好转。然后找中医治疗，见她脉浮数，舌红少苔，遂当作阴伤内热的百合病处理，用百合知母汤，1 剂病轻，再服 2 剂，恢复正常。

◎燥咳用百合

秋天有很多燥咳的病人。一妇人，因为天干地燥，平时喝水少，口干舌燥，心烦热，连连咳嗽，数日不止。

爷爷说，这是燥咳，属于阴伤火动，可以用个食疗小方子。这妇人听说可以不用煎药，用食疗方，既好吃，又能治病，于是很高兴。

爷爷便教她用百合和蜂蜜，混在一起蒸软，每次含几片百合蜜，然后嚼服。结果一料百合蜜还没吃完，咳嗽就好了。更让她惊喜的是，平时老容易咽干咽痛，自从吃了这百合蜜后也大为减轻，连大便也不干结了。

随后小指月在小笔记本中记道：

《食疗本草》记载，百合 120 克，蜂蜜 30 克，搅匀蒸熟，令百合变软。然后每次含几片，不断吞咽嚼服，能补肺润燥，适用于肺脏燥热，咳嗽咽干。

◎百合汤治阴伤胃痛

一病人胃痛，咽干口燥，屡屡服用治胃药，虽然能止痛，但咽干口燥得不到缓解，反而引起心烦失眠。

爷爷说，胃痛乃气机不通，咽干口燥是阴液不养，所以既要养阴，又要顺气，用何药？小指月说，就用一贯煎，专门养阴益气的。

爷爷说，这病人平时还心烦失眠，一贯煎安眠作用不强，不如用百合汤。

小指月恍然大悟，说，原来百合除了滋阴降火外，还有清心安神作用，配合乌药能顺气止痛。这两味药的百合汤不仅治好了他的胃痛，还让他口干消失，心烦失眠减轻。随后小指月在小笔记本中记道：

焦树德经验：焦老认为百合有益气调中、清心安神作用，所以用百合 30 克配乌药 9 克，又名百合汤，善于治疗久久难愈，气阴两虚，瘀滞不通的胃痛，常配合失笑散、良附丸、丹参饮，名为四合汤，随症加减，对于溃疡病导致的长期胃痛，虚实夹杂、寒热并见的症候，往往能取得满意的效果。

◎百合拾珍

《冷庐医话》记载，蒋某，偶患火丹，两臂红肿热痛，诸药乏效，后得一方，用百合研细末，白糖共同捣烂敷之，即愈。

指月按：百合能清金降火。各类火毒疮痈，属于肺脉亢盛不降的，可以用百合捣烂外敷。《包会应验方》记载，治疮肿热痛，用野百合和盐捣烂成泥敷。

《新疆中草药手册》记载，治心烦失眠，神经衰弱，用百合 15 克，酸枣仁 15 克，远志 9 克，水煎服。

指月按：若心肺阴伤，神志必定失去滋养，所以容易躁动不安，百合、酸枣仁、远志能够润养心肺，安神定志。

《新疆中草药手册》记载，治支气管扩张咯血，百合 60 克，白及 240 克，蛤蚧粉 60 克，百部 30 克，打粉制成蜜丸，每丸重 6 克，每次服 1 丸，每日 3 次。

指月按：百合、百部能够清降肺金，治其血热妄行，白及可以修复局部破损，而蛤蚧粉能纳气归田，气机下纳则血不上越。古籍中记载，用新鲜百合煮粥，加点冰糖，对老年人慢性支气管扩张、肺结核久咳难愈，颇有裨益。

50. 麦冬

◎麦门冬汤治热病后期咽喉不利

一妇人发热后反复咳嗽、咽痛，虽然热退了，咳嗽、咽痛始终不好，干咳少痰，声音嘶哑，食物难以咽下，形体消瘦。

小指月按她脉象细数，舌红少苔。爷爷说，这是热病后期余热未清，虚火上逆，故而咽痛咳嗽。小指月马上背《伤寒论》条文说，火逆上气，咽喉不利，止逆下气，麦门冬汤主之。

爷爷说，这条文理法方药一气呵成，火逆上气是病机，咽喉不利是病症，止逆下气是治法，麦门冬汤是方药。张仲景是开创辨证论治先河的医生，书里的条文无处不体现着治病必须理法方药一气贯通。这妇人才服 1 剂药，咽喉肿痛就大为减轻，居然不咳嗽了，服完 3 剂药，病去若失。

◎滋阴降火治鼻衄

有个小伙子参加同学聚会，喝酒，吃火锅，又熬夜，第二天发现老是鼻子出血，用纸巾塞都塞不住。他家人信任中医，便叫这小伙子上竹篱茅舍来看看。

小指月摸他脉细数，明显阴伤火燥，便说，爷爷，这应当滋阴降火，用麦冬。爷爷说，再加生地黄，凉血止血之功更强。

这小伙子只服了1剂药，鼻衄遂止。随后小指月在小笔记中记道：

《济生方》记载，麦门冬饮，麦冬、生地黄各一两，水煎服，治衄血不止。

◎发热后便秘

有个小孩发热，用了退热药，热退后却数日间大便不通。

爷爷说，这是高热暗耗了肠道的津液，而肠道因此却干枯，大便难通。

小指月说，那是不是要用泻法？爷爷说，像这种脉细数，阴虚肠燥的，不能轻易用泻法，恐重伤津液，要用滋阴增液法，注水于河中，舟船自浮动。

小指月说，我明白了，就用含有玄参、麦冬、生地黄的增液汤，增加肠道津液，就像增加河里的水一样，搁浅的船只便能浮起来，涩滞的大便可以畅通。

果然1剂药下去，小孩大便马上通畅，排出很多干硬的积粪，再服1剂药，大便润通，胃口大开。随后小指月在小笔记本中记道：

《温病条辨》记载，增液汤治阳明温病，无上焦症，数日大便不通，当下之，若其人阴素虚，不可行承气者。玄参一两，麦冬八钱，生地八钱，水八杯，煮取三杯，口干则与饮令尽，不便，再作服。

51．天冬

◎秋季皮肤干裂怎么办

小指月说，爷爷，麦冬、天冬都是百合科植物，有何不同？爷爷说，麦冬、天冬都能滋阴润燥，清降肺胃之热，生津止渴，所以热病津伤之咽痛、肠燥，皆可用之。

小指月说，那它们有什么不同？爷爷说，天冬苦寒之性厉害些，所以它清火滋润的力量强于麦冬，而且能滋养肾阴；而麦冬虽然清火滋润力量弱，但不滋腻，也不碍胃，还能够清心除烦，令神志得安。

一病人得了一种怪病，每每秋天干燥的时候，他的皮肤就像大地一样会裂开，人显得很烦躁，睡眠不好。小指月说，这是不是肺肾阴伤呢？

爷爷说，怎么看出来的？小指月说，肺主皮毛，肺若干燥，皮毛必定得不到津液滋润，容易干裂，而肾主水，五脏六腑之水皆要从肾这井中打取，如果井水缺乏，肾阴亏，则五脏六腑皆不能得其灌溉。

爷爷笑笑说，没错，那要找一味能降金生水、滋肾益肺的药。小指月说，那就是天冬，从天而降，如天布雨，从肺一直润到肾。

爷爷点点头说，但不能用天门冬汤，要把天冬熬成膏。小指月说，为什么呢？

爷爷说，汤者荡也，一阵力量过去，就没有了。对于这种阴血亏虚、肺燥肾亏的病人，用膏方滋补更长久，因为膏者缓和也。你看倾盆大雨，未必能湿透地底，但牛毛细雨点点滴滴，却能润入地底，使得地面湿透，发生万物。

随后爷爷便教这病人熬天门冬膏。这病人到了立秋就喝了1个月的天门冬膏，今年肺燥、皮肤干裂的现象就消除了，往年容易咳嗽、口干、腰酸，自从吃了这天门冬膏后，这些症状也很少出现了。随后小指月在小笔记本中记道：

《医学正传》记载，天门冬膏，治血虚肺燥，皮肤坼裂。用新鲜的天冬，去掉心和皮，捣烂绞汁，用砂锅慢火把汁熬成膏，每次以温酒调服一两勺。

◎阴虚火动子宫出血

《本草蒙筌》记载，天门冬能除热淋，止血溢妄行。

小指月疑惑地问，爷爷，这天冬只是滋阴药，它没有止血功效，怎么古籍记载它能止血呢？爷爷笑笑说，阴虚火旺，火盛动血，这时用其他药乏效，还真得用这天冬。就像很多肺痈肺痿咯唾脓血一样，如果不是天冬养阴，助肺体降火，平肺亢，这咯唾血何以能止？

一妇人功能性子宫出血，屡治乏效。

小指月摸她肺脉亢盛，便说，爷爷，这脉象有可能得痔疮便血。这妇人对这小郎中不禁刮目相看，说，小大夫说的真准，我有痔疮多年了，大便一干结就便血，可这次我不是来治痔疮的，而是我这子宫出血，治了好久都治不好。

爷爷笑笑说，痔疮出血，津伤大便燥结，跟你这子宫出血，它们都是同一病机引起的，都是阴伤血燥，所以迫血妄行。小指月说，那该怎么办？

爷爷说，用一味滋阴润燥、清金降火的药便好。小指月说，单味天冬，就能滋阴润燥令大便软，清金降火令血不妄行。

然后爷爷便教这妇人每次用 30 克新鲜的天冬煎水，加些红糖，能够引药入血。结果吃了两次，子宫出血就止住了。以后偶尔还有出血，用这小偏方吃了就好。

因为这小偏方针对的是她阴伤火亢的体质，只要体质调整过来，大便就不燥结了，痔疮也很少出血了。这妇人高兴地说，我本来想治一种病的，想不到我三种病都治好了，真是意外的惊喜啊！

随后小指月在小笔记本中记道：

李全花经验：生天冬治疗功能性子宫出血。生天冬（连皮）15～30 克（鲜的 30～90 克）置砂锅内水煎，服用时以红糖为引，每日 1 次。注意：勿用铁器煎药。

我 20 岁时患功能性子宫出血，前后共持续 7 年，曾经几次住院刮宫、输血、服药治疗及多方求医，不见好转，经治疗一段时间后最多维持 2 个月就又复发。由于长期出血，将我折磨得面黄肌瘦，水肿乏力。在我 38 岁时，爱人从外地给我买回一把草根，据说是个秘方，经煎服后，约 3 小时出血停止。我想这是一种什么草根，难道自己就找不到吗？我就和爱人在田边、地头、沟坡遍地寻找，最后找到了天冬根，和这草根一个样。以后我的病复发了 2 次，都是用自己挖的天冬煎服后治好的，并且至今再未复发。由于这个方子将我的病治好了，想到有这样好的疗效，既不花钱，又没有不良反应，介绍出来对群众会有好处，能解除其他病人的病痛。于是我就大力宣传推广，并采集此药送人。10 年来，由我送药治过的功能性子宫出血和妊娠期负重引起的出血达 60 多人，效果十分满意。

◎天冬拾珍

《医学衷中参西录》记载，崔某向染咳嗽，百药不效，后每服松脂一钱，凉茶送服，不但咳嗽全愈，精神比前更强。迫读《医学衷中参西录》"药物解"，知天冬含有人参性味，外刚内柔，汁浆浓润，遂改服天冬二钱，每日 2 次。今已 3 年，觉神清气爽，气力倍增，远行不倦，皮肤发润，面上瘢痕全消。

指月按：《神农本草经》谓天冬主暴风湿偏痹，强骨髓。张锡纯亲自嚼服天冬，毫无渣滓，尽化津液，且觉兼有人参气味，盖其津浓液滑之中，原含有生生之气，其气挟其浓滑之津液以流行于周身，而痹之偏于半身者可除，周身之骨得其濡养而骨髓可健。可见天冬有扶正之功，故《名医别录》说它保肺气，益气力。所以病人服用后神清气爽，气力倍增。肺又主皮毛，所以连皮表的瘢痕都消退了。

52. 石斛

◎能升阴降阳的石斛

《名医别录》记载，石斛逐皮肤邪热、风痹，主腰膝疼冷、痹弱。

有位老人，一到夏天，双腿就没劲，浑身皮肤发热、发红，严重时还出痱子。爷爷问，指月，你看这种怪病是怎么回事？

小指月说，是不是夏天太热，壮火食气，导致气耗得厉害，所以双腿无力。

爷爷说，这还得从阴阳角度来看，你看小孩喜欢跑来跑去，而老年人哪里都不想去，这是为什么？小指月说，老年人阳气虚，人老先老足，所以腿脚不利。

爷爷说，这是人自然老化的过程，随着年龄推移，浊阴就会沉积在下面，阳气就会跑到上面，阴阳如果离决，人就会死。所以人老了，虽然腿脚不太能动，但手还是很灵活，因为阳气在上，阴气在下。

小指月说，原来是这样，所以这病人皮肤热，心烦，脑子静不下来，失眠，但腰脚却冷痛，走路乏力，原来是上热下寒，阳不降，阴不升。

爷爷笑笑说，没错，正常人体应该水火既济，阳气应该从上下到腰脚，就像太阳能把大地照得暖和，而阴液应该从下往上蒸腾，成为白云、大气。所以要找一味能够令阳气往下收，把阴液往上输送的药。

小指月说，这样的药上哪里找呢？爷爷笑笑说，石斛就是很好的药。

小指月说，石斛不是滋阴药吗？它能够把阳气引下去，但却很难把阴液蒸上来啊。爷爷笑笑说，这就要用到中医炮制的智慧。古方中记载，夏月用酒蒸石斛，泡汤代茶饮，能够顿见脚力，消心胸烦热。

小指月点点头说，原来用酒蒸过后，石斛降阳的同时还能升阴，这样阴阳既济，就有用不完的力气。果然这老人家服用酒蒸石斛泡茶饮后，觉得脚力好像增强了，原来是阳气下行于足底，同时心中烦热、皮肤发红也消失了，原来是阴液上朝于顶上，这样白云朝顶上，甘露洒须弥，所以诸症遂愈。

◎千年润——石斛

《本草通玄》记载，石斛能润喉，古人以此代茶饮，能清利咽膈。

《本草纲目拾遗》记载，以石斛代茶，可清胃火，除虚热，生津液，润咽喉。

小指月喜欢把石斛养在书桌前的盆中，原来这石斛生于石头上，常年经受云雾雨露滋润，却经年不死，故人称千年润，它可是生津润喉的经典泡茶中药。

有位歌唱家，经常嗓子不舒服，试遍了治嗓子的中药，始终没法把嗓音调好，因此也影响了他的事业发展。他听说竹篱茅舍里有高人，于是前来求医。

爷爷说，你喝酒吗？他说，偶尔喝点。

爷爷又说，那你吃不吃红烧肉、煎炸烧烤之物呢？这歌唱家说，经常吃。爷爷说，吃完后，是不是喜欢来瓶冷饮，舒服舒服呢？他说，是啊。

爷爷说，你可知道著名京剧大师梅兰芳为何步入中老年，嗓音依旧甜润动人吗？这歌唱家摇摇头说，没研究过。

爷爷笑笑说，你靠嗓子吃饭，如果不研究如何保护嗓子，那你研究什么呢？

这歌唱家哑口无言。爷爷说，梅先生保护嗓子的原则很简单，就三条，第一条，坚决不喝酒，怕呛坏嗓子；第二条，不吃动物内脏和红烧肉之类油腻之品，怕生痰；第三条，演出前后不喝冷饮，怕嗓子受到冷刺激。

这歌唱家说道，我的天啊，这三条我天天犯啊。爷爷说，背道而驰，哪有可能心想事成。这歌唱家说，看来我要改变我的嗓子，就要先从改变自己开始。

爷爷说，这样吧，你遵循这三条饮食原则，然后再用点石斛泡茶，每次用新鲜的石斛10克，或者干品石斛5克，开水泡饮，可以生津润喉，保护嗓子。

结果这歌唱家坚持了不到3个月，嗓音就变了过来，周围的人都说他嗓音清利，一点不沙哑了。大家都向他讨教如何保护嗓子。

小指月说，爷爷，不只歌唱家，主持人、演员、教师等这些专业人士，经常咽喉过用，沙哑不适，或者唱歌后咽喉和声带充血，也可以用石斛茶来生津润喉。

爷爷说，关键还是要把前面的三条原则守好，再用石斛茶，一般的慢性咽炎，只要属于阴虚火旺的，要改善都不是难事。随后小指月在小笔记本中记道：

齐强经验：素常每遇多语、高歌、大声呼号而致声音嘶哑，或戏剧、歌手要求护嗓而索方者，一般惯以金银花、胖大海、麦冬为方以递之。但不知石斛确有清音出声之特殊功效。已故戏剧大师梅兰芳先生，护嗓妙法之一就是常饮金钗石斛水。余在临床，凡遇职业性音哑者，则常拟用金钗石斛1~2克，玉蝴蝶2只（2片），煎水代茶饮之，每收良效。1976年春，曾遇一位业余学戏青年王某，因练习发声，用嗓不当而造成音哑，故来求治，遂嘱饮用上方3剂而愈。不久声哑又复，再度饮用而告痊愈。

究其声音之源，乃出于肺，而根于肾，响于喉咙。古有"肺如钟，金破则不鸣，金实亦不鸣"之说，肺气旺盛，肾精充沛，声音清亮。由此可见，声音之清浊，响与不响，与肺、肾的关系最为密切。因多语、高呼而伤气耗津，即金破不鸣，金钗石斛味甘性微寒，能入肺、胃、肾三经，主补五脏，并有滋阴生津、补脾进食、益精壮骨之功用，今运用于治疗声音嘶哑或保护嗓音，是有其道理的。

◎明目石斛茶

有位老阿婆，糖尿病，又有白内障，老年眼花。她听人家说，糖尿病后期会引起视网膜病变，甚至眼底出血，到时眼睛就看不见了。因此她很害怕，便找来竹篱茅舍。爷爷说，你怎么不舒服啊？这老阿婆说，大夫，我这眼睛视力大不如前，晚上看不清东西，哪都不敢去。而且眼睛干涩，点多少眼药水都不管用。

爷爷说，年老了就是这样，就像老树枯枝总不如嫩叶细枝水分多，你平时是不是容易口干口渴啊？这老阿婆说，是，是，睡觉也会渴醒，白天抱个水瓶脱不了手，但水喝多了小便就多，不多喝点水，口就容易干。

爷爷说，这就是老年津液流失后，眼睛失去滋润，所以视物不明，夜视不清。小指月点点头说，小孩子眼睛水汪汪的，水分足，但老年人不单皮肤干，眼睛也看起来比较干涩。

爷爷说，所以养五脏之阴很重要，特别是老人阴伤的，她脉象偏细数，细是阴伤，数是身体干燥，有微上火之意。这老阿婆说，是啊，大夫，我很容易上火。

爷爷说，这样吧，你回去买石斛夜光丸吃。同时每天用几朵菊花、几个枸杞子，同时加上几片石斛泡茶。如果是干的石斛，最好打成粉，这样味道容易泡出来。这老阿婆就按老先生所说的，用这泡茶方，加上中成药，既方便也有效。喝了1周后，眼睛不干涩了，口也不干了，最重要的是看东西没有那么模糊了。

随后小指月在小笔记本中记道：

吴圣贤经验：石斛有很好的明目作用，也是它的独特功效。中医有一个很有名的药方，叫石斛夜光丸，对于老年眼花、白内障，特别是眼底疾病，如糖尿病视网膜病变，眼底出血后的视力恢复，有很好的治疗作用。如果是平时保护眼睛，可以用明目石斛茶，用干菊花5个，枸杞子10个，干石斛10克，先把石斛水煎30分钟，去药渣，冲泡菊花和枸杞子，焖10分钟左右，就可以代茶服用了。

为什么要这三味药放在一起用呢？这是很有讲究的。我们形容眼睛有神有一句话，叫水汪汪的大眼睛。这个水很重要，中医认为，眼睛要靠五脏的阴血滋养才能明亮。眼睛的问题，主要原因就是两个，一是阴虚，二是上火。对于慢性眼病，通常这两种情况同时存在，所谓阴虚则火旺。石斛是滋阴的重要药物，而且独特的是，这个药能滋养五脏之阴，心、肝、脾、肺、肾，无处不到，所以是明目的关键药物。枸杞子又叫明目子，善于滋养肝肾而明目。菊花善于清肝明目，是去火的。而且这三味药就是石斛夜光丸中的三味主要药物，口感甘甜，没有什么药味，适合长时间服用，所以适合眼睛保健应用。这个明目石斛茶对视疲劳、干眼症、视力减退也有一定的疗效。

◎鹤膝风专方专药

一老人膝关节红肿热痛，一个多月里打了不少消炎针都没有减轻，后来连上厕所都困难。医生看后说，这是鹤膝风，非常难治，不是寻常祛风除湿药所能治的。难怪这老人不知吃了多少治风湿药，又不知喝了多少祛风湿药酒，不但没有好转，反而显得加重了，现在走起路来都没力气。

爷爷见这病人短气乏力，舌红少苔，脉象虚数，便说，指月，这可不是一般的气阴两伤啊。小指月说，这跟一般的气阴两伤有什么不同？

爷爷说，除了气阴两伤外，他还有顽痰壅堵，化热化脓，所以膝关节肿痛。

小指月说，那该怎么办呢？补虚又怕恋邪，祛瘀又怕伤正。爷爷说，对于这种气阴两伤的鹤膝风，又有关节肿胀，有个特效方，叫四神煎，而且用此方必须原方原剂量，遵循古人煎制法，方才有效，师心自用，恐怕就难以见效。

小指月马上翻出《验方新编》，一看这四神煎就愣了，生黄芪240克，川牛膝90克，远志肉90克，石斛120克，先煎上四味，用水十碗，煎至两碗，再加入金银花30克，煎至一碗，顿服。这样的大剂量，将近十个人服药的分量，谁敢喝啊，估计病人敢喝，医生也不敢开。

爷爷怕山下药房不给抓药，专门在方子上签上了名字，以示负责。药房知道是老先生开的方子，经验丰富，不会出差错，便给抓药了。

这病人哪管什么剂量大小，毕竟病痛的折磨让他不堪忍受，只想出离病痛苦海，所以不惧服药。爷爷让他服完药后，必须远风冷，用毛毯盖住膝盖，因为药力下去，膝盖血脉开通，会微微发汗，加盖毛毯，膝盖周围汗出才会顺畅。

服第一次药后，这病人感到非常神奇，双膝关节肿胀处出了一些汗水，马上觉得轻松多了，觉得痹痛好了七八成。服了第二次药，居然可以下床走路，而不显得疲惫。爷爷叫他只能吃两次药，然后必须保证充足休息，方能痊愈。

1周后，这老人家顽固的鹤膝风居然基本痊愈，能够自己走路，不像以前那样拄着拐杖也寸步难行。

小指月说，爷爷，这四味药有什么玄机啊？居然有这么大的威力。爷爷说，这首汤方是治疗鹤膝风的专方专药，有些药理是我们很难完全解释清楚的，不过可以试着理解。你看他这顽固的膝痹，是不是可以把它当成像中风那样的痿躄、不能行走来治理？

小指月说，中风后遗症，瘫倒在床，不能行走，不仅肌肉无力，周身筋骨也失养。所以往往重用黄芪大补其虚，益力气，壮肌肉。爷爷说，黄芪只能补气，还需要找一味养阴的药，气、阴是一对阴阳，养阴的药又必须能够除痹、益力气。

小指月说，那就非石斛莫属了。石斛既是补虚之仙草，《神农本草经》说它补五脏虚劳羸弱，而且还能除痹。这鹤膝风就是痹证的一种。

爷爷说，至于远志，很多人都想不通，这不是安神益智之品吗？爷爷说，益智安神人皆知，远志功效非凡，可它能够治疗痈疽疮毒，善消散痈疮，祛痰开窍，这是医生很少用到的。你想想痰浊蒙蔽在心窍它都可以开，何况痰浊蒙蔽在膝关节呢？脏腑深处都可以抵达，何况筋骨表面。

小指月说，难怪《药品化义》里说远志味辛重，大雄，善入心开窍，乃宣散之药也。凡痰涎壅塞，留着不去，皆可借远志以豁痰利窍。

爷爷说，牛膝能引药至膝，是药中向导，能集结药力，直指病所。

小指月豁然开悟，原来还有这番认识。爷爷说，知道四神煎组成，但不知道剂量也难以发挥效果。知道剂量不知道辨证，也不能用好四神煎。毕竟不是所有的鹤膝风都能用四神煎，但大部分气阴两伤、痰浊痹阻膝关节的，用之都有出人意料的效果。随后小指月在小笔记本中记道：

岳美中经验：专方专药能起沉疴大病，古人就有"气死名医海上方"之说，所以习医者也不可不讲。专方专药的好处是：一是收效快，二是药味少，价廉，三是一般用法都比较简便。即具有效、廉、便的优点，有很高的价值。

小儿伤食，临床最为常见。邑中友人高聘卿曾传一方，治小儿伤食，鼻下人中两旁发炎，垂两条如韭叶之红线，有时发热，不喜食，或有口臭者。用黑、白牵牛子各等份，炒熟，碾筛取头末，以一小撮合红糖少许服下，大便微见溏，红线立消，喜进饮食而愈矣。余得此方，屡经投治，其验如鼓应桴。

又如小儿慢性肾炎，日久病深，面部多白，无血色，或水肿，精神委靡不振。用玉米须每日30~60克，煎汤代茶，连服6个月，有较好的效验。

再如鹤膝风，膝关节红肿疼痛，步履维艰，投以《验方新编》四神煎恒效。

药用生黄芪240克，川牛膝90克，远志肉90克，石斛120克，先煎四味，用水十碗，煎至两碗，再加入金银花30克，煎至一碗，顿服。历年来余与同人用此方治此病，每随治随效，难以枚举。

◎石斛拾珍

魏长春经验

魏老治疗小儿麻疹，成年人高热不退，每每用大剂量鲜石斛，效如桴鼓。他擅用鲜石斛，有非鲜石斛不用的美名。

指月按：对于一些小儿高热，有时连抗生素、激素都不能退热，如果舌红少苔，用质量上好的鲜石斛捣烂后服用，或能很快退热。如果属于平时痰多、舌苔厚腻之人，就不太适合用石斛，毕竟石斛属于滋阴之品，可助湿生痰。

吴圣贤经验

《神农本草经》说石斛能"厚肠胃"，这到底是什么样的作用呢？石斛适合治疗什么样的胃病呢？这里给大家举个例子。我跟原天津中医学院魏玉琦先生抄方时，见一胃癌病人，切掉了半个胃，手术后只能喝汤吃粥，米饭、馒头、面条、大饼、肉食、蔬菜、水果全不能吃，吃了就胃痛胃胀，消化不了，消瘦得很厉害。舌质红，一点舌苔都没有，中医叫镜面舌，像镜子一样光滑。魏老师开的方子主要药物就是石斛。经2个月的治疗，这个病人一顿饭能吃三四两，和正常人没什么两样，体重也增加了不少。这个病人是典型的石斛适应证，中医叫胃阴亏虚，典型表现就是镜面舌。所以，石斛的作用是滋阴养胃，只适合胃阴亏虚的病人。如果舌苔很厚，是痰湿的表现，吃石斛只能越吃越重。胃肠手术后，或者老胃病，长时间不好，胃酸分泌减少，这些疾病容易出现胃阴亏虚，呈镜面舌。我这里给大家介绍一个家庭保健方法，叫养胃石斛茶。用石斛10克，麦冬10克，水煎30分钟，代茶饮。

《神农本草经》说石斛能"厚肠胃"，非常形象，胃阴不足，胃就像干瘪了一样，可以用石斛养之润之。胃阴亏虚不好治疗，单用石斛力量小了一些。麦冬也善于滋养胃阴。中医有个名方叫麦门冬汤，就是治疗胃阴不足的方子。石斛、麦冬是中医常用配伍，配合应用可以提高疗效。除了刚才说的镜面舌，胃阴亏虚还有其他一些症状，比如胃脘隐隐灼痛，饥不欲食，或胃脘嘈杂，口燥咽干，大便干结，小便短少，脉细而数。镜面舌是关键体征。（《2012年北京市疾病预防控制中心健康大课堂实录》）

指月按：《神农本草经》讲石斛能补五脏虚劳羸弱，而传统道家把石斛列为九大仙草之一。但它偏重于滋养人体阴液，常言道肥人多痰湿，瘦人都虚火，很多手术后身体消瘦的病人，一见舌红少苔，就知道他身体的脏腑组织也像舌头那样缺乏阴液滋养，呈现阴伤火动之象。这时选择石斛滋养肺胃之阴，平降虚火，就非常有效。但要注意石斛毕竟属于滋阴寒凉之品，如果平时痰湿多，苔垢腻，或者四肢畏寒怕冷，这时就不适合用石斛。

53、玉竹

◎ 玉竹治肌痹

一病人得了病毒性感冒，吃了感冒药，感冒好了，但留下个后遗症，就是老是手臂肌肉痛，半个多月还没好，痛得严重时辗转反侧，不能睡眠，键盘打字都不能得心应手。医生说这是肌纤维痛，给他用了一些松弛肌肉、止痛的药，也没办法根除这小小的感冒后遗症。

爷爷看后说，你这寸脉不足，气血上不来，所以属于虚痛。这虚痛不是止痛之药能治好的，因为它们不能补虚。小指月说，补虚治痹是不是首推桂枝汤？

爷爷点点头说，再加一味玉竹，就能专治这肌痹。小指月不解，爷爷这次为什么不加其他药，偏偏选择玉竹呢？

爷爷说，《神农本草经》讲，玉竹主中风暴热，筋肉不能动摇，局部气血不足引起的疼痛。果然这病人服完3剂药，痹痛如失。随后小指月在小笔记本中记道：

倪海厦经验：玉竹可以治肌肉里面的痛，非常好用。可以在桂枝汤里加一味玉竹。这方面我用得很多，如肌纤维痛症，不管它什么痛症，我看到就开桂枝汤加玉竹，一下就好了。

◎ 清补凉与玉竹

南方的夏天非常热，很多人咽干口燥，小便黄赤，有时短少，涩而难出。

这个病人小便赤涩四五天了，他自己采了些车前子，用后小便通畅了些，但口干得更厉害，身上也发热，不知道是为什么？

小指月看他舌红少苔，心中就明白，利尿药虽然能够让小便畅快些，但有个不足，利水容易伤阴，特别是夏天，本来阴分就消耗得厉害，再这样利下去，就更容易伤阴了。

爷爷说，没错，这种发热、口干、尿赤涩，不能纯用利尿之品，应增液养阴，润肺降气，这样水之上源得清，下流自畅。遂用单味玉竹 150 克煮汁饮服。

小指月不解地问，爷爷，会不会剂量太大了？爷爷说，放心吧，玉竹非常平和，南方人服用的清补凉，就常用到沙参、玉竹、麦冬之品，可以当成食疗来服用。因为它滋养人体阴液，又不会伤胃。

果然这病人只服用了两次玉竹饮，就热退，小便畅，口干消失，身清凉。

随后小指月在小笔记本中记道：

《外台秘要》记载，玉竹五两，煮汁饮之，用治发热，口干，小便涩。

◎ 玉竹治中风肢体不遂

一中风病人，语言难出，汗多身重，口中干渴，肌肉硬痛，肢体难以转侧，大便艰涩难出。病人家人说，大夫，你看有没有可以长期用的食疗方子？这样可以不用天天煎药，否则太辛苦了。

爷爷说，没有一个方子可以长期用、一成不变的。此病人属于阴伤火动，所以口干舌红，便干难通，可以试试用玉竹 30 克煲汤。这玉竹不但能滋阴降火，还可以治疗中风后遗症。小指月说，还有这种说法？

爷爷说，当然有了，《本草新编》记载，中风之症，玉竹与人参并服，必无痿废之忧。这是说，阴伤厉害的重用玉竹，气虚不足当用人参。若气阴两伤，玉竹、人参并用，有气阴并调、阴阳互济之功。

小指月点点头说，难怪《神农本草经》讲玉竹主中风暴热，不能动摇。身体因为风动热燥，导致阴液暗耗，筋骨、肌肉功能便会痿废。这时通过玉竹补助阴液，可以让风息热退，故用玉竹能治中风肢体不遂。

这病人就按爷爷教的服食玉竹。每天用玉竹 30 克煲汤，喝了一段时间后，身心柔畅，肌肉关节没那么僵硬了，而且大便顺畅，语言能力也改善不少。虽然未能痊愈，但大大加快了康复进度。随后小指月在小笔记本中记道：

《南阳活人书》记载，治风温，自汗，身重，语言难出，用玉竹汤。

《本草纲目》记载，用玉竹治虚劳寒热，一切不足之症，可代参、芪，不寒不热，大有殊功。

◎ 玉竹拾珍

龚士澄经验　玉竹治燥咳

玉竹治风热，缘其柔润可以息风，究其质甘凉，并非能治外感风热之邪。凡风温邪炽于里及阴虚火炎，肺胃受病，津液枯涸，燥咳不已，口渴嗌干之症，用之最宜。因玉竹善养肺与脾胃之阴，又不妨碍中土运化，故侧重于治疗内伤咳嗽。我们常用玉竹10克，麦冬10克，木蝴蝶7片，甘草5克，以沸水泡服，作饮料服。治疗温热病后期之干咳声嘎，肺结核咳嗽，及有烟酒嗜好之燥咳不止，简便可口，易被病人接受而生效。

指月按：玉竹配麦冬、沙参，乃清补凉三药，既能清降火热，又可补益阴液，能令人烦热得解，身心清凉。《温病条辨》记载，玉竹麦门冬汤，善治秋燥伤肺胃之阴，用玉竹、麦冬各三钱，沙参两钱，甘草一钱，水煎服。加木蝴蝶，以其质轻，善走上窍，利咽开音，通宣理气，有利于内伤咳嗽向愈。

54. 黄精

◎华佗的不传之秘

一病人得了虚劳病，百药乏效，他都不抱希望了，准备坐以待毙。因为天天服药，看不到效果。一动就出汗，走两步就气喘吁吁，形同废人，生不如死。

爷爷说，指月啊，既然百药乏效，那该怎么办呢？医生总不能见死不救。

小指月说，病人已寻访了能够寻访的所有名医，众医家共同会诊都对他这个病没办法，难道要听天由命？爷爷说，华佗有三个不传之秘，你可知道？

小指月说，我知道，其中一个就是手术之法，另外两个就不知道了。爷爷说，另外两个分别是一套五禽戏和一个服食方。

小指月说，五禽戏我知道，好像不是什么大秘密，服食方倒没听说过。

爷爷说，华佗传弟子广陵吴普、彭城樊阿，两人皆得华佗真传，尤以吴普精通五禽戏，活到90余岁，耳目聪明，牙齿坚固，饮食如少年人，足以说明五禽戏是有保健作用的。现在很多人都听说过，但并没有去践行，所以不能受益。

小指月说，那服食方呢？爷爷说，服食方是华佗传给彭城樊阿的，樊阿向华佗请教有益于人的食疗方，《三国志》中记载，华佗授以漆叶青黏散，而这青黏即是黄精。

小指月说，难道这服食方配合五禽戏就能治大病，这么简单的方法，人家听了会不会一笑了之呢？爷爷说，上士闻道，勤而行之；中士闻道，若存若亡；下士闻道，大笑之，不笑不足以为道也。

这病人在旁边听了也哈哈大笑说，大夫，你说该怎么办，我听你的，我现在反正是走投无路了，让我怎么办，我就怎么办。

爷爷说，你去买个五禽戏的光碟，按照上面的示范来练习，同时把黄精九蒸九晒，每天服食。就这么简单的招法，使得这病人每周都觉得力气增强，肺活量变大，他便渐渐喜欢上了练功加服食黄精，过上了这种非常简单的生活。

那么多医生都治不好的虚劳，用了这种大道至简的招法，动摇气血，过滤杂念，再加上服食黄精，补益体力，结果身体居然慢慢恢复了健康。

这病人从万念俱灰的深渊里爬上来，重新树立了对生活的信心，现在练五禽戏成了他生活中最不可缺少的一部分。以前走平路都气喘吁吁，现在爬三楼，大气都不喘一下。坚持了半年，风雨无阻，换来的是身体健康。

小指月说，爷爷，为什么华佗那么推崇黄精？爷爷说，黄精有什么功用？

小指月说，黄精能健脾补气、益肾添精啊。爷爷说，《日华子本草》记载，黄精补五劳七伤。凡百病最后没有不伤脾胃的，所以治虚劳也得从脾肾培养。先天之本肾，后天之本脾胃，黄精都照顾到了。如果只重视补营养，而不重视锻炼，营养未必能被炼化，而通过黄精补营养，加上五禽戏炼化药力和水谷，身体很快就能进入良性循环。华佗把最精髓的服食方和练功术传给弟子，说明虚劳重病要靠长期服食平和药物，配伍锻炼之术。真正攻克奇难杂病不单是医生的事，而是医患同心，共同配合。获得身心健康，也不是纯靠药物，而是药物配合运动锻炼、情志疏导，方能真正根除烦恼，解脱病苦。随后小指月在小笔记本中记道：

安徽九华山与浙江普陀山、山西五台山、四川峨眉山并称为佛教四大圣地，九华山香火鼎盛并名扬天下的主要原因却是这里的百岁宫内保存着一代圣僧无瑕禅师的真身。无瑕禅师长期隐居深山，活到126岁，就靠吃黄精、野果、丹参之类而得以长寿。无瑕禅师见广识远，他除服食黄精根外，大概也服用过黄精的花与实。传说无瑕禅师吃了生黄精后可连续10天不进食，并且每隔20天放一次血，先后花费38年时间用血写成了81本《大方广佛华严经》，如今这部血经还陈列在九华山文物展览馆内。

◎黄精拾珍

孟宪民经验 黄精配枸杞子

虚人感冒临床常见，多因卫气衰弱，腠理不密，稍一不慎即生感冒，临床症状不明显，治愈容易，而不复发却很困难。我在临床遇到这种疾病时，起初常用参苏饮、桂枝汤等方加减，虽不难治愈，但不能防止复发。后试用黄精枸杞合剂加西河柳、紫草、紫苏叶、葛根为煎剂，愈后去紫苏叶，连服数剂以巩固疗效，复发者很少见。由此可见，在温热病治疗过程中，护阴液与补肾固本法配合论治，实有相得益彰之妙。黄精配枸杞子，通过临床实践，确有补益精髓的作用。黄精一味，过去和现在尚未引起临床家的重视，大概是因为它的药性和平，可以服食，就觉得临床价值不大。曾想李时珍在黄精下有使"诸邪自去"的记载，因此，我常有意将黄精单用或配枸杞子合用，经过多年的体验，单用不及合用，从而发现黄精、枸杞子合用是一种增加人体自然抗御能力的理想药对。

指月按：精气充足，百邪难害。所以《奇效良方》里有个专门补精气的黄精枸杞丸，用黄精和枸杞子等份打粉，炼蜜为丸，空腹温水服下，最能补益精气。

近代名医张山雷说，黄精主产于徽州，徽人常以为馈赠之品，蒸之即熟，随时可食。古今医方极少用此，盖平居服食之品，非去病之药也。但如果寓药于食，能通过食疗把病治好，更显高超，所以北京名医蒲辅周先生曾介绍一方，名黄精丹（为黄精、当归配制），是一种平补方。据其经验，久服有促进脑功能恢复的作用。而江苏名医孟景春说，根据实验研究所得，临床试用于血糖高或血压高的人，而无明显证型表现者，都可用黄精 20 克，怀山药 15 克，枸杞子 15 克煎煮，或用保温杯浸泡代茶，常服可稳定血糖和控制血压，且久服亦不会产生不良反应，同时也有强身保健作用。可见善用黄精是治疗虚损病的一条捷径。

55. 明党参

◎阴伤燥咳用膏方

《本草从新》记载，明党参性善下降，能生肺金，肺主治节，使清肃下行，凡有升无降之证，每见奇效。

一病人干咳少痰，痰好像黏在咽喉里，不易咳出，口中老是发干。

小指月摸他肺胃脉上亢，便知道这是升发太过，肃降不及。就像沙漠地带升多降少，所以非常热，而且有大量水分消耗，故显得一片荒凉干燥。

爷爷说，像这种阴虚火燥之象，老觉得疲倦少力，肺气又不足，需要找一味能养阴润肺胃，下气降痰浊，还可以益气补气的药。小指月说，那就是明党参了。

爷爷说，可以，用明党参配合茯苓熬膏，制成膏方，滋润之力更长久。

小指月说，阴伤燥咳可以用膏方。膏方者，药物之膏油也。燥者润之，凡脏腑干燥，可用药之膏油滋润之，润则不燥矣。

病人还没吃完一料膏方，口干就消失了，咳痰燥热感也不见了，整个人如蒙甘露，如获及时雨。这正是药证相符的体现。随后小指月在小笔记本中记道：

《采药志》记载，治阴虚，用明党参配茯苓熬膏。

56．枸杞子

◎枸杞子明目

爷孙俩又上山采药了，正逢秋冬之季，隔老远就能看见山上一个个小红果，小指月高兴地喊道，爷爷，我们的明目子又成熟了。

原来这明目子就是枸杞子，挂在枝头上，像一个个小红果。一听它的名字，就知道它善于明目。不到半小时，爷孙俩的药篓里就盛满了枸杞子。

下山的时候，碰到一位拄着拐杖的老头，老头只有六十多岁，看起来却像七老八十的样子，既不是中风偏瘫，腿脚又不是不利索，为什么拄拐杖呢？

老头叹气说，我这眼睛不争气，一年比一年差。小指月问，你眼睛怎么了？

这老头说，医生说我这是老年性黄斑病变，视网膜退化，导致眼睛变花，但我又喜欢爬山，怕不小心绊倒，所以就得拄根拐杖，连那些比我老的人都笑我，他们不知道眼花多么难受。小指月说，你为什么不去治疗呢？

这老头说，眼睛退化了，哪有药医啊。小指月说，暗了的油灯可以复明，退化了的眼睛也可以看清些啊。

这老头看爷孙俩是采药郎中，便说，你们有什么好办法吗？小指月说，我看过一项报道，是香港理工大学研究出来的，每天服用少量的枸杞子，有助于预防老年性黄斑病变。

爷爷说，老年性黄斑变性，是65岁以上的老年人丧失视力的主要原因。

这老头说，那我该怎么办呢？小指月笑笑说，食其时，百骸理。山上的红果正成熟，红果又名枸杞子、明目子，对于老年人眼花、眼底出血、白内障、视物疲劳、眼干眼涩，甚至糖尿病视网膜病变，都有良好的保健预防作用。

这老头说，我就是经常眼干，口也干。小指月马上把药篓里的枸杞子倒出一小半给这老人家，说，你回去就嚼服这红果，每天一把，如果吃得舒服，就叫你家孩子上山采红果给你吃。如果不方便采，就到药店里去买。

这老头赶忙道谢，回去试着服食枸杞子。才服食3天，口就不干了，眼也不涩了。服食了1个月，他把拐杖丢了，自己上山采红果，原来他的视力恢复了。

◎能润燥去枯的枸杞子

人上了年纪，就像树木变老了一样，容易干燥，比如皮肤干燥就瘙痒，咽干口燥就烦渴，胃里干燥，缺乏津液，食物就消化不了，眼睛失去滋润就干涩，看不清远处。

这个老阿婆口干、眼干、皮肤干都快3年了，胃口还不好，晚上经常渴醒，每天晚上睡觉的时候，要在床前放一壶水，有时半夜就把一壶水喝完了。周围的人还以为她得了糖尿病，可去医院检查，发现血糖、尿糖都正常。

爷爷说，这是肝肾阴血不足，内脏都不够用，所以表现出外象一派干燥。

小指月说，为什么喝那么多水还解不了渴？爷爷说，水归水，津液归津液，阴血归阴血，水要真正转为阴血、津液，才能够滋润枯燥，缓解干涸。

小指月说，怎么把水转为津液、阴血呢？爷爷说，津液、阴血里有一股阳气，所以要找一味药，既能养护阴液，又可以温阳，这样身体津液就能被蒸发，和调于五脏，洒陈于六腑。

小指月说，枸杞子里含有很多滋润的阴液，色红，又带有一团阳火，而且它晒干后还是柔软的，说明阴分充沛。爷爷点点头说，就嚼服枸杞子，润燥去枯，治口干、眼干、皮肤干。这老人家只服食了一周的枸杞子，晚上喝水就少了，因为口不干、眼不涩了，而且皮肤也没那么干燥了。

小指月说，爷爷，为什么要选枸杞子，难道不能用熟地黄、何首乌之类滋阴养液吗？爷爷笑笑说，熟地黄、何首乌滋阴养液是往肝肾下面滋，而枸杞子滋养阴液，还能够往上面蒸，因为它带有一股阳气，阴液如果没有阳气，就不能上蒸头面七窍、皮肤毛孔。所以这老人家服用枸杞子后，不单肝肾阴液得补，而且口干得润，眼涩得养，皮肤干燥得滋灌。随后小指月在小笔记本中记道：

张锡纯经验：枸杞子，味甘多液，性微凉。为滋补肝肾最良之药，故其性善明目，退虚热，壮筋骨，除腰疼，久服有益，此皆滋补肝肾之功也。乃因古有隔家千里，勿食枸杞之谚，遂疑其能助阳道，性或偏于温热。而愚则谓其性绝不热，且确有退热之功效，此从细心体验而得，原非凭空拟议也。愚自五旬后，脏腑间阳分偏盛，每夜眠时，无论冬夏，床头置凉水一壶，每醒一次，觉心中发热，即饮凉水数口，至明则壶中水已所余无几。唯临睡时，嚼服枸杞子一两，凉水即可少饮一半，且晨起后觉心中格外镇静，精神格外充足。即此以论枸杞，则枸杞为滋补良药，性未必凉而确有退热之功效，不可断言乎？

或问：枸杞为善滋阴故能退虚热，今先生因睡醒而觉热，则此热果虚热乎？抑实热乎？答曰：余生平胖壮，阴分不亏，此非虚热明矣。然白昼不觉热，即夜间彻夜不睡，亦不觉热，唯睡初醒时觉心中发热，是热生于睡中也，其不同于泛泛之实热又明矣。此乃因睡时心肾自然交感而生热，乃先天元阳壮旺之现象，唯枸杞能补益元阴，与先天元阳相济，是以有此功效。若谓其仅能退虚热，犹浅之乎视枸杞矣。

附方金髓煎：枸杞子，逐日择红熟者，以无灰酒浸之，蜡纸封固，勿令泄气，两月足，取入砂盆中，研烂滤取汁，同原浸之酒入银锅内，慢火熬之，不住箸搅，恐黏住不匀，候成饧，净瓶密贮。每早温酒服二大匙，夜卧再服，百日身轻气壮。

（《医学衷中参西录》）

◎飞蚊症补肝肾

一男子，半年前因为打球伤到眼睛而出血，虽然到眼科把血止住了，过了段日子，眼肿也消下去了，可从此视力下降，老觉得有蚊子在眼前飞，可用手去打却打不到，在医院里也没检查出问题。为何有异物遮睛呢，难道是幻觉？可这男子却实实在在感受到有东西挡在眼睛那里，从此视物模糊，眼睛干涩，不知点了多少眼药水也点不好。病人问，这是为什么呢？

爷爷说，你这是因虚而致瘀。病人不解什么是因虚而致瘀。

小指月说，本来你外伤后，眼睛里有些瘀血要排走，可你眼睛伤后没有注重休息，结果精气消耗太过，正气不能把瘀浊排走，故留在那里缠绵不去。

这男子想了下，点点头，确实眼睛受伤那段日子没有好好休息，还天天过度用眼、熬夜，才有这难缠的后遗症。

爷爷说，现在很多人以为用了眼药水就可以治眼疾，缓解眼疲劳，清洗眼部浊垢，其实眼药水能起到的作用比较小。就比如一棵树，叶子干涩，你只往树叶上点几滴水，没法从根本上滋润叶子，那该怎么办呢？

小指月说，当然要往根上浇水，叶子才会滋润。爷爷说，眼睛就像叶子、果实，而肝乃至五脏就是树根，若根得水，枝叶花果悉皆茂盛，所以你回去吃杞菊地黄丸，从根子上浇灌五脏六腑，使得眼睛精水充足，浊垢洗去。

这病人说，就这么简单吗？爷爷说，再买点枸杞子、菊花和白蒺藜，各抓一小把泡茶，天天喝，可以治疗眼干眼花。古人说，枸杞子适用于目有黑花，芒芒如蝇翅。茶饮方和中成药双管齐下，这男子只吃了一周的药，眼前的飞蚊就不见了，眼睛恢复了明亮，也不再那么容易疲劳。

小指月说，看来飞蚊症还是要补肝肾，灯火要亮必须灯油充足，眼睛要明必须肝肾精水足。肝开窍于目，肾管的是瞳仁，视力全凭肝肾精血足。

◎五子衍宗丸以子补子

小指月说，为什么俗谚说，离家千里，勿食枸杞？

爷爷说，这是《本草纲目》里记载的，意思是讲出门在外，远离妻子，不要轻易服食枸杞子，因为枸杞子有补肾填精、兴阳助性的作用，吃后容易乱性。但正因为它有补肾填精助阳作用，恰恰是男性不育精子数量少、活力低者的福音。

小指月说，原来枸杞子除了上能明目外，还可以下壮精子。爷爷说，人体的精髓在内部都是互通的，一荣俱荣，一损俱损。

有个男子，结婚快 3 年了，还没有孩子。他去医院检查，发现精子数量少，活力低，也没有其他器质性病变，就是平常容易疲劳，眼睛容易花，夜尿也偏多。

爷爷说，这是肾虚精亏。这病人说，我吃了不少补精壮阳的药，都没用。

爷爷说，不是补精壮阳药没用，而是你不知道怎么服用。这男子洗耳恭听。

爷爷说，像你这肾虚精亏，服药期间必须严戒房事，不然入不敷出，服用再多的补精壮阳药也不管用。就像要蓄满池塘，首先得把出水口堵住，打开进水口，这样水足了，鱼儿自然多，活力自然够。不然的话，补多少精水，都不够你漏掉、消耗的。这男子听后恍然大悟。

爷爷说，你现在就开始服食五子衍宗丸，每天睡前再嚼服 15 克的枸杞子，一个月为一个疗程，必须严戒房事。

五子衍宗丸，顾名思义，就是用五种子类药来助力人体精子、卵子，以子通子，有助于传宗接代。五子分别为枸杞子、覆盆子、菟丝子、五味子、车前子。

这男子只服到第二个月，他妻子就怀孕了，至期顺产一男婴。

小指月不解地问，爷爷，大家都知道五子衍宗丸，都知道枸杞子能壮阳添子，可为什么不孕不育的病人还那么多？

爷爷笑笑说，药物虽好，可如果不懂得养生也白搭，就像一边服药，一边纵欲，身体腰肾开关处于常开状态，精水常漏，补得再多都没有用。青少年纵欲，到了中老年就容易夜尿多，尿不尽，尿有余沥，这都是下元不固的表现。如果不通过戒房劳来养生的话，请尽天下名医，也没法治好不孕不育。

小指月说，原来是这样。爷爷说，五子衍宗丸是唐代的张果老所创。当时唐玄宗苦于自己阳虚，肾精不足，张果老便把五子衍宗丸传给他，同时教他清心寡欲之道，这样身体很快就恢复了强壮。如果药物没有养生之道辅助，那就像车子没刹车、骏马没马鞍一样，不仅不助生育，还能助人纵欲，燃烧身体，导致精枯血败，精神憔悴。随后小指月在小笔记本中记道：

《新中医》报道，李某，男，28岁。婚后5年未育，检查发现，精子活力低，数量少。医生建议用枸杞子，每晚15克嚼碎咽下，连服1个月为1个疗程，并严戒房事，一般精液常规转正常后，还须再服1个疗程，便可生育。2个月不到，发现精子活力和数量都达到正常水平以上。第二年生一子。

◎枸杞子拾珍

《延年方》记载，枸杞子酒，补虚长肌肉，益颜色，肥健人。用枸杞子两升，清酒两升，泡七日，即可服之。

指月按：《神农本草经》讲，枸杞子久服轻身。枸杞子既能增肥强健，又可以轻身减肥，这不矛盾吗？原来枸杞子是阴阳并补之药，阴虚瘦者可以肥健，阳虚胖者可以瘦身。故《新中医》有单味枸杞子减肥的报道。但真正减肥强健靠的还是管住嘴，迈开腿，必须养生和药力相结合，方能达到理想的效果。

张海峰经验　重用枸杞子降转氨酶

对于慢性肝炎、脂肪肝、迁延性肝炎转氨酶长期不正常者，张老按中医辨证选方外，常重用枸杞子而收良效。特别是属于阴虚口干的，以一贯煎为主，重用枸杞子30~60克，或单独嚼服枸杞子，痊愈率达九成以上。

指月按：枸杞子有保肝作用。中医认为肝体阴而用阳，也就是说肝阳气不断生发，需要消耗大量阴血，所以可以形象比喻为肝像锅中熬汤一样，锅中蒸发上来的水气就像肝气，锅内的水液就像肝阴，而锅下的火便是命门之火。而转氨酶偏高、脂肪肝，这明显是锅里的水出现病变，太浓稠了，说白了就是锅里的汤快熬干了，快焦糊了，锅内的水蒸气，也就是说肝气就会变得很急躁。这时病人如果反复熬夜，吃煎炸烧烤、肥甘厚腻，那就等于加大锅下火力，减少锅内水分，锅内的汤液就更黏稠，所以显示一派血黏度偏高、脂肪肝、胆固醇增高等一系列超标数据，这时该怎么办？当然要赶紧加水，加能够滋肾水、养肝血之物，譬如枸杞子、制何首乌。现代研究发现，这些滋养肝肾之品，有降血脂，稀释血液黏稠度，甚至降转氨酶的效果。但重要的护肝之举，还是要少熬夜，少吃辛辣烧烤之物，少生气，少纵欲。

朱良春经验

朱老对溃疡病及慢性萎缩性胃炎而见口干、舌红苔少、脉弦细者，均加重枸杞子用量，恒收佳效。有时单用本品，每次 10 克，嚼服或烘干研末吞服，每日 2 次，食前服，对萎缩性胃炎亦有佳效。

孙某，男，36 岁，工人。患慢性迁延型肝炎已 4 年余，迭治未愈，经常头眩神疲，牙龈渗血，时多时少，心悸胁痛，夜寐不实，多梦纷纭。苔薄质红，脉弦细。此肝阴亏损、虚火上炎、疫毒未清之证，治宜养肝阴，戢浮火，解疫毒。川石斛、川楝子各 10 克，墨旱莲、制黄精、川百合各 15 克，枸杞子、白花蛇舌草各 20 克，首乌藤 30 克，甘草 6 克。10 剂，每日 1 剂。药后诸症均见好转，牙龈渗血亦止，苔薄，脉小弦。再予原方 5 剂以善后。

指月按：五脏之阴都是相通的，肾主水，受五脏之阴而藏之。枸杞子养肝肾之阴，进而能令五脏阴充。所以一些中老年人口干舌燥，胃中阴液少，影响消化，一吃干燥的食物就呛，甚至根本吃不下去，严重影响消化，这时通过增液润燥之法，令阴液充沛，干瘪萎缩之症就会得到舒缓。就像干货一样，缺水了就干，一旦放到水里一泡，它就会膨胀疏松。而枸杞子、沙参、麦冬这些养阴之品，就能够把五脏干涸枯萎的状态调回滋润柔软。

57、墨旱莲

◎止血的墨旱莲

《湖南药物志》记载，治刀伤出血，用新鲜墨旱莲捣烂敷伤口处，也可用晒干的墨旱莲打粉，制成止血散，对于一般小伤口出血，洒在上面就好了。

南方的田地里长有很多墨旱莲、白花蛇舌草、鬼针草等，小指月很小的时候就熟悉这些草。有一次他用镰刀割草，不小心割破了手指头，流血不止，小指月哭着找爷爷。爷爷说，割破手，不用愁，田头就有墨旱莲，红血见黑立马收。

爷爷随手拔了一株墨旱莲，放在石头上捶烂，敷在伤口上，血马上止住了。小指月破涕为笑，说，爷爷，怎么这田头小草止血这么好？

爷爷这才慢慢跟他讲血见黑则止和墨旱莲善于止血的道理。

◎墨旱莲与童尿

有个病人,天气热时就容易咯血,平时急躁易怒。爷爷说,这叫血热妄行。

小指月说,爷爷,吐衄必降气,是不是用一味墨旱莲就行了?

只见这病人用粗犷的嗓音说,大夫,以前我咯血,听人家说用墨旱莲捣汁,喝了就好,怎么我喝了就没效?爷爷笑笑说,没效是因为你脾气太大,普通草药压不住,需要借助一味药引子,令肺气能别通于膀胱,这样咯血便可速止。

这病人说,那是什么药引呢?爷爷说,小孩的尿。病人一愣说,那东西怎么能喝?爷爷说,那可是特效的止血药啊,止血不留瘀,最善降逆气。

这病人回去后用墨旱莲捣汁,向邻居的小孩要了点尿,捏着鼻子便喝了下去,谁知当天喝了,当天就不咯血了。真如爷爷所说,一剂知,二剂已。

随后小指月在小笔记本中记道:

《岭南采药录》记载,治咯吐血,用新鲜墨旱莲三四两捣汁服用,若嫌力道不足,再冲童便服用,效果更佳。此方治疗肺气上逆,鼻衄出血,效果极佳。

◎墨旱莲拾珍

李孔定经验 单方治鼻衄

李老治疗鼻衄,用墨旱莲 100 克,白茅根 100 克,半肥瘦猪肉 200 克。三味合方,文火煎煮 1～2 小时,喝汤吃肉。方用墨旱莲滋阴凉血止血,白茅根清热凉血止血,猪肉滋阴益气。诸药合用,共奏养阴清热、凉血止血之功。该方性味平和,虚实皆可使用,对反复鼻衄者,血止后续服 3～5 剂,以巩固疗效。

指月按:墨旱莲能凉血止血,所以鼻衄血热者,用之效果良。《福建民间草药》记载,用新鲜墨旱莲一把,洗干净后绞汁,饭后炖热服,每日两次,治鼻衄效果良。如果再加白茅根,降血热、止血就更厉害。体虚者加到肉汤里煲煮,也取它补虚降气之意。

58. 女贞子

◎脾气大,身体差

一个慢性肝炎的病人,属于大三阳,转氨酶高出正常值好几倍。这病人脾气大,身体差,经常熬夜,吃烧烤。

爷爷说，这不是几剂汤药能拿得下的。你这是长期熬夜、劳伤肝阴所致，可以坚持服用一段时间的二至丸。病人问，什么是二至丸呢？

爷爷说，二至丸就是用冬至时采集的女贞子，配上夏至时采集的墨旱莲，两味药最能养阴清热，又可以补益肝肾。有利于慢性肝炎肝阴不足者改善肝功能，消除症状。

小指月把已经做好的二至丸拿了一料给病人，够他吃1个月的。这病人1个月后回来说，大夫，我吃你这药，觉得睡眠特别好，不烦躁，脾气也没那么大了。我再去检查，发现还是大三阳，但转氨酶转为正常了。想再吃一段时间。

小指月又给他两料二至丸。等这两料二至丸吃完，他回来复诊，高兴地说，大夫，你这药太神了，我前几天去检查，发现大三阳转小三阳了。

爷爷说，《神农本草经》讲女贞子能够安五脏，养精神，除百病，久服肥健，轻身不老。与墨旱莲同用，能补肝肾，壮筋骨，乌须发。所以你吃完3个月后，头发也浓密了不少。这病人点点头说，是啊，我的同事都问我用了什么洗发水，还以为我用了上好的护发液呢。最近我也很少感到掉头发。

爷爷说，这就是脾气好，发根牢。你这身体症状的改善都源于肝阴得到滋养。中医认为，阴阳是相互制约、互根互用的。你长期熬夜，过度用眼，导致阴亏，阴亏了火就旺，火旺脾气就大，脾气一大，暗耗阴血就更厉害。怒气往上发，就容易掉头发。小指月说，爷爷，吃了二至丸让他的脾气都变好了。

爷爷说，脾气大，身体差，脾气好，身体好。二至丸滋水能涵木，好比锅里的水正沸腾，锅盖都快被冲开了，这时往锅里加满水，锅马上安稳不动，平平静静，而不会显得躁动不安。人也一样，只要保持睡眠充足，精神不透支，脾气自然好，身体当然也不会差。

小指月说，难怪现在脾气大而导致身体差的病人那么多，原来他们是长期透支自己的阴血，所以才显得烦躁不安，把阴血补回来，就不烦躁了。看来这身体和脾气是相互影响的，身体好，阴平阳秘，会让脾气性格变好，而脾气性格不好，会把身体搞差。同时修心养性功夫做足，脾气好的话，身体也会往好的方面发展。

随后小指月在小笔记本中记道：

焦树德老中医常用二至丸，有时配合枸杞子，制成丸剂，治疗各类身体虚弱、慢性虚损之证有效。比如慢性肝炎，属于肝阴不足的，坚持服药数月，可消除症状，改善肝功能，还可以治疗老花眼、视力衰退、老年性中心视网膜炎、早期白内障。

◎白蜡树与复发性口腔溃疡

小指月说，爷爷，为什么女贞树又叫白蜡树？爷爷笑笑说，在民间，人们常用女贞树来放养蜡虫。小指月不解地问，什么是蜡虫啊？

爷爷说，蜡烛你知道吧？这蜡虫的分泌物即是白蜡，就像蜜蜂能够酿蜜一样。女贞树上放养的蜡虫的分泌物做成的蜡，燃烧起来很亮，不是一般的膏油所能比的，这也是女贞子能补肝肾明目之机制所在。

小指月说，把蜡虫放在女贞树上，不会把树啃死吗？爷爷笑笑说，你想不到女贞树有多坚强，女贞子又叫冬青子，凌冬不凋。这些蜡虫啃咬树皮，吸食树脂，生成大量的蜡。假如是其他树遭此侵蚀，不需一年就会枯槁。而女贞树即便放养蜡虫 3 年，看起来被蜡虫糟蹋得体无完肤，只要休养两三年，女贞树又很快恢复旺盛的样子。一到严寒气候，尽管其他草木都已经光秃秃一片，女贞树照样翠绿挺拔。伏热游行，上下不定，变化百极，用女贞子就可以安五脏、养精神。

一病人严重口腔溃疡，半年多了，中西药乏效。这次复发严重，口唇广泛糜烂，疼痛难忍，连医生看了都不堪忍睹，满目疮痍，就像被白蜡虫糟蹋过的女贞树一样，连吃饭吞咽都觉得痛苦。

爷爷叫他去采一把新鲜的女贞叶，用水煎服，同时把女贞叶捣烂，敷在溃疡创面上，结果 1 天减轻，3 天创面收口，5 天痊愈，未再复发。

随后小指月在小笔记本中记道：

李孔定经验：女贞叶、胡桃壳治疗复发性口疮。女贞叶微苦性平，无毒，有祛风明目、消肿止痛之功。胡桃壳为胡桃科植物的成熟硬壳，一般均视为废物而弃之。其味甘淡、微辛微涩，性平。在长期临床应用中，李老认为胡桃壳有补气固精、活血止血之功。李老常以胡桃壳 8～10 个，鲜女贞叶 30 克，煎汤代茶饮，治疗复发性口疮，每天 1 剂。口疮局部可辅以蜂蜜搽护，每天 3～5 次，连用 1～2 周。某女，43 岁。反复发作口腔黏膜溃疡 10 余年，迁延难愈。进食时溃疡处灼热疼痛，服多种药物无效，伴大便干结、失眠多梦，舌微红，苔少乏津，脉弦细。舌面及颊黏膜可见多个绿豆大溃疡，边缘红晕。证属气阴不足，脾虚失运。即以上法治之，1 周后溃疡愈合，继服半个月以巩固疗效，其症未再发。

李老认为，复发性口疮的病机多为正气不足，热邪上炎。方中鲜女贞叶清热消肿，胡桃壳补益敛疮，辅以营养丰富的蜂蜜，除滋补外，还是治病良药，能清除坏死组织，促进疮口愈合。

◎女贞子拾珍

钟知霖经验

对于爱美又能喝酒的女子来说，女贞子真是一味良物。若想补益肝肾，抗衰祛斑，可以用女贞子、桑椹各半斤，加到两斤的低度白酒中，每天摇荡一次，一周后就可服用，宜量小频饮，饮完后可以再加白酒再泡。常服可活血化瘀，强身健体，对于老年人脂褐质色素斑或更年期内分泌紊乱有好的疗效。（《发现中药》）

指月按：《本草述》记载，女贞子善入血海，能够益血和气，往上滋荣。服食女贞子，可以乌须黑发，令人容貌亮泽，也是这个道理。用酒炮制后，可以令其滋养阴血的功力往头面、四肢宣发，这样皮肤毛窍得到荫护，就像草木得到流水的滋养一样，便会郁郁葱葱，光泽照人。

59. 桑椹

◎桑椹膏

小指月边采桑叶边说，爷爷，桑生四宝，每一样都非常好啊。爷爷说，桑叶、桑枝、桑白皮、桑椹，同属一棵桑树，却因为部位不同而功效各异。

小指月说，桑叶属于叶子，质地轻，走上焦，能疏散风热，清肝明目。桑枝在中间能连通上下，条达内外，所以能通络舒筋，用于风湿热痹肢节痛。

爷爷说，桑白皮是桑树的根皮，能泻肺平喘，利尿消肿。桑椹是桑树的果实，善于滋补阴血，润肠通便。

小指月说，我最喜欢采桑椹吃，酸甜酸甜的，想起来就流口水。爷爷说，所以桑椹能治疗内热伤津导致的消渴，它可以生津止渴。

有个更年期的妇人，头发花白，眼睛也花，经常口干舌燥，晚上睡不好觉。

爷爷便问，大便怎么样啊？这妇人说，大便特别干。

爷爷说，这是阴伤血燥。便教她用单味桑椹熬膏服食。逢到新鲜桑椹成熟的季节，采集颜色紫黑、颗粒饱满的大桑椹，装在纱布袋里挤汁，把这些黑汁放在砂锅里文火慢慢熬，再加冰糖、蜂蜜，最后收膏，放在冰箱里保存。每次服用一小勺，便有佳效。这妇人就熬了一料桑椹膏，还没吃完，就感到神安心定，不再烦躁，大便通畅，口中津液充足，不再那么烦渴。一料桑椹膏吃完，头发也变黑了不少。真是既简单又有效的膏方啊！随后小指月在小笔记本中记道：

龚士澄经验：桑椹止渴乌发。桑椹等于水果，能生津液，止消渴，亦能乌须黑发。鲜而紫黑熟透者，功效益佳。用鲜桑椹30克，制何首乌15克，煎汤，或用干桑椹200克，制何首乌150克，共研细过筛，每次10克，每日2～3次，开水调服，治疗青少年须发早白，效果明显。临证比较，此法用于男性少白头效差，女性少白头则效佳。

60. 黑芝麻

◎能润肠通便的最佳食品

《本草易读》记载，黑芝麻能黑须发而通利二便，九蒸九晒，用枣肉炼成丸服，能令白发变黑。

有一位习惯性便秘的老人，皮肤粗糙，面色晦暗，经常苦于大便不通，又不喜欢吃药。爷爷说，这样吧，你用炒过的黑芝麻研成粉。黑芝麻属于种仁类，富含油脂，凡仁皆润，可以润通大便。不论是老年人或产后病弱，但见精枯血少导致的便秘难通，皆可用黑芝麻炒后研粉，加蜂蜜冲服。

这老人听说可以不用吃药，直接吃香美可口的黑芝麻，回去后马上到市场买了几斤黑芝麻，炒后研成粉，每次舀一两勺，加些蜂蜜调匀冲服。他吃了2天就发现有效果了，大便顺畅。从此他便把这食疗方坚持到底。吃了不到半年，发现粗糙的皮肤居然变细腻了，干枯的头发也变滋润了，还有些白发转黑了，真是太令人兴奋了！原来这芝麻蜜还有抗衰老延年寿的效果，不仅仅治病啊！

爷爷说，《神农本草经》记载，黑芝麻主伤中虚羸，补五脏，益气力，长肌肉，填脑髓。《本草备要》记载，它还善于滑肠道。对于五脏亏虚、精力不济的中老年人，大便干燥，须发早白，记忆力减退，用这平常的黑芝麻，就是神奇的延年益寿食疗方。

◎黑芝麻拾珍

《本草新编》记载，黑芝麻善于乌须黑发。余曾亲自试效过，余四十早衰，须发半白，服黑芝麻后转黑，后来因为不谨慎酒色，须发又转白。可见服乌须黑发补肝肾之药，必须不能纵欲，世人皆归咎于黑芝麻平和，效果不理想，殊不知纵欲过度方是身体衰老的主要原因。

指月按：凡服补虚治损之品，皆须严格遵守养生原则，起居有常，不妄作劳，便能够将补益之品、食疗之营养发挥到最大效果。想通过服食黑芝麻抗衰老，而又不重视保健养生之道，这就像南辕北辙一样，欲求到达目的地，安可得乎？

61. 龟甲

◎发育迟缓与龟甲

《神农本草经》记载，龟甲主四肢重弱，小儿囟门不合。

有个小孩，迟迟不长牙，头顶囟门也没愈合好，走起路来痿软无力，明显跟不上同龄孩子的发育速度。家人就很担忧。

爷爷说，是不是早产啊？孩子父母回答，早产一个多月，而且是剖宫产。

爷爷说，孩子的先天禀赋不足。小指月说，爷爷，这先天的疾病不好治啊。

爷爷说，不好治也要治。先天的疾病主要从肾入手，肾主骨生髓。

小指月说，是不是要用六味地黄丸啊？这孩子的父母说，大夫，我们已经给孩子吃了很久的六味地黄丸了，效果不太理想。

爷爷说，先别急，六味地黄丸平和有效，如果疾病顽固，还得长时间用药力培养。特别是先天不足的身体，更不是数日之间能建功。

这孩子的父母说，那我们该怎么办？爷爷说，你可以另外用龟甲打粉，与熟地黄、锁阳各10克一起煮，用这汤水送服六味地黄丸，来增强肾主骨的能力。

这父母便如法煎服。结果过了半个多月，他们发现孩子的小白牙居然冒出来了，走路比以前有力了，而头顶的囟门也有封固的趋势。看到这效果，他们便很高兴，又给孩子吃了一个疗程，发现孩子的发育终于跟上同龄孩子了。

爷爷说，寻常草木之品，难以补肾壮骨，往往就要用到一些血肉有情之品，助发育，壮筋骨。小指月说，难怪爷爷治疗一些骨科疑难病，如小孩囟门闭合不全，或者迟迟不长牙，还有老年人容易骨折，以及股骨头坏死的病人，常在辨证方中加龟甲，取的是补肾、坚筋骨、壮腰督的作用。

◎老年痴呆要治肾

一老人老是忘事，上午说的下午就忘了，有时去市场居然忘了回家的路。家人非常担忧，连忙送老人到医院检查，发现是弥漫性脑萎缩，老年痴呆症，这可该怎么办？这退化病属于命，无药可医啊，药医得了病，医不了自然衰老的命。

他们便带老人来到竹篱茅舍。

爷爷摸完脉后说，指月，你看这是什么脉？小指月摸后说，爷爷，这脉象双寸下陷，心脑气血供应严重不足啊。

爷爷说，智慧必须有气血供养，如果缺气缺血，大脑就会衰退得快，而见痴呆、脑萎缩。病人家属着急地问，大夫，有没有好的办法呢？

爷爷说，只能尽人事，用些药帮助提高脑供气血能力，减缓他脑萎缩的速度。

小指月说，爷爷，有什么药可以延缓这种衰老？爷爷说，中医认为肾主生殖，主发育，所以发育不足要从肾入手，而衰老得太快，也要从肾下手。

小指月说，爷爷，我知道了，这时要用龟甲健脑抗衰老。因为《名医别录》里记载，龟甲有壮骨增智的作用。爷爷说，你想让它增智，还得配点川芎，龟甲在川芎带领下，就能够上达巅顶。而这病人心肺脉虚，气阴不足，再加人参、麦冬、五味子，大补上焦气阴，令精气神三华能聚于脑部，便有望抗衰防老。

老人的家人就用这五味药煎汤，给老人服用。吃了段日子，发现脑力退化得明显没那么厉害了，外出后记不得回家的路、容易忘事的现象也大大减少了。

62. 鳖甲

◎软坚散结三药组

小指月说，爷爷，龟甲、鳖甲同是甲类，它们有何不同？爷爷说，龟甲、鳖甲都能滋养肝肾，能让虚火上亢的骨蒸劳热、盗汗遗精，甚至眩晕头痛减轻，但龟甲擅长滋阴固肾，鳖甲善于退虚热，你看是为什么呢？

小指月摇摇头。爷爷说，龟、鳖两者一慢一快，龟比较悠缓，而鳖比较急躁，放在水中，龟沉入水底，而鳖却能钻到沙下。

小指月豁然开悟，说，爷爷，我明白了，所以龟鹿二仙胶用来补血养心，健筋骨，治疗失眠健忘、腰膝痛；而鳖甲煎丸却能够软坚散结，治疗癥瘕积聚。

爷爷点点头说，《神农本草经》记载，龟甲主四肢痿弱、小儿囟门不合之虚损疾病。而鳖甲却擅长治心腹癥瘕坚积，去留癖息肉之类积聚之疾。

有个妇人，乳房长了个结块，她以为是普通的乳腺增生，便没重视。谁知年长日久，肿块日显，坚硬疼痛，她才去医院做检查，发现居然是乳腺纤维瘤。这可不太好办了，因为纤维瘤比乳腺增生难治多了。寻常乳腺增生只需要用些行气散结的植物药便有效，而这纤维瘤坚硬难化，医院建议要手术治疗。病人只想服中药，不想做手术，于是找来竹篱茅舍。

爷爷说，你要做好心理准备，你这病可能吃药时间会长些，如果养生保健配合得好，能够让疗程缩短，见效变快。这妇人点点头。

小指月摸她左关脉弦硬如豆，明显肝胆堵塞，气结得厉害，甚至有瘀血存在。爷爷说，用平常的疏肝理气药，那就是逍遥散。

小指月很不解，像这种病，如果不把三棱、莪术、乳香、没药这些猛烈破血化瘀之品请出来，怎么可能拿得下？谁知爷爷在逍遥散的基础上只加了鳖甲、牡蛎、海螵蛸三味药而已。思路很清晰，就是疏肝理气加软坚散结。爷爷称这三味药为软坚散结三药组。

爷爷还叮嘱这妇人少生气，多吃素，阳光底下常散步，早休息，不熬夜，敲敲胆经，唱唱歌。结果不到1个月，这乳房纤维瘤居然消得只剩一丁点，基本不影响生活。看到这么好的效果，这妇人便更加重视养生保健，不久就连那一丁点的瘤结都消散了。随后小指月在小笔记本中记道：

鳖甲、牡蛎、海螵蛸配伍能软坚散结，是已故南京名医张简斋的经验用法。王祖雄老中医常在相应的方中配伍此三味软坚散结药，治疗乳癖、瘰瘤确有良效。

◎三甲散消瘀塞

一病人得了慢性疟疾，久治不愈，肝区老是发胀作痛，到医院检查，发现有轻度肝硬化。难怪中西药多次治疗，疗效不理想，原来病机复杂，并不单纯。

爷爷见他嘴唇偏暗，便知道这病人血脉壅塞不通。小指月一把脉，发现这脉象细涩如轻刀刮竹，非常不流畅，甚至沉取用力还发现有沙石样的疙瘩感，明显体内有积不化。

爷爷说，不管是疟疾还是肝硬化，先让他气脉条达，血瘀得化，再作打算。

由于病人煎药非常不方便，爷爷就给他用三甲散，即鳖甲5克，龟甲3克，穿山甲2克，按这种比例磨成细粉，每次服一小勺，每天3次。散剂跟煎汤相比，不仅方便实惠，而且也有助于药力吸收。这病人服了1个月的三甲散，偏暗的嘴唇变红润了，胃口也开了，疟疾居然也很少发作了。

小指月不解地问，这三甲散怎么还开胃啊？爷爷说，身体积滞消磨掉了则胃气自复，陈莝去则肠胃洁，癥瘕尽而气血昌。所以他胃口恢复，气色转红润，这种以通为补的思路，叫作邪去则正安。

小指月说，怎么疟疾发作也少了呢？爷爷笑着说，疑难病久治不效，是因为不善于化瘀。瘀血不去，新血不生。脏腑瘀塞不通开，新鲜气血就过不来。所以通过对流气血，令大气旋转，病疾乃散。之所以选择这些血肉有情之品来对流气血，是因为顽固瘀滞，板结不通，往往得请出这些动物药、虫类药，方能深入筋髓，搜剔伏邪，赶出身体。

这病人觉得身体恢复了，便想去医院做个检查看看，结果不看不知道，一看出人意料，轻度肝硬化大为好转，疟疾治愈。

随后小指月在小笔记本中记道：

《中医验方汇选》记载，刘某，男，25 岁。疟疾久治不愈，面黄肌瘦，没有胃口，身体微浮肿，唇暗，脉涩。曾用多种中西药反复治疗，未曾痊愈，甚至卧病难起。后来用单味鳖甲研粉，每次服用 9 克，每日 3 次，白开水送下，连服 3 周。胃口日开，食量日增，身体日壮，气色日好，最后疟疾治愈。

63. 麻黄根

◎止汗要药麻黄根

一妇人生完孩子后老是出虚汗。爷爷说，这很简单，用麻黄根与牡蛎打成细粉，扑在身上就可以了。因为麻黄根乃敛肺固表要药。

这妇人说，不用吃药，不影响哺乳就好。结果用上这止汗粉，扑了几次，虚汗就很少再出了。

又有一妇人，也是生完孩子后出虚汗。她听说用这药粉扑了可以止汗，便自己去药房配制，可扑了虚汗仍然没有止住。她就不解地前来竹篱茅舍。

爷爷说，你这虚汗更厉害一点，要从里面收。是因为产后气虚，不能固卫津液，气不摄津，所以虚汗淋漓，应该以补气为主，稍微佐以固表止汗。于是给她用黄芪，加点麻黄根，吃了虚汗就止住了。

小指月说，麻黄根为止汗要药，以敛肺固表为专长，可内服、外用于各种虚汗证。随后小指月在小笔记本中记道：

《太平圣惠方》记载，麻黄根散治产后虚汗不止。当归一两（锉，微炒），麻黄根二两，黄芪一两（锉）。上药捣粗罗为散，每服四钱，以水一中盏，煎至六分，去滓，不计时候温服。牡蛎粉三分，麻黄根二两，捣细罗为散，用扑身上。

◎ 麻黄根拾珍

《本草纲目》记载，当归六黄汤加麻黄根治疗盗汗尤捷，盖其性能行周身肌表，故能引诸药外至卫分而固腠理也。

指月按：阴虚盗汗，用当归六黄汤能滋阴清热，盗汗可止，加了麻黄根固表止汗之力就更强。所以李时珍说，此方治盗汗，功力甚良。

64、浮小麦

◎ 小麦乃心之谷

有一病人，白天、晚上都很容易出虚汗，除此并无其他症状。医生说汗为心之液，于是给他用了善于入心经，又能益气固表止汗的浮小麦。可吃了一周，一点效果都没有。病人就找来竹篱茅舍。

小指月说，汗为心之液，小麦乃心之谷，用这善于收敛心气、止汗之品，不可能没有效果啊！病人说，真的没什么效果。

爷爷说，你换一种服食方法试试，把浮小麦炒焦后，研成粉末，再用米汤送服。这病人非常不解，我既然上次煎汤喝了没效，这次炒焦后打粉用米汤送服，难道就有效了？小指月也不解，可病人按照爷爷这种办法，喝药后汗就止住了。

小指月更是疑惑重重。爷爷说，浮小麦想要加强收敛固表之功，炒焦了效果更好。小指月说，为什么呢？爷爷说，浮小麦一炒焦，走散之气大减，收敛之性大增，再加上用米汤送服，米汤色白走肺表，经浮小麦一收，汗就止住了。

随后小指月在小笔记本中记道：

《卫生宝鉴》记载，盗汗及虚汗不止，浮小麦，文武火炒令焦为末，每服二钱，米饮汤调下，频服为佳。一法取陈小麦，用干枣煎服。

◎ 读书过头也会生病

有位女语文教师，平素喜欢阅读各类世界名著，嗜书如命。几年后，她发现自己老是开心不起来，情志抑郁，常胸闷，甚至有时有想哭的感觉，但又不敢对人说，怕人家笑话她精神有问题。可这种感觉越来越强烈，她不得不找来竹篱茅舍，想看看经多世事的老郎中有何见解。

爷爷摸她心脉细弱，便笑笑说，你身体先天禀赋不错，可那么多气血都跑哪去了呢？教师说，我喜欢阅读世界名著，天天看。这一两年月经量一直在减少。

爷爷笑笑说，你应该抛下书本，到大自然中去运动。这教师不解地问为什么？

爷爷说，你知道为什么学校里每堂课后必须有10分钟的休息时间，而且两堂课后必须要到操场去做操？这教师笑笑说，劳逸结合吧。

爷爷说，你都知道劳逸结合效率高，身体好，懂得教学生去做，却不懂得自己去做。聪明的老师应该跟学生们一同做早操，锻炼身体，就像将士和兵卒们一同练兵，同甘苦，同劳其筋骨。这老师还是听不懂爷爷说什么。

爷爷接着说，起于文艺者抛书。如果你的疾病是因为看书偏多，暗耗心血，就应该把书抛掉。诵读，身静心动，易耗气损营，心中气血暗耗，必定容易头晕疲劳，甚至汗出烦扰。这教师点点头说，我看来要放弃爱好一段时间了。

爷爷说，你脏腑都因为爱好而枯燥了，这种喜悲伤欲哭之感，中医叫脏躁。眼睛又干涩，心肝之血一起暗耗。那些世界名著的作者，比如托尔斯泰、卢梭，他们在读书创作感到疲劳时，都懂得抛开书，到田间和农夫们一起劳作。你喜欢读世界名著，为什么不好好学学这些名著作者的工作、生活方式呢？

这教师豁然开悟，既然知道了自己的病根，就知道接下来该怎么养生了。

随后爷爷给她开了甘麦大枣汤。小指月问，爷爷，是用小麦，还是浮小麦？

爷爷说，她容易自汗，用固表敛汗的浮小麦。如果纯是心气虚脏躁，用小麦也可。这教师吃完7剂药，暂时抛开读书看名著的习惯，身体很快恢复到以前健康的样子，那种喜悲伤欲哭之感如烟消云散。

随后小指月在小笔记本中记道：

柴松岩经验：浮小麦为禾本科植物小麦未成熟的瘦小麦粒，以能浮在水面者为好。本品味甘淡性凉，甘能益气，凉以除热。《本草纲目》记载，浮小麦可益气除热，止自汗盗汗，骨蒸虚热，妇人劳热。柴老在妇科应用浮小麦主要在以下两方面：①取《金匮要略》甘麦大枣汤治疗脏躁证之义，用浮小麦养心除烦止汗以治更年期综合征，改善潮热汗出、烦躁心慌、失眠等病症；②因浮小麦有养心阴除烦热之功，故可达到缓急迫之效用。现代女性生活、工作压力大，如患不孕、闭经等病症，久治不愈，常出现精神紧张、抑郁、烦躁等情况，故在临床辨证治疗组方时，要特别注意佐用适当的药物以缓急迫。此时柴老喜用浮小麦、合欢皮、百合、炒白芍等药，并兼顾月经周期的情况。如因炒白芍有收敛之性，恐其影响排卵，故排卵前之病患不宜用炒白芍。

65、糯稻根须

◎最平和的固表止汗药

有个小孩子，白天汗出得非常厉害，有时一天换三件衣服都还不够，一旦不及时换衣服，汗水就把衣服打湿，再穿得久一点，一凉了，孩子就容易感冒。家人后来干脆给孩子准备了几条毛巾，把毛巾塞在衣服里面，半小时后，把毛巾抽掉，再换新的毛巾。医生说这是气虚自汗，因为孩子脾胃不好，不怎么吃饭，舌体又淡胖有齿痕，稍微走路快一点就短气乏力，很容易疲劳，明显是脾虚气弱，所以卫表不固。医生给他开了玉屏风颗粒，可孩子吃了半个月，汗还是照出，衣服、毛巾还是照换。孩子父母便找来竹篱茅舍，想问个为什么。

爷爷想了下说，用玉屏风散治表虚自汗，脾虚气弱，思路没错。小指月说，可为什么没有效果？

爷爷说，玉屏风散偏于益气扶正，使气能固住津液，还需要找一味药，直接固表止汗，而且性味平和，能益胃健脾，非常适合小孩子服用的。

小指月说，在收涩固表止汗药里，常用的就麻黄根、浮小麦和糯稻根须，最平和的莫过于糯稻根须了。爷爷说，就用单味糯稻根须，每次60克煎水，送服玉屏风颗粒。结果吃了3天的药，孩子少换一半衣服，连服10天药，自汗遂止，胃口转佳，身体渐壮。随后小指月在小笔记本中记道：

邵长荣经验：糯稻根治疗小儿多汗易感。常用参芪汤和玉屏风散补肺之气、固肺之表，多汗易汗者则在补肺的基础上再加糯稻根、麻黄根、瘪桃干、淮小麦、五味子等敛摄止汗以"固肺之合"，其中以60克糯稻根煎汤代水尤为特色，对小儿多汗易感者效果极佳。因为小儿脾胃亏虚，病后营卫失调而虚汗淋漓，因汗致腠理疏松而容易受邪感冒，而糯稻根能补肺止汗，又能健脾益胃，且性味甘平，易为儿童接受，所以用大剂量煎汤代水以扬其长，能更好地发挥作用。

66、五味子

◎黄昏嗽

一病人感冒后留下咳嗽的后遗症，咳嗽有个特点，就是傍晚的时候咳得厉害，好像觉得气都不够用了。

爷爷说，这是黄昏嗽，属于肺虚气逆、虚火上冲之象，乃身体耗散太过。

小指月说，散者收之。《内经》说，肺欲收，急食酸以收之。芍药、五味子之酸，以收逆气而安肺。

爷爷说，黄昏乃秋金当令，金气主降收，乃一年四季之秋也。而朱丹溪也认为黄昏嗽者，是火气浮于肺，不宜用凉药，宜用五味子、五倍子敛而降收之。

病人问，大夫，那我该怎么办？爷爷说，你就先买一瓶五味子糖浆试试吧。

病人才喝了两次，黄昏咳嗽就好了。随后小指月在小笔记本中记道：

《石室秘录》记载，止嗽神丹：久嗽者，人以为邪之聚也，日日用发散之剂，而不效者何？气散故耳。气散矣，而仍用散药，无怪乎经月而不效也。法当用收敛之药一二剂，便见成功。方用人参一钱，白芍三钱，酸枣仁二钱，北五味子一钱，麦冬五钱，苏子一钱，益智仁五分，白芥子一钱，水煎服，名止嗽神丹。一剂轻，二剂愈。后服六味地黄丸，加麦冬三两，北五味子一两，服之不再发。否则不能保其不发也。盖久服散药，耗尽真阴，虽暂用收敛之药，一时奏功，而真阴既亏，腠理不密，一经风邪，最易感人，此必然之势也。

◎麦味地黄丸

一农民咳喘十余年，冬天厉害，夏天好转。咳嗽厉害时，上气不接下气，大喘，咳痰大都偏白，还有些黏，有时晚上咳醒，没法睡觉，短气乏力，小便频数，腰酸腿软。

爷爷说，初病在肺，久病及肾。像这种多年咳喘，肾气必虚，所以冬天诸症加剧。这农民说，大夫，今年我想提前吃药，免得到了冬天，咳起来上医院。

爷爷说，平时治本，发作时治标。现在还没到冬天，你可以先服养肺肾之品。

小指月说，是不是麦味地黄丸啊？能够令金水相生，肺肾得保。

爷爷说，麦味地黄丸是由六味地黄加麦冬、五味子而成，又叫八仙长寿丸，用来平时固本培元，这样咳嗽就会减轻。

于是病人先服了1个月的麦味地黄丸，结果发现这年冬天咳喘大减，非常舒服地度过了一个寒冬。

随后小指月在小笔记本中记道：

邹孟城老中医临证恒用五味子以治慢性咳嗽，于肺金气阴伤损之老年慢性支气管炎，辄加用于辨证处方中，收效之良，非他药可比拟。曾治一女同事，自幼得气管炎，经年咳嗽不已。春夏咳稀，秋冬咳甚，30余年历治不愈。

余详察四诊，知其内外无邪，纯属虚证，服中药西制之五味子糖浆一瓶后咳嗽大减，连进五大瓶（每瓶500毫升），30余年之痼疾，竟得根治。

◎能聚精会神的都气丸

有个中学生，在班里成绩一直都不错，可不知怎么回事，这段时间成绩一落千丈，家人就很焦急。后来得知，这孩子老是晚上遗精，白天精力就不济，注意力不集中，上课听不进去，头晕困倦，成绩当然就差了。时间一久，这中学生老觉得短气乏力，咽干口燥，甚至爬五楼都觉得像老年人那样喘促。他家人连忙带他来竹篱茅舍。不治好病，学习怎么能进步呢？

爷爷说，肾虚不固，肺气不敛，该用什么药？小指月说，用都气丸，就是六味地黄丸加五味子。这汤方能够补肾纳气，涩精止遗，对于肾不纳气导致的遗精尿频、短气乏力、咳嗽胸闷等症有很好的作用。

可找不到都气丸这种中成药该怎么办呢？孩子要上学，煎服汤药又不方便。

爷爷说，这简单，不是有六味地黄丸和五味子糖浆吗？把这两样搭配在一起，既能补亏虚的肾精，又能收敛耗散的肾气，这样精足气收，神志就能安，注意力就可集中。

这中学生服用半个多月后，明显感到遗精减少，短气乏力感消失，注意力集中，学习成绩又上去了。

小指月笑笑说，看来这都气丸，六味地黄丸聚精，五味子收敛会神，专心一处，这样聚精会神，精足又能专一，成绩就上去了。

◎能治晨泻的四神丸

有个病人老拉肚子，医生给他用过藿香正气散、附子理中丸，效果都不理想。还给他用通因通用的芍药汤、香连丸，肚子痛得更厉害，拉得更频繁。他说，早上起来，还没吃饭就要拉肚子，好像晚上吃的消化不了一样。

爷爷笑笑说，你尺脉沉迟，命门火弱，肾气不足。晚上属于肾封藏温煦的时候，肾的功能不能发挥，故稍微受凉，第二天必晨泻。

病人说，那该怎么办？爷爷说，中医有个专治命门火衰晨泻的方，叫四神丸。

小指月说，四神丸由二神丸（即补骨脂、肉豆蔻），加上五味子散，即五味子、吴茱萸，两个方子合并而成。然后爷爷变丸剂为汤药，给他开了这四味药，加姜、枣同煎。吃了3天，早上就不拉肚子了。偶有拉肚子，还抓这四味药，吃了就不拉了。随后小指月在小笔记本中记道：

郭国兴经验：五味子散治晨泻。郭老诊余时言传：五更泄泻凡用四神丸、真人养脏汤等方不效者，用五味子散皆效。由五味子60克，吴茱萸15克组成。二味炒香熟为度，共为细末，每日3次，每次6克，用陈米饮送下。

晨泻为脾肾阳虚，命门大衰，如釜底无薪，不能腐熟水谷。考五味子酸温，酸能收敛，温能暖肾。《本草纲目》记载，五味子入补药熟用，入嗽药生用，五味子酸咸入肝而补肾，辛苦入心而补肺，甘入中宫益脾胃。吴茱萸温中止痛，理气燥湿，暖膀胱，清水道，固大肠，分解清浊。药虽二味，功专职明，脾肾得暖，寒湿自散，晨泻自止。妙在二味炒香熟，芳香燥湿渗湿之功增强，陈仓米饮滋五脏，养脾胃，渗利水湿。此方经济简便，药轻效著，可收事半功倍之效。

◎重用五味子收敛安神

一病人顽固失眠3年了，百药乏效，诸医束手。一到晚上就兴奋，气血耗得厉害，所以他既兴奋又疲劳。白天虽然醒着却没精神，晚上虽然睡不着却静不下来。这该怎么办呢？

爷爷说，他这心脉耗散得厉害。于是给他用生脉饮。这病人一看，就三味药，摇摇头说，大夫，这药我不用了。小指月问，为什么呢？

病人说，我不知道喝了多少药，你开的这药有没有效，我一看就知道。

爷爷说，5克的五味子，你喝过没有？病人点点头说，我当然喝过。

爷爷说，那么50克的五味子，你喝过没有？病人摇摇头说，没有。

爷爷又说，你抓的五味子有没有捣碎打成粉放在汤里煎呢？病人又摇摇头说，没有。爷爷说，你都没有服用过这么大剂量的药，你怎么知道没有效果？

病人哑口无言，抱着试一试的心态，把药带了回去。谁知当天下午喝完药，就疲倦地要命，连连打呵欠，一觉睡到第二天日上三竿才醒过来。家人看他睡得熟，连晚餐都没有叫他起来吃。他睡醒后精神大振，好几年来都没有睡过这么好的觉。于是对老先生的药刮目相看，佩服得五体投地。

这样再服几剂药，便脱离了多年的顽固失眠之苦。随后小指月在小笔记本中记道：

《中药趣话》记载，原内蒙古医学院李忠堂先生治疗自汗盗汗，常用玉屏风散和当归六黄汤，效果不显，后又在上述方中加入五味子常用量15克，以图收敛之效，亦不能如愿。一日，偶阅《谢映卢医案》，其治疗自汗盗汗方内均重用五味子，深受启发，再遇自汗盗汗，五味子用量加至 25 克，服药后果然汗出顿减，直至痊愈。湖北名医李培生教授曾重用五味子 50 克，配合茯神 50 克，合欢花、法半夏各 15 克，称之为"五味安眠汤"，专治顽固失眠健忘症，收效颇奇。更有甚者，四川已故名老中医刘祯吉，素以单方治大病而闻名，他擅长大剂量应用五味子，达 100～150 克之多，治疗疲劳综合征，每获良效。北京已故名医蒲辅周，对五味子的用法，曾云："凡用五味子，必须捣破，五味乃全。"此为经验之谈，可资借鉴。

◎五味子拾珍

孙浩铭经验

乳汁自出，或称口漏乳，属气血两虚者，宜补气益血，佐以固摄，药用黄芪 30 克，五味子 6 克炖服。

指月按：漏汗和漏乳，虽然一个是汗水，一个是乳汁，物质表象不同，但同属于身体津液所化的实质却是一样的。一般妇人生完孩子后，气虚力弱，容易汗漏，有些妇人就表现为乳汁不固，这时用黄芪补气以固摄，配合五味子收敛而不妄溢，标本兼治，其效必速。

陆长清经验　五味子治过敏性哮喘

陆老曾治一患儿，受凉发病，呼吸急促，喉中如水鸡声，无汗而喘，即以射干麻黄汤加紫苏子、杏仁、川厚朴、鱼腥草急煎服用，服药后汗出，即用大剂量五味子煎汤内服以收敛之，而后哮鸣音消失，哮喘渐平，由此悟出五味子可能对过敏性疾病具有治疗作用。

指月按：《神农本草经》记载，五味子主益气，咳逆上气。现代研究认为，五味子有抗应激、缓解过敏反应的作用。而肺气耗散，过敏性哮喘，属于气逆太过的，用五味子降以收之，便属对证。不仅是过敏性哮喘，如过敏性鼻炎、过敏性肠炎、身体应激反应太过引起的疾患，常配合五味子急则治其标，以酸收缓解之。

龚鹤松经验

长夏之季，暑湿当令，病人汗出过多。暑热伤气，大汗劫阴，易成气阴两虚之证。临床多见神疲乏力、纳呆口渴、胸闷少气等症。龚老治疗此症，最为得心应手。临诊时多用竹叶石膏汤、王氏清暑益气汤随证加减，且常于方中加五味子一味，意在生津敛液，每获良效。龚师曰："酷暑之季，天暑地热，汗出尚多，每易伤及气阴，余喜用少量五味子，取其酸甘养阴敛汗，以免耗伤气阴。若湿邪困脾，五味子则在禁用之列，以免碍脾留湿。此余之心得也。"

指月按：《谢映卢医案》记载，治疗自汗盗汗方内大都重用五味子，以五味子五味俱全，以酸为主，善敛肺止汗、生津敛液也。只要津液不消耗太过，元气就没那么容易虚。所谓夏季不病，常带三分虚。夏季容易元气虚，是因为气随津泄。只要把津固住，气的耗散少，人就没那么容易疲累生病。所以古人认为五味子还可以壮精神，治疗各类耗散过度的疲劳综合征。即《神农本草经》所讲，五味子主劳伤羸弱，补不足，强阴，益男子精。

67、乌梅

◎乌梅消恶肉

《神农本草经》记载，乌梅去死肌，蚀恶肉，去青黑痣。

有个病人，腿上长了一个疮，这疮既不溃脓，也不红肿，日久后变成一块死肉，几个月消不了。

爷爷说试试外用乌梅，古人认为梅能消肉。病人说，怎么用乌梅呢？

爷爷便找出《刘涓子鬼遗方》，书里记载，乌梅烧为灰，打粉敷，治疗一切恶肉、疮痍。这病人用了几次后，果然恶肉消尽，足见此外用方之灵验。

爷爷说，用乌梅治疗疮痈死肉，古代用得很多。有个叫杨起的人，患疮疡，久治不愈，后来经人介绍，用乌梅治好了。后来杨起就潜心研究本草，著有《简便单方俗论》一书，非常出名。随后小指月在小笔记本中记道：

《简便单方俗论》记载，起臂生一疽，脓溃百日方愈，中有恶肉，突起如蚕豆大，月余不消，医治不效。因阅《本草》得此方，用乌梅肉烧灰存性，研敷恶肉上，试之，一日夜去其大半，再上一日而平，乃知世有奇方如此。

◎消暑解渴的酸梅汤

夏日炎炎，烦渴的病人很多，冰冻饮料就卖得很好，可贪凉饮冷，虽然能图一时之口快，但随后腹痛拉肚子的病人比比皆是。

这个病人就尝到了贪凉饮冷的害处，但他又不得不喝些解渴的饮料。因为他要干各种重体力劳动，汗出如洗，如果不及时补充水分，很容易中暑生病。

他问，大夫，有没有可以消暑解渴的中药饮料？爷爷说，你问对了，中医古籍里有个酸梅汤，是以前进贡给皇帝的消暑解渴饮料，由御膳房特制，专门用于夏日烦渴汗多。后来这方子便流传到了民间。

这病人说，大夫，那你快告诉我这饮料怎么配制，我那工程队里很多工友都需要。他们长期喝冷饮，喝得拉肚子，反而没力气干活。爷爷说，放心吧，这酸梅汤喝了不仅不会拉肚子，还能健胃消食，生津止渴，除烦解暑。

随后爷爷便教他熬酸梅汤，用乌梅、桂花（或山楂）、甘草，三味药比例为3∶2∶1。这酸酸甜甜的酸梅汤，能够收敛浮热，引气归原，生津止渴，是夏天最健康的消暑解渴饮料，比冰箱里的各类凉饮，对身体要有益得多了。

自从这病人得到酸梅汤的配方后，炎炎夏日，他的工友们都能喝到可口的酸梅汤，喝后神清气爽，干活更有劲，而且中暑的人也少了。

随后小指月在小笔记本中记道：

历代医家中最擅长应用乌梅的当数清代名医刘鸿恩，人称"知梅学究"。他对乌梅的应用诀窍有五：一是治肝症，他指出乌梅最能补肝，且能敛肝，功效甚大，凡肝经病证，用之皆效。乌梅毫无邪性，可以多用，可以独用，可以与一切补剂并用。二是治久痢体虚者，曾经用独梅汤（大乌梅五个煎汤，白糖五钱为引冲服）愈病无数，并称赞唯独杨梅汤能舒胃气于独绝。三是治消渴病，用乌梅四物汤（乌梅、当归、生地黄、熟地黄、白芍），上消加天花粉，中消加甘草，下消加麦冬，唯此能续阴气于垂尽，以此滋之补之。四是治咳喘甚，宜独参汤合独梅汤，当阴阳将脱之候，得阴阳交济之功。五是治疗胃气痛，用乌梅甘草汤（大乌梅肉五个，甘草五钱），往往一服即愈。为此，他还援引其友人任玉如治心痛（即胃气痛）歌：三个乌梅两个枣，七个杏仁一起捣，加上一杯黄酒饮，不害心痛直到老。既治且防，屡屡施之，甚有捷效。

◎乌梅治久痢

一病人老是拉肚子，拉得肛门都脱出了，两三个月都没治好。吃的汤药药物多达数十味，集止泻、固肠于一体，但却不能如意。

爷爷说，试试用一味乌梅捣烂，和醋一起服用。病人不太相信，就这么简单的招法，能治他的疾病？

爷爷说，有时复杂的治疗搞不定，简单的却有效。《医说》里记载，曾鲁公久痢下血一百多日，诸医不能治，后来用一个民间草药方，以盐水乌梅肉一枚研烂，配合腊茶，加到醋里服用，一啜而安。还有一个大臣同样下痢带血，也用乌梅、灶心土之物，打粉茶调，立效。

小指月说，难怪陈士铎《本草新编》里说，乌梅止痢，每有速效。

这病人就想，既然古籍早已有之，姑且一试。谁知吃了一次，下痢就止住了，吃了三次，大便正常，不脱肛了。花了很多钱，做了各类检查，不知吃了多少药，最后居然凭着一个民间草药方，花了几块钱，就把病治好了。

爷爷说，开锁的钥匙不需要金银，就那一点小铁片，也不需要重锤巨斧，就那一丁点的钥匙，一触即开。随后小指月在小笔记本中记道：

朱良春经验：乌梅性虽酸涩，亦主暴痢。乌梅味酸性微温，有收涩、生津、安蛔之功。张仲景之乌梅丸，为蛔厥而设，方后注云"亦主久痢"。对于暴痢，一般多避忌之，唯恐酸收敛邪也。考诸方书，乌梅亦主暴痢，如陶弘景《补阙肘后方》治天行下痢，用黄连一升，乌梅二十枚（炙干），同捣为末，蜜丸如梧子大，每服两丸，日三服。《千金要方》名之为"乌梅丸"，治暴痢、新痢，而且说其效甚捷，服之无不瘥。由斯观之，则乌梅亦可用于暴痢矣。究竟乌梅是否可用于暴痢，是一个颇堪探讨的问题。朱老认为，梅占春先，得生发之气最早，味虽至酸，然与兜涩之品不可同日而语，且痢疾杆菌在酸性环境中不易繁殖，故用之有效而无碍，不必拘于前人酸收之说。从临床实践观之，赤痢或痢之赤多白少，似更宜于用乌梅，可用乌梅与黄连配伍用之，取其酸苦泻热，兼能清肠燥湿也。若单用乌梅（烘干），研粉吞服 3~6 克，或以乌梅配木香入汤剂亦效。

◎蛔虫腹痛

一病人顽固腹痛，反复发作，有时深夜痛醒，辗转不安，严重时一两日不能进食，终日烦躁不止，偶尔舒缓，吃东西后又加重。到医院检查，未发现明显器质性病变，遂诊断为胃肠神经官能症。可空有诊断，却无治疗，病人苦不堪言。一次腹痛剧烈，急来竹篱茅舍。

小指月摸他脉弦紧而硬，说，腹痛用芍药。爷爷说，那就用芍药甘草汤，重用芍药80克，甘草40克。药吃下去，虽然不那么剧烈疼痛了，但仍然绵绵作痛。

小指月说，这么厉害的芍药甘草汤，专治腹中各类绞痛，这都治不好，是什么原因呢？病人复诊时，爷爷便用手撑开病人眼睛，发现病人白睛有些斑点，心中便了然，说，指月，这个腹痛有可能是肠道寄生虫引起的。

小指月说，难怪了，我看以前的医生既有六君子汤，又有少腹逐瘀汤，还有四逆散等，用了都没有效果，却没有考虑到虫邪为患。

爷爷说，试试用乌梅汤。结果病人服了1剂乌梅汤，腹痛得安，觉得吃对药了，连服7剂，多年的腹痛遂愈，随访再未犯病。

爷爷说，肠道寄生虫也会引起腹痛，容易漏诊，所以对于一些顽固的腹痛，必须要想到这一点。乌梅丸是专治蛔虫腹痛的特效汤方，如果觉得乌梅丸难以配制，可以到药房买肠虫清药片，吃几次就会好。

小指月说，看来腹痛并没有固定的药，找出腹痛的原因，才有助于治疗。不然的话，空有古方名方、灵丹妙药，也不能在临证中获取好的疗效。

随后小指月在小笔记本中记道：

江尔逊经验：江老认为，初业医者慨叹经方难用，其实是不熟悉仲景的原文。他本人善用经方，其最成功的一条经验就是熟背原文。如他曾治某患儿，麻疹后阵阵心烦，初认为疹后余热，予养阴清心方罔效，烦躁益频。每见家人进餐即索食，甫入口，则烦躁顿作，须臾自动停止。江老玩味经文，忽然悟曰：此乃蛔厥，因《伤寒论》厥阴病篇描述蛔厥的特征是："今病者静而复时烦者……蛔上入其膈，故烦，须臾复止，得食而呕又烦者，蛔闻食臭出……"遂按方证对应，予乌梅丸，去辛温之品，加驱虫药。服1剂，大便下如污泥，便内挟虫，从此烦躁止矣。他所治愈的不少蛔厥，均是既不腹痛吐蛔，亦不厥逆，却与"静而复时烦，须臾复止"的描绘相合。故信手拈来乌梅丸，方证对应，每收捷效。

◎乌梅拾珍

刘尚义经验 乌梅治崩漏

一例青春期功能性子宫出血，陈某，女，19岁。17岁月经初潮，两月或三四月一至，量多，每次月经来潮都要睡卧少动，经量稍减，继则打止血针，如此缠绵二三十日方休，最为所苦。这次月经已行3日，量多色红，所喜胃口尚好，眠食、二便如常，舌苔薄白，脉弦有力。有一偏方，窃思组织严谨，配伍合理，深得中医制方之妙，系用乌梅500克，陈醋250克，再加水同熬，俟水分蒸发大半，再加醋至原量，煎至极浓，用干净纱布滤去渣即成，开水加白糖冲服一汤匙。瓮安缺乌梅，病家愈病心切，专程去都匀买回乌梅，如法操作炮制，服用时月经已是第八日，诚如偏方所言，"治妇女崩漏，效如桴鼓，屡试屡验。"日服3次，第二日经量渐少，3日全止。为调经计，嘱病人下月该行经时以焦山楂 60 克煎水加赤砂糖兑服。此为张锡纯经验，女子月信至期不来，用焦山楂 30 克煎水加赤砂糖兑服。服三四剂后，月事行动，经行 4 日后，又开始服用乌梅醋煎膏，2 日后经水顿止。下月再服山楂红糖煎，经三四日，再服乌梅醋煎膏。如此反复治疗 3 个月，月事渐调。随访 4 个月，月经正常。

功能性子宫出血症，除用人工周期外，中药调治殊属棘手。乌梅醋煎膏深得酸甘化阴、阴生阳长之妙，有尽剂血止的作用。此等药物不取贵、下咽即能去病、山林僻邑仓卒即有的贱验便方，值得推广使用。

指月按：用乌梅止咳止痢，人皆知之。可用来止崩漏下血，世人少用。可乌梅止下血之功却尽载于古方。比如《妇人大全良方》记载，治妇人血崩，用乌梅汤调服乌梅烧灰研成的粉末，遂愈。《济生方》和《本草纲目》都记载，治疗大小便出血不止，用乌梅烧灰存性，用醋调成丸，米饮服下，也能迅速止血。可见乌梅与醋搭配，收敛止血，古人早已用之。

欧阳勋经验

乌梅茶治疗尿路感染，一般 3～5 天可愈，无不良反应，简便易行。用法：每天取乌梅 50 克，放红糖一匙（白糖亦可），用开水冲泡，当茶饮，令其频饮频尿，至病愈为止。据现代实验研究，乌梅具有抗大肠埃希菌、铜绿假单胞菌等作用。频饮乌梅茶，一方面会大量排尿，冲洗病灶，另一面又具有抗菌作用。

指月按：把尿路感染当成虫蚀为患，虫得酸则静，再配上大量频繁饮水，能迅速冲洗尿道，同时乌梅能令筋脉松软，有助于尿浊排尽。

石恩骏经验

乌梅祛死肌、蚀恶肉之功，首见于《神农本草经》。石氏认为，凡死肌恶肉，类同各部位增生的息肉。石氏常将乌梅广泛运用于声带息肉、胆道息肉、胃息肉、肠道息肉、子宫息肉等疾患中，并认为死肌恶肉多系痰瘀凝结，故临证时恒以本品为主药，配合消痰祛瘀之品为治，创制了治疗各种息肉的基础方（乌梅 30 克，生薏苡仁 30 克，威灵仙 15 克，僵蚕 10 克）。然息肉有不同病机，故需加减用药。如声带息肉，常配合生地黄、玄参、麦冬、桔梗、甘草；胃息肉，配合党参、白术、茯苓；肠道息肉，配合大血藤、黄连；胆道息肉，配合柴胡、白芍、香附等。唯息肉类疾病治疗费时较长，持之以恒，始可收稳定彻底之效。

熊某，女，38 岁，农民。右上腹胀痛 3 年，常感口苦恶心，舌淡苔白腻略黄，脉弦滑。B 超示多发性胆囊息肉。此痰瘀凝结、肝郁气滞之证。处方：乌梅 30 克，生薏苡仁 30 克，威灵仙 15 克，僵蚕 10 克，柴胡 10 克，白芍 10 克，延胡索 10

克，郁金 10 克，甘草 5 克。连服 5 剂，右上腹胀痛、口苦恶心感减轻。将上方制成散剂，长期服用，以冀治愈。

指月按：将乌梅外治赘肉的作用，引申消里面的息肉，足见中医内外之理相通应的思想，所以现在也有人用乌梅减肥瘦身。不过必须因病人寒热虚实而辨证用之，不能只看到它消恶肉的作用。如果脾虚不能长新肉，就要重用白术疗死肌，健脾气。如果腐浊排泄不尽，就可加山楂、木香、枳壳之品，开胃通肠，给邪以出路。这都要因人因病而异。

《太平圣惠方》记载，治小儿头疮，积年不愈，乌梅肉烧灰研细，以生油调涂之。

指月按：乌梅捣烂或炒炭，研末外敷，可消疮毒，善治胬肉外突、头疮。譬如《中医验方汇选》记载，一妇人足掌生了鸡眼，治好了又复发。后来用乌梅肉加醋捣烂，同盐水调成软膏，洗干净脚后，用小刀把鸡眼表皮割去，贴上这膏药，外裹纱布，贴 3 次就好了。这鸡眼也属于恶肉死肌，所以用乌梅能去恶肉。

《杂病广要》记载，一进士经常牙龈出血，用尽各种方法乏效，后来用乌梅肉捣成大丸，含在牙龈出血之处，用了几丸后，就很少出血了。

指月按：乌梅其性酸收而涩，能使局部肌肉收敛，一收敛血就止住了。

68．五倍子

◎虫瘿的房子

小指月说，爷爷，五倍子听起来就像植物的种子。爷爷说，实际上五倍子并非草木种子，而是昆虫寄生在盐肤木等树上的虫瘿，所以它算是动物性中药。

然后爷爷便带指月去观察这五倍子，原来它寄生在树枝上，牢牢固定，即使你使劲去晃树枝，它也不容易掉下来，而且五倍子的壳非常坚固。

小指月说，为什么它又叫百虫仓呢？爷爷说，因为这五倍子里头藏有大量虫瘿，是这些子虫的仓库。仓库首先应该在外经得起风吹雨淋，在内能够稳固，而不会随便破开。所以这聪明的大自然设计师，设计了虫的仓库，这仓库就具有收敛固涩保护的作用。

小指月听了恍然大悟，说，爷爷，我知道为何五味子能止汗、止血、止咳、止痢、止脱、止遗了。爷爷问，为什么呢？

小指月说，汗血往外溢，不就是肌表不固吗？痢疾、脱肛或遗精往下滑，不也相当于里面守不住吗？所以五倍子就是一个收敛固涩的场，它能够把虫瘿层层包起来，同时它也能够让人阳气固密，而不轻易外泄。

爷爷笑笑说，你知道为何五倍子那么多功效了吧。从上往下，敛肺降火，止咳止汗，涩肠止泻，固精止遗，收敛止血，收湿敛疮。没有一个能离得开它酸涩包藏兜收的作用。所以你可以把它看成一味强大的收敛药，不管是血收不住，汗收不住，精收不住，气收不住，皆可用之。

小指月说，我明白了，爷爷，这样我再读古籍时，心中便了然了。

随后小指月在小笔记本中记道：

贾佩琰经验：五倍子是一味极强的收敛药，概言中医之用，功在"五止"，即止咳、止痢、止汗、止血、止脱。

（1）止咳：五倍子用于肺虚久咳，属中医所谓敛肺止咳之法，治疗肺虚气逆，兼夹虚火之证。朱丹溪曰："五倍子属金与水，嚼之善收顽痰，解热毒，佐他药尤良。黄昏咳嗽，乃火气浮入肺中，不宜用凉药，宜五倍、五味敛而降之。"此多属慢性支气管炎之候，新感暴咳不宜也。

（2）止汗：五倍子用于盗汗、自汗，常多外用。将五倍子研为细末，即为独圣散，以之敷脐止汗，自古即有记载。《集灵方》云："治盗汗、自汗用五倍子研末，津调填脐中，缚定，一夜即止。"可见其效颇捷。此法不独止汗，还可治小儿夜啼。对于古代以五倍子外敷止汗法，现代临床多有报道，把五倍子研粉，每晚睡前取 3~10 克，用凉开水调成糊状，敷于脐窝，纱布覆盖，胶布固定，重症每晚可敷 2 次，一般 1~3 次即可生效。本品既能止渴收汗，又善降火生津，故阴虚者最为适宜。如肺结核盗汗，也同样有效。

（3）止泻：慢性泻痢初起，属实属热，宜清宜导，久泻久痢则宜止宜敛。而五倍子其性不仅收敛，且有抗菌作用，故与慢性泻痢甚合。《本草纲目》以之治泄痢方有 6 首之多，其中以脾泻久痢方配伍乌梅，临床应用，颇收佳效。

（4）止血：固络止血。五倍子含有丰富的鞣质，能加速血凝而达到止血之效。历代医家均用于出血证，如尿血、便血、鼻衄、咯血、吐血、崩漏、月经过多、外伤出血等无实火者，均可内服或外敷。一般单用五倍子或配伍半量之枯矾，共研细末，米粉糊为丸如梧桐子大，每服 10~20 粒，米汤送下，每日 2~3 次，食后服，有止血之效。鼻衄、拔牙创面可取末外敷。

（5）止脱：治疗脱肛、子宫脱垂。二者均属气虚不足、中气下陷而致，当益气升举以治其本，敛涩固脱而治其标，标本并举，收效较佳。此法古人早有所用，如《三因极一病证方论》《妇人大全良方》载，治疗脱肛不收，或产后脱肠，用五倍子末，加白矾一小块，同煎熏洗，效果亦妙。

◎精遗勿涩泄

一大学生得了遗精病，严重时滑精不止，用各类收敛止遗之品，如桑螵蛸、益智仁、龙骨、五倍子，谁知越止精越泄，好像堵都堵不住。他便前来竹篱茅舍。

爷爷说，你也学过中医，知道为何止不住吗？他摇摇头。

爷爷说，精遗勿涩泄。这大学生不解地问，遗精不涩泄，怎么治疗啊？

爷爷说，身体的关窍必然是能通而后能涩。《本草纲目》里记载，用五倍子一两，茯苓二两，制成丸药，可治滑精不止。

这大学生说，这方子我也用过啊。爷爷说，你怎么用的？

他说，我用五倍子二两，茯苓一两。爷爷问，为什么呢？

这大学生说，我怕用茯苓多了，利水渗湿走泄得更厉害，所以不敢多用。

爷爷说，你这是聪明反被聪明误。这古方是治疗虚而滑精者，用茯苓倍于五倍子，是通泄多收涩少。浊阴在下，如果不排泄干净，便成为遗精、滑精的根源，所以要先把邪浊赶出去，再把门关上。你如果太早关门，把邪浊留在里面，晚上睡觉又开始遗精滑精了。

原来是这样，这大学生一点即通，再按这古方用量去服食，遗精、滑精遂止。

随后小指月在小笔记本中记道：

张灿玾经验：一滑精病人，诸药乏效，神疲乏力，用尽补益收敛之品，精关仍然收不住，遂用五倍子30克，茯苓60克制成丸，果获奇效。故知遗精、滑精，下焦又有湿邪者，不可兜收太早，必须先通而后能涩。

◎五倍子拾珍

许履和经验 固齿散治牙齿松动

固齿散：五倍子5个，生明矾适量。先将完整的五倍子敲一孔，将生明矾实其中，煅存性，研为细末，储瓶备用。用时以洁净纱布蘸药末擦牙，每日3次。

黄某，男，41岁。两侧白牙浮动，不便咀嚼，已有半年余。在某口腔医院诊断为牙周综合征，建议拔除牙齿后修复。病人不愿拔牙，遂来就诊。检查：两侧白齿均轻度松动，牙龈不肿，无出血、流脓现象。自述晨起口中发臭，牙龈常有发痒感。嘱外用此药擦牙，每日3次，内服玉女煎加减。服用10天后，牙齿已不松动，咀嚼复常，口臭亦轻。嘱其再服二至丸1个月，以资巩固。

指月按：牙齿不牢固才会松动，而五倍子擅长酸收固涩，它能够牢牢地黏在树枝上，跟树枝结为一体，就像在空中建造了一个房子一样，所以对于牙齿不牢固，它便能够固涩之。当然齿为骨之余，肾主骨。对于久虚劳损，牙齿松动，还是要以内服汤药补肾壮骨方能根治，比如一味骨碎补重用煎汤，治疗牙痛牙松动，乃取补肾壮骨固齿之意。

范文甫经验

杨某，背疮久不愈，疮口溃烂如碗大，流脓甚多，疮口周围有千万条爬虫，痒不可忍。余视之，并无妙策，遂返回医舍，途中有一抬轿者问何故，余遂告之。此轿夫笑而答曰，曾见过此证，可用民间验方，五倍子烧炭，研细粉，与黄糖一起捣如泥，当膏药贴敷之，每日换一两次。余便用此方，发现果然有效，虫皆死于黄糖之中，疮痛渐渐收口而愈。

指月按：五倍子善于收湿敛疮，疮痛久不愈，必定身体虚，收敛之力不及，溃烂变大，此时用五倍子煅烧成炭，收敛之功更速；黄糖乃属土甘味，善入脾，有助于脾主肌肉功能，所以痛疮收口快，长肉迅速。用此方还可以治疗各种溃破的疮面。《辽宁中医杂志》也有报道，一妇人腋下淋巴结核破溃两个多月，流脓水，一直不收口，多次用抗生素、局部换药，并无理想效果。后用五倍子半斤，研成细粉，加半斤蜂蜜，放到锅中边煮边搅，不令糊焦，然后装瓶中，加些米醋调成膏，涂敷患处。脓汁逐日减少，疮口渐渐收合，遂愈。又有一病人，口腔溃疡，久治不愈，局部溃烂，不堪忍睹，遂用五倍子研成粉末，敷在局部，很快收敛生肌。或者用五倍子加蒲黄、生甘草，一起煮水漱口，也能迅速治愈一般的口腔溃疡。服药期间禁食一切辛辣刺激油腻之物，以防进一步溃破伤口。

69. 罂粟壳

◎久嗽不止

《世医得效方》记载，治久嗽不止，用罂粟壳蜜制为末，每服五分，蜜汤调下。

一老年病人久嗽不止，吃什么药都不管用，肺气耗散，有气无力，一吃饭就容易呛到，一呛到就没完没了地咳，这顿饭就不用吃了。

爷爷说，真的百药乏效的话，那么还有一种选择。小指月说，什么药呢？爷爷说，罂粟壳。小指月说，罂粟不是鸦片、毒品的原料吗？

爷爷说，正是，但外面那层果壳是一味重要的中药，中医都用了几千年了，对于久咳或者久泻不止，用之最灵。一般每次用 3 克左右煮水，对于顽固久咳不止者有效。不过必须先找出原因，确认百药乏效，才动用到它。

这病人用罂粟壳 3 克煎水，调点蜂蜜，喝下去后就不咳嗽了。从来没见过这么快速止咳的药物。

爷爷说，对于一般外感病初起，不能轻易用这罂粟壳。小指月说，为什么？

爷爷说，恐其收涩太过，闭门留寇太早。只有到后期正虚邪少，才会用到。朱丹溪讲，治咳嗽用罂粟壳，不必怀疑，但要先去病根，此药乃最后收尾之药也。

随后小指月在小笔记本中记道：

《本草纲目》记载，罂粟壳酸主收涩，故初病不可用之，咳嗽诸病日久，则气散不收，而肺胀痛剧，便可用此涩之、固之、收之、敛之。

◎久泻腹痛要药

有个病人久泻脱肛，用尽一切止泻药，泄泻稍微好转，但留下个后遗症，就是时常腹痛，深以为烦恼。

爷爷说，久病体虚，兜收不住，可用罂粟壳涩肠定痛，对于久咳、久泻、久痢、便血、白带等疾患，但见体虚为主的，疗效皆可。譬如腹痛难愈，用罂粟壳 5 克煮水，则可立即止泻止痛。

《本草纲目》里讲，泄泻下痢日久，则气败不固而肠滑肛脱。此时用罂粟壳治痢如神，亦可止痛。所以李时珍称罂粟壳为涩肠止泻之圣药。但用它时，必须是久泻久痢而无邪气壅滞者。

这病人服用了两次汤药，就泻止痛愈。随后小指月在小笔记本中记道：

《经验方》记载，治水泻久不止，用罂粟壳 1 枚，乌梅肉、大枣肉各 10 枚，水煎温服。

◎收涩太过，大便秘结

一病人咳嗽，顽固胸痛，少气乏力，面色暗黑，自述自己常服罂粟壳缓解久咳胸痛，吃了就减轻，不吃又加重。这样吃得久了，大便拉不出来，吃饭没有胃口，不知道为什么。

原来古籍《易简方》里早有记载，久用罂粟壳有闭胃妨食的弊端，由于罂粟壳紧涩，能够令大便秘结难出。

爷爷说，这就是过用罂粟壳的弊端。罂粟壳是什么药？它乃收敛固涩之药，泻痢、肛脱，它都可以兜收关闭。如果你大便正常，吃多了罂粟壳，肠道被收得很紧，大便怎么出来呢？

于是给他用了麻子仁丸，因为过用罂粟壳，造成脾肠约束太过，用麻子仁丸可以解除这种约束。大便一通，肺部咳痛居然大减，胃口又开。从此他再也不敢轻易服用罂粟壳了。

爷爷说，凡一药有一利必有一弊，切不可只图眼前一时之快，而依赖各种药物。必须要找到病因，学习养生保健之术，这样才能真正摆脱病苦。毕竟这罂粟壳属于毒品之列，如果用之止痛，一次两次效果不佳，就要另谋出路，不可再用，以防成瘾，甚至造成大便顽结的不良反应。

70．诃子

◎久咳失音用诃子

小指月说，爷爷，诃子和罂粟壳功效很相似，都能涩肠止泻，敛肺止咳。

爷爷说，是啊，不过罂粟壳擅长止痛，临床用于多种顽固疼痛，如胃痛、腹痛、筋骨痛，罂粟壳乃强有力的止痛之药。而诃子善于开音，治声音嘶哑。

一病人久咳，短气乏力。爷爷说，这是气阴两虚，金破不鸣，必须补上焦心肺之气，以利音声。遂用生脉饮加诃子、桔梗、杏仁，结果 1 剂咳止，2 剂音声恢复。随后小指月在小笔记本中记道：

诃子善于利咽开音，尤其是声音沙哑，既可单味泡水服用，又可辨证加入汤剂里，乃治疗久咳咽痛、音声嘶哑之要药。

◎久痢脱肛诃子收

《金匮要略》记载，诃黎勒散治气痢，用诃子十枚煨熟打散，米粥调和，顿服。

一老人拉肚子，日久脱肛，非常痛苦，走路不敢走快，说话也不敢大声，好像一走快，一大声，这肛门就收不住。

爷爷说，这是中气大虚，不能升举。小指月说，那就用补中益气汤。

爷爷说，还可以加个食疗粥饮方，用诃子捣烂，制成散，煮粥喝。可以收敛固脱，兜收肛门。老人家服了几天的药，果然拉肚子次数少了，脱肛也没那么厉害了。效不更方，又继续吃了几天的药，下痢转好，脱肛得愈。

爷爷又教这老人家嚼服诃子肉，以稳固疗效。结果这病人以前容易迎风流泪，口角流涎水，自从用这服食法后，居然诸症得消，真是意外惊喜。

爷爷说，人年老上实下虚，泣涕俱出，行步无力，所以治疗既要补益下虚，又要收摄上溢。正如用补中益气汤加上嚼服诃子肉，便能照顾本虚标实，有助于疾病向愈。随后小指月在小笔记本中记道：

《本草汇言》记载，治老人气虚，不能收摄，或小便频行，遗尿，或肛门脱垂，或鼻涕频频流下，或泪水、口水收不住，用诃子取肉，不用煨熟，时时干嚼，徐徐含咽下。

71、石榴皮

◎小儿久泻

有个小孩，因为吃了不洁饮食，腹泻不止，连续拉了三四天，人像脱水一样，马上瘦了下来，黑眼眶明显，少气乏力，睡觉时手还轻轻抖动，家人担心会抽风。

爷爷说，土虚则木摇，拉肚子太厉害确实会转变为手抖头摇而动风。于是赶紧用石榴皮，加点罂粟壳，来收敛固涩。

这家人也略通医术，担心收敛留邪，便举棋不定。爷爷说，急则治其标，如若不止住病势，导致亏虚风动，这样更麻烦，而且已经拉了几天，邪去大半，可以赶紧收摄。遂用此二药，1剂泻止，2剂泻愈。随后小指月在小笔记本中记道：

杨干潜经验：石榴皮治小儿泄泻。小儿稚阳稚阴，每暴泻伤津，土虚木摇而死于慢惊，故按《内经》"得守者生"之旨，须及早使用止涩法，我每以日泄泻超过10次或泄泻势甚者，即施用止涩，不必惧其留邪，"慎勿因循反致虚"。止涩之品，每选石榴皮3～20克，再按比例适当增加甘草用量以制其涩味。若缺石榴皮，可用诃子。如"直肠洞泄"，用石榴皮而泻不止，可按年龄加用罂粟壳3～6克煎服。最近治一婴儿患中毒性消化不良，腹泻多月，某儿童医院疑为不可治，用此药配方辨证论治，2剂而止。

广东著名中医韩梅峰，治疗小儿泄泻经验颇为丰富，我将其常用药物编成小儿泄泻方：石榴皮8克，生扁豆9克，生谷芽8克，云茯苓10克，甘草2克，扁豆花3克，生薏苡仁9克，莲子（去心）10粒。药量随年龄及病情增减。这是一首酸涩止泻、甘淡渗湿、健脾和中之良方，我20多年来，应用此方治愈病例当以千计，兹介绍中医同道推广使用。

◎石榴皮拾珍

邓铁涛经验

我家屋前屋后种有石榴树数棵，遇到有人泄泻时，便从树上摘下15~30片石榴叶，煎水内服，屡试屡效。因此还采集晒干，送亲戚友人备用，一般每次用干品10克左右，或鲜品30克左右，小儿减半，以清水两碗，煮开20分钟左右，取药汁分两三次内服即可。

指月按：石榴叶亦能收敛止泻，其味干涩，性平无毒，乃夏季久痢湿泻之简验便廉方也。如果泻痢积滞未清者，应该先服用通肠之品，而后再收涩。

《吉林中医药》报道，一工人被烧伤，致颜面红肿热痛，出现多处水疱，经清洗创面和消炎处理后，用石榴皮一斤，清水洗干净，煮成汤水，以纱布蘸药液外敷，第二日红肿热痛减轻，连续用一周后，脱皮结痂，遂愈。

指月按：《贵州草药》记载，治汤火烫伤，石榴皮研末，麻油调敷患处。石榴皮能收敛伤口，有助于恢复。《常用中草药手册》记载，石榴皮或叶子有治跌打损伤、刀伤出血的作用。单用新鲜皮叶捣烂，外敷患处，亦能修复创口。

72、肉豆蔻

◎一味肉豆蔻消脾虚腹胀

有个小孩，从小就容易脾虚泄泻，腹肠胀气，一旦腹胀满，饭就吃不下。

爷爷说，这孩子先天脾胃阳气虚，运转不过来，脾主大腹，所以容易腹胀不消化。这家长说，那该怎么办？爷爷说，这样吧，家里准备点肉豆蔻，孩子腹胀满不思食时，就拿几个嚼服，取肉豆蔻芳香之气，能够行气消胀，嚼渣吐掉即可。

结果孩子嚼了几次，放了很多屁，腹胀就消了，胃口也开了。这孩子居然喜欢上了嚼肉豆蔻，嚼后胃口更开，吃饭更香。

小指月说，肉豆蔻在《本草经疏》中记载，它味辛能散能消，气温能和中通畅，其气芬芳，香气先入脾，脾主消化，温和而辛香，故能开胃，胃喜暖故也。故肉豆蔻乃理脾开胃、消融宿食、止泄泻之要药。

随后小指月在小笔记本中记道:

竺友泉经验:肉豆蔻其气芳香,可温中行气而消腹胀,不必配伍他药,只需每日数次嘴嚼肉豆蔻,吞其汁、吐其渣即可。曾治一腹胀病人,曾服百余剂药终不见效,依上法嚼服 60 克肉豆蔻后,腹胀痊愈。临床还以肉豆蔻配伍煨木香治疗久泻,以肉豆蔻配伍半夏暖胃祛痰。

◎肉豆蔻粥

一病人吃生冷的容易拉肚子,吃火锅辛辣之物,反而肚子暖洋洋的,很舒服。只要一受凉,大便就不成形,屡治乏效。爷爷说,屡治乏效的病,就要考虑用食疗。平时常吃不辍,纠正体质,便有助于治病。

病人说,那我这是什么体质呢? 爷爷说,从你喜欢吃什么,就看得出来。你吃温阳之物,肚子就暖洋洋的,很舒服,吃生冷之品就容易腹痛拉稀,大便不成形,所以你这身体是脾胃虚寒,中焦缺把火。如果说要找一味食疗之品,应该是暖中和胃的。小指月说,那是不是肉豆蔻啊?

爷爷说,可以用肉豆蔻,打成粉,喝粥时在粥里撒点,拌成豆蔻稀粥。结果病人大便不成形、腹中容易冷痛的多年困扰就靠这豆蔻稀粥喝好了。

随后小指月在小笔记本中记道:

《药粥疗法》记载,豆蔻粥有开胃消食、温中下气之功,对一些慢性肠胃不适者,如宿食不消、腹冷泻痢、呕吐、腹痛、食欲不振等,可以起到药食兼顾、强大脾胃功能的效果。组方为肉豆蔻 5 克,生姜 2 片,粳米 50 克,把肉豆蔻捣碎研粉,用粳米煮粥,待煮到快熟时,加进肉豆蔻粉末和生姜片,共同煮成稀薄的药粥,既芳香可口,又能温运脾肠。故日本称肉豆蔻为脾家瑞气,说它能给虚寒的脾胃带来一股吉祥之气。

73、赤石脂

◎赤石脂粥治小儿顽固泻痢

小指月说,爷爷,赤石脂是一种土壤,也可以当药用? 爷爷说,这种高岭红土不但可以当药用,而且还是最为平和有效的涩肠止泻药,连小孩都可以吃。

有个小孩水泻,严重到脱肛,一吃东西就泻,连喝粥也泻。爷爷说,试试赤石脂吧，赤石脂能涩肠止泻，治久泻久痢。

《斗门方》中记载，赤石脂打成像面一样的细粉，每次用粥饮调服半钱，专治小儿顽泻，肛门不收，乃行之有效的民间单方。

这小孩吃什么都泻，但吃这种赤石脂粥就不泻，而且还很喜欢吃，连吃了几天，大便正常了。爷爷说，一旦正常后，就要停止服药，防止收敛太过，反成便秘。随后小指月在小笔记本中记道：

《子母秘录》记载，治小儿水痢，形赢不胜大汤药，用石脂研粉，以白粥调服。

◎ 赤石脂禹余粮汤

有位老人，秋天伤于生冷，腹泻了半个月而不止，用了理中汤，还是管不住，都有点脱肛了。

爷爷说，病人脉象下陷，理中汤理的是中焦，而这种下痢出于下焦，必须要温肾固涩，只扶中焦脾土还不够，必须要温暖下焦，加收涩固脱的药。

遂用赤石脂禹余粮汤，送服附子理中丸。这两味药都善入下焦，因为它们属于矿土类中药，能直入肛肠，它们性又偏涩，专主收敛，所以服用后腹泻遂止，肛门回收。随后小指月在小笔记本中记道：

附子理中丸温暖脾肾治其本，赤石脂禹余粮汤收涩肠道，急则治其标，标本并行，其效必速。

◎ 赤石脂拾珍

吴怀棠经验 *赤石脂治胃病*

苏州名医吴怀棠发现赤石脂能治胃病是由于某个偶然机会，再通过实践治验而获得的。吴氏在农村巡回医疗期间，一度因缺乏制酸止痛止血的乌贼骨而别谋一味以代之，后发现赤石脂有此功用。经查阅方书，《千金翼方》用赤石脂治痰饮吐水，"有人患饮，诸药不瘥，服此一斤即愈"，还说："尽三斤，终身不吐水。"《普济本事方》亦云："此方试之神效。"据此，吴氏决定试用赤石脂代替乌贼骨治疗胃病，结果意外地发现其止痛、止血、制酸的效果非常显著，同时还做了一些疗效对照比较，有些病例不用赤石脂，疗效就差，加入就好。

吴氏近十年来，经治数百例，疗效可靠，尤其是对上消化道溃疡的效果最佳，绝大多数是成功的。具体的服法、剂量分两种，其一为汤剂，用赤石脂30~60克，研细加入汤剂包煎，汤剂的组成仍须按中医的胃病辨证用药为基础；其二为散剂，基本方是：赤石脂 250 克，白及 60 克，降香 30 克，香附 60 克，炙甘草 60 克，上药作为一料，研极细末，每用 5 克，每日 2~3 次，食后开水调服，或作为丸药，或装入胶囊服均可。

指月按：赤石脂本身就是石类药，所以重镇下收，又善于收敛固涩，所以能把上逆的痰浊往下收，并且它还能敛疮生肌，符合脾土主肌肉、生发万物之意，所以有助于局部胃黏膜溃烂的修复。溃疡疾患用赤石脂在短时间内能够止痛敛疮，又能把上泛的酸水收下去，所以是一味针对各类溃疡病、胃炎的专药。

74、山茱萸

◎固脱的山茱萸

一老人素有痰喘，冬天发作得厉害，这次由于劳力过度，导致喘脱，在干活的时候突然短气乏力，倒卧在地，呼吸气微，自己觉得气息不续，脸色苍白。正逢爷孙俩采药经过，爷爷说，碰到喘脱，该怎么办呢？小指月说，急用独参汤。

爷爷说，病人之前服过独参汤，虽然稍微呼吸有力，但还是没法令气息相续。

小指月再按他的脉，虚散不定。爷爷说，此危证也，用人参还须配四两山茱萸，才能补气固脱。纯用人参能补虚，山茱萸重用能固散。对于气虚外散者，必须连用参、萸，才能补虚固散。故称此二药为虚散二药。

给病人服上药后，病人汗止心定，气脉相续，渐渐缓过气来，能够自己坐起来，言谈举止如常。爷爷说，以后可千万别劳力过度，虽然说运动对身体有好处，但过量的运动却能够让人身心俱损。小指月说，劳则耗气，就是这个道理。

爷爷说，不仅是劳力气脱，房劳精脱，还有大汗后液脱，大泻后水脱，急则治其标，都可以用人参益气，山茱萸固脱，这样气血津液能及时保住，就能气脉相续，回复正常。随后小指月在小笔记本中记道：

张锡纯每用山茱萸救治脱证。《医学衷中参西录》曰："愚临证数十年，于屡次实验中，得一救脱之圣药，其功效远过于参、芪，而自古至今未有发明，其善治脱者其药非他，即山茱萸一味大剂煎服也。盖无论上脱、下脱、阴脱、阳脱、奄奄一息，危在目前者，急用生净萸肉三两，急火煎浓汁一大碗，连连温饮之，其脱即止。"安俊义医师受其启发，试用山茱萸救治脱证，果有效验。

汗脱案：王某，男，61 岁，农民。1989 年 8 月 13 日初诊。素患痨证，经治 2 年未愈，间有咳嗽，动则气喘，体弱多汗，面色㿠白，倦怠嗜睡。时值初秋，流感甚行，患染此疾，症见恶寒发热，鼻塞流涕，口舌干燥，咳喘加重。当地医院胸透：肺部未见明显病变。一村医拟辛温解表之麻黄汤，用麻黄10克，桂枝15克。药后汗出连连不止，声短息微，精神疲惫，嗜睡，心悸，眩晕，四末逆冷，面色㿠白，脉虚无力。测血压80/50mmHg。邀我诊治，急用山茱萸150克，急煎取汁一大碗，首服1/3量，余药视病情分次频饮。5小时后血压回升至正常，精神恢复，四肢转暖，出汗显减。遂用辛凉解表之桑菊饮加甘寒之沙参、麦冬、玉竹，感冒在2日内好转。《医学源流论》曾告诫说："至于盛夏初秋，天时暑燥，卫气开而易泄，更加闭户重衾，复投发散之剂，必至大汗不止而亡阳矣。"诚为确论。乡医面对素体虚弱、染病风温之病人，辨治有误，过用汗法，致其心肾阳气虚衰，故心悸、肢冷、眩晕、脉虚、汗出如油。大剂山茱萸急煎频服，能收敛元气，固涩滑脱，振作精神，故效如桴鼓，救生命于垂危之间。

精脱案：王某，男，27岁，工人。1987年1月3日初诊。病人素体虚弱，复加乍病初愈，即行房事，未毕，感心慌气促，头晕目眩，汗出淋漓，被褥皆湿。急邀余诊治，查：面色苍白，四肢不温，脉搏疾数。血压82.5/53mmHg。此属精脱。急拟山茱萸100克，武火煎浓汁约300毫升，首服150毫升，余药分2次间隔4小时饮完。半日许精神好转，汗止脱回，血压恢复正常。《类证治裁》曰："纵欲竭精，精脱于下，气脱于上。"终致精气双虚，而生以上诸症。山茱萸味酸善收，但敛正而不恋邪，性温得木气最厚，颇具开通之性。故大剂煎服后，脱证止，元气复，诸症消失。

液脱案：陈某，男，58岁，农民。1989年7月17日初诊。暑天饮冷，呕泻大作，3小时内腹泻10余次，呕吐3次。延余诊治时，呼吸急促，心悸，眩晕，面色苍白，四肢冰冷，躯体后挺，脉搏细弱。血压78.8/48.8mmHg。病属脱液。急用山茱萸120克，浓煎分服。半日后上症基本消失，血压升至正常，唯腹泻仍作，用藿香正气散调理而康。山茱萸固涩滑脱，收敛元气，振作精神，验之临床，屡试皆效。本例由津液亏损，至阳气暴脱，山茱萸大剂煎服半日内收功。

观今之医，抢救脱证，每用参、芪、姜、附，罕有用山茱萸者。安氏体会，山茱萸确是一救脱良药。对于先由有形之津、液、精亏损导致无形之气暴脱，大剂煎服，分多次饮用，多可获立竿见影之效。

◎肝虚腹胁痛

一男子好怒，稍有不如意，心中便郁怒烧身，好与周围人计较吵闹，周围的人皆敬而远之。这男子经常腹胁作痛，郁怒则加重。医生说，胁者肝经所过，腹者脾之所主，此必是肝脾不和，宜疏肝理气，健脾消食。开了逍遥散和保和丸，理法思路皆无可非议，却屡屡服药不效，腹胁胀痛依然，难不成心病无药医？

爷爷诊其脉，发现病人脉细弱，此不独肝气郁结，久怒耗其肝中气血，导致肝虚不能疏泄，当先补其肝，遂在原方基础上加 60 克山茱萸。病人甚是不解，说，我服这药多剂不效，再服 3 剂，岂能有效？

爷爷说，如同木工钻孔，前面医生钻到七八分，再差两三分就钻透了，岂能因为这两三分而放弃。病人服 3 剂药，腹胁痛顿消。

小指月说，以后碰到生气后引起腹痛胁胀的，还是要察色按脉，这样才不会被病象所迷惑。随后小指月在小笔记本中记道：

张锡纯经验：门生万某，曾治一壮年男子，因屡经恼怒之余，腹中常常作疼。他医用通气活血、消食祛寒之药，皆不效。诊其脉左关微弱，知系怒久伤肝，肝虚不能疏泄也。遂用净萸肉二两，佐以当归、丹参、柏子仁各数钱，连服数剂，腹疼遂愈。后凡遇此等证，投以此方皆效。（《医学衷中参西录》）

◎山茱萸拾珍

张锡纯经验

一人年四十余，外感痰喘，愚为治愈。但脉浮力微，按之即无。愚曰："脉象无根，当服峻补之剂，以防意外之变。"病家谓病患从来不受补药，服之则发狂疾，峻补之药实不敢用。愚曰："既畏补药如是，备用亦可。"病家根据愚言，迟半日忽发喘逆，又似无气以息，汗出遍体，四肢逆冷，身躯后挺，危在顷刻。急用净萸肉四两，暴火煎一沸，即饮下，汗与喘皆微止。又添水再煎数沸饮下，病又见愈。复添水将原渣煎透饮下，遂汗止喘定，四肢之厥逆亦回。（《医学衷中参西录》）

指月按：痰喘虽然为标实，但如果不是因为本虚，则痰不能留在体内。特别是痰浊壅盛，阻碍呼吸，危在旦夕，如果不是重用固涩滑脱之山茱萸，将无气以息，所以急则治其标，并不惧收敛固涩之药。

邻村李××，年二十余，素伤烟色，偶感风寒，医者用表散药数剂治愈。间日，忽遍身冷汗，心怔忡异常，自言气息将断，急求为调治。诊其脉浮弱无根，左右皆然。愚曰："此证虽危易治，得萸肉数两，可保无虞。"急取净萸肉四两，人参五钱，先用萸肉二两煎数沸，急服之，心定汗止，气亦接续，又将人参切作小块，用所余萸肉煎浓汤，送下病若失。（《医学衷中参西录》）

指月按：脉象浮弱无根，如同萍踪无定，风筝断线，急急当固脱。而重用山茱萸，能迅速敛元气于脱散之虞，令气脉相续，心定汗止，配合人参更能把脱失的元气追回来。所以人参配山茱萸，乃益气固脱，治疗脉虚散最妙之药。

奉天友人田××妻，年五十余，素有心疼证，屡服理气活血之药，未能除根。一日反复甚剧，服药数剂，病未轻减。田××见既济汤后，载有张××所治心疼医案，心有会悟，遂用其方加没药、五灵脂各数钱，连服数剂痊愈，至此二年，未尝反复。由是观之，萸肉诚得木气最浓，故味虽酸敛，而性仍条畅，凡肝气因虚不能条畅而作疼者，服之皆可奏效也。（《医学衷中参西录》）

指月按：山茱萸酸敛之性用于止汗固脱在意料之中，可用于治心腹肢体疼痛，并认为它有条达血脉效果，却出人意表。原来《神农本草经》早有记载，说山茱萸主寒湿痹。但凡痹痛皆气血不行，山茱萸酸涩收敛，何以能行气血？盖人体血脉通畅，必赖以收缩和舒张二力相互并济，正如欲出重拳必先把拳攥紧回收，欲跳高处必须屈膝蹲下，将力量收于一处，以助蹦出。而山茱萸便能够将耗散之气血收于一处，令血脉缩紧后，弹出更有力。就像弹簧，下按力量足够，上弹就高，如果不下按，它就不弹。

气血脉道之理与物理亦相通，心脏必先收回充足气血，才能用力泵出，这就是为何桂枝汤用桂枝配白芍成为群方之首，白芍能将血收回来，桂枝能将血送出去，那么血足脉通，痹痛便止。所以治疗各类痹痛时，用山茱萸酸收气力时，还必须配以丹参、五灵脂或桂枝，活血化瘀温阳，将脉道障碍扫清，令气血泵出力量更强。

山萸肉之性，又善息内风。族家嫂，产后十余日，周身汗出不止，且四肢发搐，此因汗出过多而内风动也。急用净萸肉、生山药各二两，俾煎汤服之，两剂愈。（《医学衷中参西录》）

指月按：人皆知用天麻、钩藤、石决明来平肝息风，如果不寻根问底，找出肝风吹起的缘故，徒息无益。正常树叶茂盛油绿，水分充足，一般的风是吹不起来的，而一旦树叶水分蒸干，便枯槁轻如纸，风一吹，正如柳絮风起一样，遂四处飘零，不定踪影。

人体之理亦同物理。如若生完孩子，又汗出不止，或者劳力过后，汗脱不固，身体大量失水，便如同动风，中医称之为因虚风动。就像肝木失去饮水涵养，必定容易被风动摇，所以古人说，滋水可以涵木。故重用山茱萸、山药之品，柔润滋养，急急把汗脱固住，让阴液养足，则百脉柔润，风自息矣。

75、覆盆子

◎一味覆盆子治夜尿多

一老人夜尿多，严重时一个晚上要起十来次，根本没法睡觉，每次小便就那么一点。每次小便完后又口渴想喝水，一喝水，尿又多。久而久之，身体就日渐消瘦。如果不把小便收住，这样长期水土流失，尿多耗气，人也会虚弱。

爷爷说，这样吧，就用一味覆盆子煎水代茶饮，放保温瓶里，渴了就喝。这么简单的小招法，居然让这老人从此告别了夜尿之苦，连尿盆都不用了。

小指月说，太形象了，覆盆子能补肾缩小便，夜尿一少，就不用尿盆了，尿盆可以反盖过来，丢在床下，真是一味名副其实、缩尿止遗的覆盆子。

◎涩精止遗的覆盆子

一男子隔三岔五遗精，频繁遗精，让他气短乏力，阳痿，到医院检查，发现精子数量少、活力低。爷爷说，尺脉弱，是典型的精亏阳痿，应当平补肝肾。

小指月说，为什么不能峻补？爷爷说，病人本身精关不固，受不得峻补，补得越厉害，遗精就越厉害。

病人点点头说，大夫，你说的真对，我也吃过几次六味地黄丸、壮腰健肾丸、肾气丸，可吃了还是频繁遗精。爷爷笑笑说，你试试五子衍宗丸，同时配合用单味覆盆子，酒泡过，焙干研成粉末，每日用酒送服。

病人吃了一段时间后，居然不遗精了，阳痿也大为改善。小指月说，这五子衍宗丸果然是最为平和的补肾之药。随后在小笔记本中记道：

《濒湖集简方》记载，治阳事不起，用覆盆子酒浸，焙干研末，每天早上以酒送服三钱。

76、桑螵蛸

◎安神收涩治尿床

桑螵蛸又名螳螂子。小指月说，爷爷，连螳螂产的卵都可以入药。

爷爷说，桑螵蛸可是补肾固精缩尿的要药，一般金樱子、覆盆子缩固不了的，这桑螵蛸都能够缩固，所以一味桑螵蛸散就是治遗尿妙药。

小指月说，爷爷，为什么很少看你用桑螵蛸呢？爷爷说，杀生求生，去生更远。中医要有一颗慈悲之心，能用草木药，尽量不用动物药；能用便宜药，尽量不用贵重药；能用简单的药，尽量不用复杂的药。这样你既有取之不尽的药材资源，病人花费也少，也能方便用药。这才是真正传统的中医。

有个女孩，从2岁开始就一直尿床，断断续续治了2年多，尿床始终不断，脉象虚数，舌淡苔白。明显脾肾两虚，发育不好。

女孩的母亲说，我孩子早产，加上小时候没有照顾好，所以一直疾病不断，现在这尿床快5年了，还没有治好。爷爷说，你试试六味地黄丸吧。

这母亲说，现在孩子还在吃六味地黄丸，不吃的话，尿床更厉害。

爷爷说，这样吧，你再用桑螵蛸和龙骨两味药等份，制成散剂，加点盐，用米汤送服，连同六味地黄丸一起吃。毕竟六味地黄丸补肾有余，而缩尿之力不足。

女孩吃了1周后，尿床大为减轻，吃了半个月，就很少尿床了。

小指月问，爷爷，为什么要加龙骨呢？爷爷说，龙骨可以壮骨，可以安神，可以定志。这孩子来时神思不定，其脉虚数，用六味地黄丸只能补其虚，而不能定其数，这样神志躁动，五脏功能就会失控。加进龙骨和桑螵蛸，便能安神止遗尿。所以这两味药称为安神收涩二药。很多小孩小时候脏器未充，容易受到外环境的惊吓，所以发育不好，用龙骨还能助发育，其实就是起到安神定志作用。

小指月说，我明白了，这就是为何治疗小孩遗尿的汤方里常要配合龙骨、益智仁、远志、石菖蒲或龟甲之类，能够安神魂、定心志的药。

爷爷说，心动则五脏六腑皆摇，所以心中躁扰，小便控制不住，心神得定，小便才能够自制。人体的心脏，管的是五脏六腑。

随后小指月在小笔记本中记道：

《徐氏胎产方》记载，治产后遗尿或尿数，用桑螵蛸炒半两，龙骨一两，打粉，每次米汤调服两钱。

《外台秘要》记载，治遗精尿频，虚劳盗汗，用桑螵蛸炒、龙骨等份打粉，用盐汤调服两钱。桑螵蛸要炒透，才能发挥固涩止遗的效果，生用容易导致泄泻。

◎积液腹痛

一妇人尿频，小腹痛，到医院检查是盆腔积液。这该如何是好？纯用通利尿更止不住，纯用收涩，盆腔积液不就更难消散。

194

爷爷说，收敛正气，通泄邪气，用桑螵蛸配小茴香，专治妇人腹中积气积液积血作痛，一收一利之功也。原来《神农本草经》记载，桑螵蛸主伤中疝瘕，女子血闭疼痛。

于是这妇人用了这两味药打成的散剂，很快尿频止住了，盆腔积液也消散了。

随后小指月在小笔记本中记道：

《本草汇言》记载，治男子、妇人疝瘕疼痛，桑螵蛸一两，小茴香一两二钱，打粉，用花椒汤送服两钱。

◎桑螵蛸拾珍

龚士澄经验　桑螵蛸配黄芩治癃闭

癃闭，即小便不通或点滴而出，下腹胀满难受之症。其因于湿热者，尿黄少并有灼热感。《千金要方》有用桑螵蛸、黄芩二味治疗小便不通之法。我们曾用之少效。揆其方义，似为一收一清之法，收，可使膀胱收缩以排尿；清，可清其湿热不致蕴蓄。试加木通苦寒通利以滑窍，意为不止不行，有涩有通方妙。结果服后尿如涌泉而瘥。

指月按：《神农本草经》记载，桑螵蛸能通五淋，利小便水道。此收涩之品也，何以能让淋通尿畅？原来男子虚损，下焦便容易滞塞，这时通过固其虚，再配以利尿之品，一收一利，更符合人体排尿的生理。

77、金樱子

◎金樱子治子宫脱垂

一妇人子宫脱垂，劳累后脱垂得更厉害。

爷爷说，年老休弱，气机下陷，不能升举，脏器就容易下垂，所以很多中老年人乳房下垂、胃下垂、肾下垂、子宫下垂、肛门下垂。

小指月说，下垂者升举之，下脱者涩收之。爷爷说，那用什么呢？

小指月说，就用补中益气汤。爷爷说，还可以加金樱子这味特效药，因为《中药学讲义》记载，用金樱子治疗子宫脱垂两百多例，治愈率达到七成以上。此金樱子涩能固脱，酸可兜收也。

这妇人只吃了5剂药，子宫就不脱垂了。随后小指月在小笔记本中记道：

李文瑞经验：金樱子一般用量 6～20 克，重用 25～45 克，最大用至 60 克。李师认为金樱子具有固精缩尿之功效，重剂应用则收涩作用显著。常加入缩泉丸、桂枝加龙骨牡蛎汤、锁阳固精丸等方中重用。临床主要用于尿崩症、遗尿、遗精等。如治一 65 岁女性病人，患尿崩症半年，症见口干欲饮，尿频不痛，腰膝酸软，少腹冷胀，大便稀，舌淡红，苔薄白，脉细弦。证属肾气不足，气化无权。遂予缩泉丸加金樱子 45 克等。服 10 剂后诸症大减，遵原方 10 倍量，研为极细末，每服 3～5 克，每日 2～3 次。服用月余，病告痊愈。之后随访，未见复发。

◎ 小儿尿床用金樱子

《泉州本草》记载，治小便频数、遗尿，用金樱子和猪肚一个，煮熟服用。

《明医指掌》记载，金樱子膏治梦遗、尿遗、精不固。用金樱子十斤，剖开，去掉子毛，煎水制成膏服用。

金樱子成熟时，正是秋收之时。小指月最喜欢吃覆盆子，而秋冬之际，金樱子就是上品，可以煮水吃，也可以掰开吃里面的肉，口感非常好。金樱子又称为中药中的糖果，像蜂蜜一样甜，非常好吃，小孩都爱吃。

有个小孩，8 岁了，还经常尿床，睡觉时家人不得已给他穿尿不湿，同学都笑话他。父母想带着孩子打针吃药，这孩子死活不肯，他最怕看医生。

爷爷说，这样吧，你们回去用金樱子煮水给孩子喝，口感好，又能治遗尿。

这家人问，什么是金樱子？爷爷说，金樱子又叫蜂糖罐、糖刺果。它的枝干带刺，果实甜如蜜糖。

小孩只喝了五次，就不遗尿了，家人高兴得不得了，几年的毛病，吃几次药就好了。随后小指月在小笔记本中记道：

任之堂经验：1980 年秋，记得我刚满 5 岁，太爷带我到山上放牛，看前面那片刺藤上一个个红红的果实，叫"蜂笼罐"，不过表面有刺，采摘时要小心。太爷说，医书上将它称为金樱子，未熟时呈青色，味道酸涩，熟透了就很甜。这金樱子煎的药水可以治疗尿床。

◎ 白带偏多

一妇女白带偏多，尿频。她听人家说，用白果煮熟吃有效。可吃了十多天，还是老样子。她又听人家说用水陆二仙丹，专治白浊尿频，就金樱子和芡实两味药，吃后发现稍微有点改善，还是没法根治。

爷爷说，你试着加些薏苡仁。小指月不解，白带量多，尿频，本身兜收不住，为何还要用薏苡仁利水渗湿？谁知用了金樱子、芡实、薏苡仁，不仅治好了她白带量多，而且尿频尿急也减轻了。

爷爷说，《十剂》里讲，涩可固脱。这没错，精华流失固不住，如果不用收涩之剂，就没法把滑脱之象固住。但世人不知道为什么会白带偏多？如果是因为湿浊盛，一味地兜收，这不是关门留寇吗？所以要看病人舌头，舌苔白腻有水湿的，必须以利水除湿之药为先导，这样令水湿利去，邪气排尽，而后方可兜收，不至于闭门留寇。

小指月听后，点点头说，爷爷，你这么一说我全明白了。为何完带汤里用到车前子，在一派健脾收敛的人参、白术、芍药、山药里，特地加一味利水之药，原来是先给邪以出路，再把正气之门关起来。随后小指月在小笔记本中记道：

《本草新编》记载，金樱子，味甘微涩，气平温，无毒。入肾与膀胱之经。涩精滑，止梦遗遗尿，杀寸白虫。此物世人竟采以涩精，谁知精滑非止涩之药可止也。遗精梦遗之症，皆尿窍闭而精窍开。不兼用利水之药以开尿窍，而仅用涩精之味以固精门，故愈涩而愈遗也。所以用金樱子，必须兼用芡实、山药、莲子、薏仁之类，不单止遗精而精滑反涩。用涩于利之中，用补于遗之内，此用药之秘，而实知药之深也。或问金樱子乃涩精之药，先生谓涩精而精愈遗，必加利水之药同治，其论实精。但恐利多而精不能涩，意者治遗精者，多用金樱子为君，少用利药为佐使乎？曰：利水过多，亦非治遗之妙法，必须补多于涩之中，涩多于利之内，自然精足而不遗。尿窍开而精窍闭也。或问金樱子凌冬而色愈有神，其得于金气者深矣。金能生水，似能益精而不止涩精也。不知金樱子非益精之物，使金樱子益精，则必涩精而无不效矣。唯其止能涩精，而不能益精，所以愈涩而愈遗也。金樱子内多毛及子，必去之净，方能补肾涩精。其腹中之子，偏能滑精，煎膏不去其子，全无功效。

78. 海螵蛸

◎顽固带下不收

海螵蛸又叫乌贼骨。说到乌贼，大家都知道，它藏在海底，遇到有天敌时，会放出黑墨一样的汁液来掩护自己逃走。小指月说，海者对应人体肾也，骨者肾所主也，放出黑墨色汁液，黑入肾，所以这一系列分析都表明，海螵蛸第一大功效就是固肾精，以收藏收敛。所以它味道咸中带涩。

一妇人带下清稀不止，用各类草木药乏效，完带汤也吃了不少，还是治不好。

爷爷说，该用动物药了。遂选用能够固经止带的海螵蛸，用完带汤送服海螵蛸打的粉。在《千金要方》里有记载，用海螵蛸制成的粉剂或丸剂，可以治疗妇人漏下、带下不止。结果病人在原方完带汤基础上，多吃了这一味药，就像画龙点睛一样，带下清稀遂收。随后小指月在小笔记本中记道：

《续名医类案》记载：任脉虚而带下不摄者，往往投滋补而不应，余以海螵蛸一味为粉，广鱼鳔煮烂杵丸绿豆大，淡菜汤下，久服无不收功，真妙法也。

◎收酸护胃二药乌及散

《山东中草药手册》记载，治胃痛溃疡出血，胃吐酸，用海螵蛸五钱，白及六钱，研粉，每次服用一钱五分，每日三次。或治胃痛吐酸，用海螵蛸五钱，贝母、甘草各两钱，瓦楞子三钱，共同研成粉，每次服两钱。

一个老胃病的病人，老是反酸，说话声音沙哑，咽喉不适。医生说这是胃酸反流性食管炎、咽炎，这该怎么办呢？

小指月说，看来既要治胃酸，也要治咽炎。爷爷说，为什么会有胃酸呢？

小指月说，胃溃疡嘛，胃气不降。爷爷说，所以既要修复胃溃疡创面，又要降胃气，制酸止痛。

小指月说，那用一味乌贼骨，既能制酸，又能收敛创口，助溃疡面修复。

爷爷说，为什么会有反复难愈的溃疡呢？按道理来讲，胃壁就像皮肤一样，即使偶有损伤，它有自愈的功能啊。

小指月说，反复胃病不愈，是因为反复损伤到胃壁。爷爷说，如果不懂得七分饱养胃法、缓慢吃保脾方。老是吃得撑、吃得急，倾尽天下胃药也治不好胃病。

病人听后点点头说，医生，你说的话真是句句在理，分析我的病情也是丝丝入扣。然后爷爷就给他用乌贼骨配合白及，因为这两味药专门治疗胃溃疡创口被酸水侵蚀，有助于收敛生肌修复，这叫乌及散。乌贼骨善制酸，白及善于护胃，修复创口，所以这两味药又叫收酸护胃二药组。同时还加了木蝴蝶、凤凰衣，此乃咽痛失音二药，质轻走上焦，又能修复溃疡面。

这样吃了几剂药，反酸止住了，胃痛消失了，声音也恢复了往日的清利。随后小指月在小笔记本中记道：

孟景春经验：临床用于治疗胃溃疡，由胃酸过多引起的，常用煅乌贼骨 15克，木蝴蝶 6 克，凤凰衣 6 克，加入辨证施治方中，能促进溃疡面修复。因溃疡是由胃酸过多不断刺激胃黏膜，黏膜受损而形成的。煅乌贼骨有良好的制酸作用，且有止血作用。木蝴蝶有收敛疮口作用，《本草纲目拾遗》谓其"和胃收肌"。凤凰衣为鸡蛋壳内膜，味甘性平，治咽痛失音、溃疡不敛，与木蝴蝶相辅相成，可加速溃疡面修复。以上三味亦可研成细末内服，每服 3 克，每日 3 次。若溃疡见出血者，可加血余炭、参三七，共研末服，有较好的止血效果。

79、莲子（莲子心、荷叶）

◎小儿脾虚泄泻

有个小孩，每逢天气变化、季节交替就容易拉肚子，或者容易感冒，双脉濡弱。爷爷说，指月，这是什么问题？

小指月说，肺主治节，小孩肺气不足，所以易于外感。

爷爷说，肺气为什么不足呢？小指月说，肺属金，土能生金，应该是脾虚。

爷爷点点头说，小儿脾常不足，土不生金，所以稍微风吹草动，季节变化，脾虚的小孩下就容易泄泻，上就容易外感。小指月说，是不是用参苓白术散啊？

爷爷说，健脾的思路没错，四季脾旺不受邪。但这种脉濡弱湿泻的病症，用参苓白术丸更好。

于是爷爷便让他家人去买参苓白术丸，平时煎些莲子山药汤给孩子喝，这样就能够培补土气，使土能运化，后来这孩子就很少再拉肚子了。

随后小指月在小笔记本中记道：

高辉远经验：脾虚泄泻，可运可敛。《医宗必读》云："脾土强者，自能胜湿，无湿则不泄，故曰湿多成五泄。若土虚不能制湿，则风寒与热皆得干之为病。"高师认为荷叶善于升清降浊，俾助脾胃运化之力，使水谷之气清者升，浊者降，故泄泻可敛。莲子能够补脾止泻，乃健脾佳品，食用药用两全其美。

◎一味莲子心清心安神

一病人晚上心烦热，不能寐，尿黄赤。

小指月说，这简单，脉又带点细数，乃阴伤有火，可以用导赤散加栀子豉汤，清胸膈热，导火下行。可病人是个白领，没时间煎药。

爷爷说，弄个泡茶方，每次用3克莲子心，泡茶频饮，清心降火，退热下行。

自从喝了莲子心茶后，这病人很快就能睡着，心烦大减，连平时容易口腔溃疡的情况也减少了。随后小指月在小笔记本中记道：

龚士澄经验：莲子心清心治悸。心，五行属火，篆文"心"字，像倒写的"火"字，寓心火宜下之义。莲子心由下向上生长，至上又折而向下，其色青，又能凉肝。阴虚火旺心悸，如病情不甚，单用莲子心5克，于一日内沏茶数次频饮，连服1周，能清心除烦定悸。因属水生，微苦不燥，故也有益阴作用。如心悸较重，惶惶不可终日者，宜用莲子心4克，龙眼肉10克，文火徐煎2次，饮汤食龙眼肉，功效较单用为佳。此系平常服食之品，故其药用价值易被忽视。但临床运用，每收意外之效。

治动念即遗。个别阴虚梦遗病人，夜间遗精梦泄，日间腰膝酸软，耳鸣目眩，懒于行动，但见色思慕，或倾心动念，亦可不寐自遗，有时尿后精出，自责而不能自控。倘久服滋阴固肾之剂不效，乃君相之火不靖所致，需用莲子心6克，煎汤送服景岳左归丸，每次6克，每日2~3次。

◎减肥降血脂的荷叶

有个血脂过高的病人，个头不到一米七，都快两百斤了。平时手轻微抖动，他就非常害怕中风。可到医院检查，也没有查出其他疾病，只是单纯血脂高，体重超标。爷爷说，不把体重减下来，生活质量就差。

病人说，我也想减，就是减不了。爷爷说，减肥不能靠别人代劳，也不能单纯依靠药物，必须自己管住嘴、迈开腿。一针见血，病人哑口无言，原来他就是管不住嘴，又不爱运动，身体才这么胖。

随后爷爷教他用单味荷叶泡茶，由于他身体肥胖，每次用20克。喝了一个多月，居然减了5斤，喝了3个月，减掉10斤。体重降下来，生活质量就上去了。平时偶尔头晕，现在也基本没有了。

爷爷说，这还不够，还要继续减。少吃荤多吃素，阳光底下常散步。若能持之以恒，寿比彭祖。随后小指月在小笔记本中记道：

姚培发老中医告诫，治疗高脂血症、肥胖症，只要抓住湿、痰、虚三个关键因素及其相互转化关系，治疗时灵活化裁，就能达到预期的治疗效果。化湿药物，姚老喜用荷叶、藿香、佩兰之属。对荷叶一味特别推崇，此药有芳香辟秽、升发清阳、醒脾化湿作用，具有一定的降血脂作用。一般用量为 9 克。

◎荷叶拾珍

赵绍琴经验

昔北京四大名医之一的汪逢春先生于夏月喜用鲜荷叶一角包裹六一散 50 克，针刺数孔入煎，以清暑利湿，用法巧妙，效果亦佳，不愧为谙于随时用药之高手。

指月按：凉利之药生湿地，荷叶出淤泥而不染，于浊水中能升发清气，善于清利湿浊，所以能够引暑热浊阴出下窍，配合六一散可以加强其清暑利湿功效。

刘炳凡经验

刘老习配荷叶，以消除因湿阻清阳所致的眩晕；亦用此药与苍术、骨碎补配伍，煎水洗头，用于肿瘤化疗后引起的头晕、脱发。

指月按：荷叶能于浊水塘中一茎直上，透发清阳，如同人体清阳之气从五脏六腑水谷精微里直上巅顶，荣养脑窍。所以脑窍清阳不足而眩晕者，或者湿邪盛，头重如裹，这时用荷叶取其象，善于升阳降浊。

80. 芡实

◎天道贵涩

一老者须发由白转黑，面目肌肤由皱转顺，人皆以为老树吐新芽，枯木逢春意，但不知道怎么做的。原来爷爷教这原本体衰病弱的老者一个食疗方。

小指月说，是不是服食像核桃这些补肾补脑之品呢？爷爷笑笑说，张锡纯讲，天道贵涩，人持百年之寿命，功夫全在于敛。我没有教他去补，而是教他收涩精神的服食之药。

小指月不解地问，什么药可收涩精神呢？爷爷笑笑说，一味芡实就能健脾除湿，益肾固精，收涩精神。而芡实就是符合天道贵涩精神的一味药。我教他每天用 10 粒芡实，放在饭里蒸熟嚼服，必须细嚼慢咽，如蚁食，待津液满口方才咽下。

这老人平素脾虚气弱，尿频短气，消瘦不长肉，乃精华走泄太过，一旦通过芡实加强身体收涩之功，使精华不外流太过，那么五谷皆为补益。

随后小指月便在小笔记本中记道：

苏东坡虽非专业行医，但亦通达医术养生之道。他弟弟苏辙的身体很差，苏东坡便教苏辙简便的服食之法，以强身益智，延年抗衰。即嚼食芡实，每天 10

粒左右，必须细嚼慢咽，等到津液满口时才分多口咽下，这样便有润燥去枯、和调五脏、洒陈六腑之功。也可以煮成芡实粥服食。

◎劳身逸心之道

一女白领平时思虑过度，劳伤心脾。稍微懂点中医常识的人都知道，久坐不动，压迫生殖系统，就会导致排尿异常，加上久坐伤肉，久坐伤气，久思伤脾，长期坐办公室，又用脑过度，造成脾虚气弱，难以运化湿浊，或小便频数，或白带增多，或腰酸腿软，或大便不成形。

病人跑遍各大医院，妇科去过，泌尿科去过，神经科也去过，周身什么病都有，但什么病都不好治。

爷爷说，你看起来这么多病，在中医看来就只有一个病。病人困惑地说，是什么病？爷爷说，脾虚湿盛。病人问，那该怎么办？

爷爷说，少动心脑，多动手脚。这病人说，平时很少动手脚，却多动心脑。

爷爷说，这就是你得病的原因。真正健康的人，应该时时劳身逸心。现在之所以这么多亚健康、疲劳综合征的人，以及各类莫名其妙的疾病，是因为他们都在劳心而逸身。过用心脑，导致神思枯竭，过度安逸，导致气坠血懒，所以整个人看起来精神不振，病痛也多。这病人听后豁然开悟。

随后爷爷便教她每天用一些芡实，加点白糖，蒸熟做点心服用，再教她练五禽戏、八段锦，每天抽出一个小时，去运动健身，挥洒出汗。不到半个月，各种不适症状，就像秋天的落叶一样，被风吹走了。

小指月说，一味芡实这么妙，加点白糖蒸熟，居然对慢性泄泻、小便频数、白带偏多、腰酸腿沉、体虚气弱都有帮助。

爷爷说，因为这些情况都属于脾虚湿盛所致。芡实加白糖能引入脾中，健固脾气，脾能兜收住，化湿浊为津气，诸症自愈。同时芡实又偏涩，能固涩精神，使思虑过度者不会耗散得太厉害，身体也会好转。

81. 刺猬皮

◎能收能破的刺猬皮

小指月在丛林中看到一只刺猬，这刺猬满身都是短刺，一有风吹草动，刺猬便会把周身缩成一个球，四周布满刺，虎狼见了也无从下口。所以刺猬又叫刺球子。爷爷说，指月，你从刺猬这个象想到什么呢？

小指月说，我想到两点，第一点，它带刺，能消肿破积；第二点，它能够收缩成团，代表可以收敛气血津液，束缚阻滞积聚。

爷爷说，像这样既有消肿破积之功，又有固精收敛之效的药物比较少。能收能破，首推刺猬皮。两种功效，看似相反，其实相反相成。正因为这样，刺猬皮又被称为仙人衣，它一方面可活血化瘀止痛，另一方面可固精缩尿止遗。

小指月说，这样我们再看《名医别录》对刺猬皮的论述就看得懂了，里面讲用刺猬皮烧灰，酒调服，可以治疗腹痛、疝瘕积聚。爷爷说，没错，腹痛不通，带刺能透通，用酒助之，通脉化瘀之功更速，各类积聚肿胀，逢之却可收缩变小。

小指月又说，刺猬治疗遗精、鼻衄的道理也是一样的。爷爷说，都是取其固精止血之效，以刺猬善收缩故也。

小指月说，可为什么平时很少见爷爷用刺猬皮呢？爷爷说，像很多稀有动物，我们医家都应该少用、慎用。既然我们明通医理，就可以找出很多替代药。像收敛固涩的植物药很多，何必用动物药以助杀伐之气呢？像活血化瘀的草药随处都是，又何必非得去找这稀有的珍稀动物呢？

小指月说，原来是这样。爷爷说，学这味药的目的是通过这味药去领悟医道，并不是去找别人找不到的珍稀之药，来显示自己身手不凡。

◎刺猬皮拾珍

《千金要方》记载，刺猬皮制后研成粉末，以绵裹塞鼻中，可治鼻息肉。

指月按：能收能破刺猬皮。鼻息肉既是一团瘀浊，又是一团壅滞。瘀浊非破不开，壅滞非缩不小。一味刺猬皮，既能化瘀破浊，又可收敛壅滞变小。所以渐破渐缩，可治鼻息肉。

王清任《医林改错》载有刺猬皮散，并曰："治遗精，梦而后遗，不梦而遗，虚实皆效。"其用法是：刺猬皮一个，瓦上烘干为末，黄酒调吞服。在其方后注曰："实在效，真难吃。"近来亦有报道单用刺猬皮炒研治遗精者，可见其治遗精确有良好的效果。

指月按：精遗勿涩泄，不是说所有遗精都要用到收涩。刺猬皮有个特点，能收能通，这是治遗精的一个大思路。但我们可以用寻常草木去替代，比如芡实、金樱子、覆盆子皆能收，薏苡仁、泽泻、茯苓皆可通，根据临床需要调整。

82．椿皮

◎一味椿皮治湿热带下

爷爷说，椿皮分为香椿皮和臭椿皮，臭椿皮苦寒收涩之力更强，一般外用，很少内服。

有个白带黄臭、阴道瘙痒的妇人。爷爷说，这是湿热内盛、浊毒下注的结果，可以内服四妙散加椿皮清热利湿，外用椿皮和黄柏、苦参、百部，煎汤熏洗。果然药到病愈，湿热去，带下转清稀。爷爷再叫她服食山药以健脾，白带遂止。

小指月说，用四妙散清热除湿，外加椿皮又能收敛止带，乃湿热带下标本兼治之法。随后小指月在小笔记本中记道：

《福建民间草药》记载，治疗淋浊、白带臭秽异常，用椿根皮煎水加内服。

◎椿皮拾珍

《经验方》记载，治脏毒、赤白痢，用椿根皮打粉，每服一钱。

指月按：赤白痢，便脓血，乃湿热为患，瘀腐成脓，椿根皮苦寒泻湿热，带涩收敛，能止下痢。一味药乃专治湿热痢疾之特效药也。

83．鸡冠花

◎以花开之象解气郁经闭

一妇人，情志抑郁后月经就会推迟，严重的时候月经就不来了。她自己感觉只要放松开心，月经就很顺畅。

爷爷说，百病皆生于气郁，气血冲和，百病难生，一有怫郁，诸疾生焉。

这次这妇人又因为家庭矛盾郁闷了半个多月，月经没来。

爷爷说，人郁闷就像绳子打结、经脉扭曲一样，气、血、水都过不去，所以越郁闷气色越差，中医叫肝气郁结。

小指月说，爷爷，是不是直接疏肝解郁就行？爷爷说，女人经水不调多是气机郁滞，如果气郁日久，必定会造成气血亏虚。

小指月说，从这脉象看来，双关脉独大是气机郁结为主，身体经水充足，但不下来。爷爷说，可以用逍遥散加鸡冠花、红花。

妇人吃完 2 剂药，月经就来了，而且特别顺畅。爷爷说，肝主疏泄功能加强，经水就会调畅。小指月说，为什么要加两种花类药呢？

爷爷说，气机郁闭，是不是一个关闭之象？小指月点点头。

爷爷说，你看这花类药色红，入血分，又呈现开放的象，是不是善于开闭解郁，打开门户呢？小指月又点了点头，说，难怪月季花、玫瑰花、鸡冠花、红花等这些花类药既善于解郁，打开面部的窗口以美容，又善于助肝疏泄，活血化瘀，打开腹部子宫以助月经调畅。

爷爷说，所以一个善调理妇科疾患的医者，往往善于运用各种花类药。

随后小指月在小笔记本中记道：

过锡生经验：红花配鸡冠花治疗经闭经少。红花辛温，多用活血，少用生血，妇科常用于调经，凡血瘀经闭或经行量少，或经血兼夹瘀块、少腹疼痛，或经少、先后无定期等，皆可选用。现代药理研究证明，本品有兴奋子宫的作用。鸡冠花甘凉，有活血止血之功，既可用于崩中漏下，又可用于经闭经少。现代研究报道，本品有促进排卵的作用。两花合用，对治疗经闭、经少之症，有相辅相成之效。

◎鸡冠花拾珍

戴明生经验　鸡白汤治疗崩漏

鸡白汤：鸡冠花 60 克，白果 10 个。兼有气虚加黄芪 12 克，党参 9 克，白术 9 克。李某，女，30 岁。月经来潮，突然大量下血，经色鲜红，无血块，面色苍白，头昏痛，心悸，烦躁不安，口干，唇红，脉浮数，舌质红，苔薄。投鸡白汤 5 剂后，月经量已减，再服 3 剂后痊愈。

指月按：鸡冠花善于清热凉血，其性涩收敛，能止血止带，白果又善于健脾收敛止带，两味药合用，对于女人脾虚气弱赤白带下、月经量多有明显收摄作用。

姜曾诰经验

曾氏用家传验方"白墨汤"治疗妇女带下病，疗效尚佳。组成：炒白术 9 克，白鸡冠花 15 克，墨鱼骨 12 克（打碎）。带白腥冷加炒荆芥、干姜，带色黄绿腥臭加蒲公英、川黄柏、紫花地丁，带下清稀加金樱子、焦杜仲，带下夹赤、口苦加山栀子、苦参、红鸡冠花。

指月按：妇人带下病，很多因虚劳而加重，用药虽然能够健脾收敛止带，然体虚劳损，如不注重保养，必定容易复发。所以真正治病，养生先行，饮食劳逸保健应该成为众药之先导，知道过劳会引发旧病，就应该避免劳累过度。《内经》讲生病起于过用，不过用身体，身体就不容易生病。

84．常山

◎常山治痰截疟

一疟疾病人，胸中烦闷时疟疾就容易引发。

爷爷说，为什么胸中烦闷呢？小指月见病人舌苔垢腻，乃胸中有痰浊阻挡。

爷爷说，为什么胸中有痰浊呢？小指月说，饮食肥甘厚腻，容易化生痰浊。

爷爷说，这些病人应该少吃鱼肉、粽子、肥肉、鸡蛋这些黏腻、助湿生痰之物，因为中医认为无痰不作疟。

这病人竖起大拇指说，大夫，你说的真对，我自己都觉得饮食肥甘油腻后就痰多，痰多后胸中就气塞，胸中气塞，疟疾发作就频繁。

爷爷便教他用一味常山煎水，小剂量温饮。并说，疟疾急发，可用常山涌吐痰涎，必须量大顿服。平时只需用小剂量常山煎水，徐徐饮下，不用呕吐，却能够消胸膈中停痰。如果呕吐得太厉害，用藿香正气水就可以缓解常山引起的过度呕吐。果然病人在发作前服用，疟疾就很少发作了。

随后小指月在小笔记本中记道：

张锡纯经验：常山性凉，味微苦，善消脾中之痰，为治疟疾要药（疟疾皆系脾中多痰，凡久疟胁下有硬块名疟母者，皆系脾胀兼有痰也）。少服，则痰可徐消，若多服即可将脾中之痰吐出。为其多服即作呕吐，故诸家本草皆谓其有毒，医者用之治疟，亦因此不敢多用，遂至有效有不效。若欲用之必效，当效古人一剂三服之法，用常山五六钱，煎汤一大盅，分五六次徐徐温饮下，即可不作呕吐，疟疾亦有八九可愈。1917 年，时当仲夏，愚因劳碌过度，兼受暑，遂至病疟。乃于不发疟之日清晨，用常山八钱，煎汤一大碗，徐徐温饮之，一次止饮一大口，饮至日夕而剂尽，心中分毫未觉难受，而疟亦遂愈。后遂变汤剂为丸剂，将常山轧细过罗，水泛为丸桐子大，每服八分，一日之间自晨至暮服五次，共服药四钱，疟亦可愈。若病发时热甚剧者，可用生石膏一两煎汤，初两次服药时，可用此汤送服。（《医学衷中参西录》）

85. 瓜蒂

◎其在上者，因而越之

一病人得了个怪病，睡觉时脑中乱糟糟的，好像有很多邪魔鬼怪，乱象环生，常常被惊醒。小指月说，这是不是应该用朱砂、人参安神定魂魄之品呢？

爷爷说，要看脉，他脉象滑数上越，明显有痰浊壅塞，这时产生的各类邪魔鬼怪之象并不是心虚所致，所以不需补养心神，把停留在胸膈的痰浊去掉就好了。

病人点点头说，大夫，我确实觉得心胸中好像有东西，不知是什么塞住了，很难受。爷爷说，那就是痰浊。

小指月说，爷爷，那是不是用小陷胸汤把这些痰浊"陷"下去呢？爷爷说，《内经》讲，病在上者，因而越之。病位偏上用涌吐之法，更加效捷，只是世人都畏惧吐法，才导致吐法失传久矣。

爷爷用吐法很有经验，教病人用一味瓜蒂炒黄研粉，开水送服。等药力浸润在胸中时，病人觉得有欲呕之势，爷爷教他用手指抠喉咙，这样外治引吐法配合内服瓜蒂涌吐法，病人遂吐出痰浊数碗，黏腻如胶水，马上觉得心胸开阔，睡觉时乱象环生之感未再出现。

小指月说，心神为痰浊所蒙，才出现各种怪梦，去掉痰浊，怪梦就没有了，看来用药不能只凭病人口述去用药，必须要参合脉象，辨明虚实，才能药到病除。

随后小指月在小笔记本中记道：

张锡纯经验：一妇人年三十许，一月之间未睡片时，自言倦极仿佛欲睡，即无端惊恐而醒。诊其脉左右皆有滑象，遂用苦瓜蒂十枚，焙焦轧细，空心时开水送服，吐出胶痰数碗，觉心中异常舒畅，于临眠之先又送服熟枣仁细末二钱，其夜遂能安睡。后又调以利痰养心安神之药，连服十余剂，其证永不反复矣。（《医学衷中参西录》）

86. 胆矾

◎胆矾速吐

有个小孩误吃了药物，大人很担心。

小指月说，爷爷，是不是赶快用常山、瓜蒂之物来涌吐胃中药物呢？爷爷说，用常山、瓜蒂煎汤，涌吐浊物，太慢了。小指月说，那该怎么办？

爷爷说，最快的办法就是用半克胆矾，放在温水里融化，让孩子喝几口，可以很快让他吐出胃中毒物。如果还嫌吐得慢的话，就用手指抠孩子的咽喉。

用了这种办法后，孩子果然吐出了很多未消化的药片，这样才免除了一场误服药物中毒的悲剧。

87. 雄黄

◎外用雄黄治恶疮

《本草纲目》记载，雄黄乃治疮杀毒要药也。

有个小孩手臂上长了一个大疮，疼痛难忍，吃了好几天药都没好。

爷爷说，像这种外科之症，以外用药更为直接，于是便用针刺疮口四周和中心，再敷上雄黄末，大疮就渐渐像泄了气的皮球一样消退掉了。

随后小指月在小笔记本中记道：

《千金要方》记载，治疗疮恶肿，刺四边及中心，以雄黄敷之。

◎雄黄治癣

一病人脖子上长了一排癣，越搔越痒，大有蔓延之势。病人用了很多治癣药水，发现用时有效，随后又复发，就像斩草没除根、春风吹又生一样。

爷爷说，身体湿毒盛乃是癣疾爆发的根源。内去湿毒，外治癣毒，双管齐下，才能标本兼治。小指月见病人舌红脉数，病人自述口苦、咽干、尿赤，明显是肝胆湿热。遂叫病人内服龙胆泻肝汤，引湿毒下排，断其癣毒之根；再外用雄黄研细粉，和醋调敷患处。几天后癣疾就结痂而退，不再复发。

爷爷还交代他以后不能吃海鲜，少吃各类味精调料，饮食要清淡。

随后小指月在小笔记本中记道：

《千金翼方》记载，治癣疾，雄黄粉以醋调和，先以新布擦局部，使癣处变赤发热，再以雄黄醋粉敷之。

◎带状疱疹的克星

《世医得效方》记载，治带状疱疹、蛇串疮，雄黄打粉，醋调涂，然后用酒送服少量雄黄粉末。凡为蛇伤、蜂蜇，蜈蚣毒虫、狗犬所伤，皆可用之。

爷爷说，雄黄自古以来就是疮家要药，临床上常用于治疗带状疱疹，往往每用必效，可谓是疱疹的克星。小指月问，雄黄为什么能治带状疱疹？

爷爷说，带状疱疹又叫蛇串疮、缠腰火丹，以好发在胸胁、腰部而得名，乃疱疹病毒感染所致。雄黄能解毒杀虫，其以毒攻毒之力远超过硫黄。

一个年轻人得了带状疱疹，一般一周就可以治好，可他治了一个多月，花了几千块钱，又打吊瓶，又吃药片，还是隐痛未去。

爷爷说，像这种严重带状疱疹，治法也不用太复杂，可以内外同用雄黄，无论带状疱疹轻重如何，以外用药拔毒外出为主，以内用药解毒杀虫为辅。

于是教这病人用雄黄打粉，调醋外敷，再用酒送服雄黄粉，每次 0.1 克。只花了几块钱，带状疱疹就彻底好了。这年轻人感到不可思议，与中医有点相见恨晚之意。

随后小指月在小笔记本中记道：

郭永来经验：带状疱疹，中医外科书中介绍的治法很多，但有特效者也并不多见，内服方多倡用龙胆泻肝汤之类治疗，我刚学医时也曾数次应用过，效果也并不理想。后来见王渭川老中医介绍带状疱疹特效方，试用几例，效果确实很好，一般 3～7 天结痂，10 天左右痊愈，并能立止疼痛。后来才发现此方就是《医宗金鉴》中的二味拔毒散，白矾、雄黄等份，研为细末，凉开水调涂，一日数次（郭按：干则再涂）。《医宗金鉴》称：此散治风湿诸疮、红肿痛痒、疥癣等疾甚效，用鹅翎蘸扫患处，痛痒自止，红肿即消。但并未言及治带状疱疹（缠腰火丹）。我自从得此方，屡屡用于临床而收效甚捷。1995 年至 1996 年，治疗近 20 例带状疱疹，其中数例症状很重，用此药都取得了理想的效果。通过十几年的应用来看，如果在刚起的阶段就快用此药，基本上可以不必配用其他药物，但对治疗不及时，已经形成较大面积疱疹和溃疡者，应结合其他疗法（比如西医的常规疗法），也能收到较好的效果。此方可以称得上是药简效宏的一个好处方，使用时用香油调涂也可以，但我的经验不如用凉开水，因为用水涂上干得快，有利于快点结痂，且不易弄脏衣服。

至于用香油还是用凉开水调药，有时也要看具体情况。比如刚开始，皮肤没有化脓，用凉开水调药，结痂快，好得也快。但如果皮肤已经化脓，用凉开水调药往往在皮肤上结成一层厚痂，就会形成痂下化脓更加厉害，所以在头几天应该用香油调药，待炎症消退后，脓液渐清，再用凉开水调药，效果才好。（《杏

林集叶》)

88．硫黄

◎硫黄治滑泻

《圣济总录》记载，治水泻不止，伤冷虚极，用硫黄一两，研细粉，先熔黄蜡，再加硫黄末调匀，制成梧桐子大丸，每次服五丸。

有个 4 岁的小孩子，手脚偏凉，隔三岔五就拉肚子，所以身体瘦弱，舌淡苔白，用了各种草木药，效果都不理想。

爷爷说，这是先天禀赋不足，后天脾胃失调，当温补脾肾阳气，令火旺水寒得消，米谷可化，滑泻能止。遂用生硫黄，每次用像绿豆那么大的一块。李时珍说，硫黄主虚寒久痢滑泻，补命门不足。这孩子吃了第一次后就不滑泻了，又吃了几天，胃口大增。后连服 1 个月，身体由弱转强，由瘦转壮，手足渐温，滑泻消失。

随后小指月在小笔记本中记道：

张锡纯经验：一孺子三岁失乳，频频滑泻，米谷不化，瘦弱异常。俾嚼服生硫黄如绿豆粒大两块，当日滑泻即愈。又服数日，饮食加多，肌肉顿长。后服数月，严冬在外嬉戏，面有红光，亦不畏寒。

一数月孺子，乳汁不化，吐泻交作，常常啼号，日就羸瘦。其啼时蹙眉，似有腹疼之意。俾用生硫黄末三厘许，乳汁送服，数次而愈。（《医学衷中参西录》）

◎温阳化气治水肿

《杨氏护命方》记载，治疗脾胃虚冷导致的水停气滞，用硫黄制成梧桐子大，米汤调下。

一老人脚肿，小便不通，肚腹凉冷，服用各种利尿温阳之药，皆无明显疗效。

爷爷说，指月，为什么会水肿？小指月说，人老阳气日衰，如夕阳西下，身上水寒气化不了，变为肿胀。

爷爷说，这种阳不化阴、火不胜水的肿胀，并非利水所能解除，必须补气温阳，散寒化湿。寻常草木药乏效，非用硫黄不可。于是教病人用五苓散送服硫黄粉末 0.6 克，3 日后小便通利，肿消了一半，腹中凉冷感减轻，胃口大增。连服半个月，脚肿消退，小便量多，排便有力，腿部觉得温暖。

爷爷说，这就是阳动冰消之象。将来必须少服生冷之物，多晒太阳，多锻炼，使阳气固密，不受侵袭，身体自壮。随后小指月在小笔记本中记道：

张锡纯经验：一叟年近六旬，得水肿证，小便不利，周身皆肿，其脉甚沉细，自言素有疝气，下焦常觉寒凉。愚曰：欲去下焦之寒，非服硫黄不可。且其性善利水，施之火不胜水而成水肿者尤为对证。为开苓桂术甘汤，加野台参三钱，威灵仙一钱，一日煎渣再服，皆送服生硫黄末二分。十日后小便大利，肿消三分之二，下焦仍觉寒凉。遂停汤药，单服硫黄试验，渐渐加多，一月共服生硫黄四两，周身肿尽消，下焦亦觉温暖。（《医学衷中参西录》）

◎寒饮停胸

一病人经常干呕，吐涎沫，头痛，严重时呕吐的都是未消化之品，甚至晚上咳吐痰饮，睡中会被咳醒。

爷爷说，腹中无火，所以水谷不化；胸中阳气缺乏，故阴霾寒饮夜盛。

小指月切其脉象沉迟，说，爷爷，这是不是吴茱萸汤证？爷爷说，干呕、吐涎沫、头痛者，吴茱萸汤主之。这病人确有阳明寒呕、少阴吐痢、厥阴头痛之象。

可病人却说，我是中医爱好者，吴茱萸汤我吃了不少，附子理中丸也一直在吃，虽然这些大温大热之药反复吃，却没能改善症状。爷爷说，草木之品难建功，不得已就要用到矿石之物。病人不解地问，什么矿石之物？

爷爷说，生硫黄你服用过没有？这病人摇摇头。随后爷爷教他用吴茱萸汤送服黄豆大的生硫黄，病人第一次吃就觉得腹中暖洋洋的，手也不怕凉了。吃完7剂药，明显感到呕吐涎沫减少，不再吐食，头痛消失，晚上睡觉手脚温暖，未再咳醒。再服10剂药，咳喘消失，沉迟脉变为缓而稍有力，四肢也渐热。

随后小指月在小笔记本中记道：

张锡纯经验：一人年十八九，常常呕吐涎沫，甚则吐食。诊其脉象甚迟濡，投以大热之剂毫不觉热，久服亦无效验。俾嚼服生硫黄如黄豆粒大，徐徐加多，以服后移时觉微温为度。后一日两次服，每服至二钱，始觉温暖。共服生硫黄四斤，病始除根。

一叟年六十有一，频频咳吐痰涎，兼发喘逆。人皆以为劳疾，未有治法。诊其脉甚迟，不足三至，知其寒饮为恙也。投以拙拟理饮汤加人参、附子各四钱，喘与咳皆见轻而脉之迟仍旧。因思脉象如此，非草木之品所能挽回。俾服生硫黄少许，不觉温暖则徐徐加多。两月之间，服生硫黄斤余，喘与咳皆愈，脉亦复

常。（《医学衷中参西录》）

◎半硫丸治老年冷秘

一老人患习惯性便秘多年，从大黄苏打片到麻子仁丸、番泻叶泡茶，听说哪个药通便好，就吃哪个，不吃药大便就通不了，到最后都耐药了。

爷爷说，指月，为什么会耐药呢？小指月说，阳主动，身体阳气不足，运动不了药力了。

爷爷说，不是所有便秘用润通法、泻下法就能治好，像这种老年性便秘，阳气日虚，属于肠道动力不够，中医称之为冷秘，必须用温润之品，才能以助肠动。

病人说，用温热的药治便秘，不怕上火吗？我稍微吃一点助火的东西，大便就更难排。爷爷说，中医要看用药的作用点。同样是温热的东西，比如你吃炸油条，它就搁在肠道里，暗耗肠津，大便就艰难。你服大热的硫黄，它作用在命门，鼓动人体风箱，大便就通畅。

随后爷爷叫他服食半硫丸，是半夏、硫黄二药制成的丸药，专治老人冷秘。

这老人一服用半硫丸，大便就特别通畅，而且身体感到有劲。不像以前服用泻药，大便通了，身体却很疲乏。随后小指月在小笔记本中记道：

《太平惠民和剂局方》记载，半硫丸：半夏 120 克（为细末），硫黄（明净质佳者）120 克（为细末），生姜适量。①古代制丸法：上药用生姜自然汁同煮，入干蒸饼末捣和匀，放白内杵数百下，丸如梧桐子大，每服 15～20 丸，食前空腹时温酒送下，妇人醋汤下。②近代制丸法：上药研为细末，用生姜 120 克打汁，和冷开水泛丸如绿豆大，每用 3～6 克，温开水送下。本药主治老年人肾阳虚所致大便秘结，中医称此为冷秘。年老肾阳不足，下元虚冷，火不生土，阴凝不化，大肠传导无力，大便不能顺利排出，遂成阳虚冷秘证。古人虽说本方也可用于老年阳虚泄泻，但临床主要是用于治疗老年人阳虚冷秘证。

◎硫黄拾珍

张锡纯经验

一人年四十许，因受寒腿疼不能步履，投以温补宣通之剂，愈后因食猪头（猪头咸寒，与猪肉不同）反复甚剧，疼如刀刺，再服前药不效。俾每于饭前嚼服生硫黄如玉秫粒大，服后即以饭压之。试验加多，后每服至钱许，共服生硫黄二斤，其证始愈。（《医学衷中参西录》）

指月按：如果属于寒性体质，身上容易长包块，比如脂肪瘤、子宫肌瘤等。不单要少吃猪头，鱼头也要慎用。积之所生，因寒而生。特别是受寒后诸病加重者，此阳虚气弱，必赖温振阳气，诸疾乃愈。硫黄乃矿石之品，质重走下焦，启动命门之火，以化周身之寒。所以对于老寒腿来说，服用后寒去腿轻，行步矫健。

一妇人年五旬，上焦阳分虚损，寒饮留滞作嗽，心中怔忡，饮食减少，两腿畏寒，卧床不起者已二年矣。医者见其咳嗽、怔忡，犹认为阴分虚损，复用熟地、阿胶诸滞泥之品，服之病益剧。后愚诊视，脉甚弦细，不足四至，投以拙拟理饮汤加附子三钱，服七八日咳嗽见轻，饮食稍多而仍不觉热，知其数载沉疴，非程功半载不能愈也。俾每日于两餐之前服生硫黄三分，体验加多，后服数月，其病果愈。（《医学衷中参西录》）

指月按：一分寒气一分病，一分阳气一分命。若久病伤肾，久病损阳，属于纯粹阳虚火不旺、寒饮留不去者，不论是咳吐痰饮，还是心悸怔忡，或者腿沉倦怠，皆可用温阳之品，以阳主动，阳动冰消，火旺寒去，诸邪自退。所以张锡纯说，古方中硫黄皆用石硫黄，而今之硫黄皆出于石，其色黄而亮，砂粒甚大，且无臭气者即堪服食。且此物燃之虽气味甚烈，嚼之实无他味。无论病在上在下，皆宜食前嚼服，服后即以饭压之。若不能嚼服者，为末开水送服亦可，且其力最长，即一日服一次，其热亦可昼夜不歇。

89. 白矾

◎能救急的白矾

爷爷说，白矾是明矾加工提炼而成的结晶。小指月说，我知道，下雨后，河水是浑浊的，倒在水缸里不能饮用，爷爷就往水缸里丢点明矾，水很快就澄清了，浊者自降，清者自升，所以这明矾有静水之功。

爷爷笑笑说，水缸中的浊水如同人体内的痰浊，而明矾亦能令痰浊上冲、蒙蔽清窍之势迅速下坠，使神清志明。

小指月说，难怪《普济本事方》里有个白金丸，由白矾和郁金两味药组成。爷爷说，白金丸善治各类痰浊上逆、壅塞心窍导致的癫狂，这样的病人大都有忧郁存在，所以用郁金解郁，白矾降痰涤浊，使浊阴不犯清窍则神志不乱。

一妇人突发中风，吐痰晕厥，呼吸气粗，条件有限，未能及时送往医院。爷孙俩采药正好经过，听到有人呼叫，赶忙过去。

爷爷说，指月，赶紧先十宣放血，以缓其急，以免出现难以挽回的偏瘫后遗症。然后爷爷又用一味白矾调水，给这老妇人灌下。慢慢地就听到这妇人呼吸平稳，痰声轻微，痰逆之象下降，慢慢地醒过来了。幸好及时救治，没有中风后遗症，家人无不虚惊一场。

爷爷又给她开了1剂宽胸顺气化痰药，以巩固疗效，并叫这老妇人要少生气、多吃素。原来这次中风的诱因就是在过节的时候多吃了一些，加以跟媳妇不和，心中气恼，一气之下，便把消化不彻底的食物残渣变化成的痰浊带上心胸，痰蒙心窍，才会出现这种神昏中风之象。随后小指月在小笔记本中记道：

杨干潜经验：《本草纲目》所引诸书用白矾以治急症者颇多。杨氏曾在急诊室工作多年，以此药治疗一些急症竟能奏效，证明古人之不我欺也。《本草纲目》谓白矾能"吐下痰涎饮澼，燥湿解毒追涎"，并引《大明本草》云白矾能"除风去热消痰……治中风失音"。古方以白矾、猪牙皂末服，治中风痰厥、四肢不收、气闭隔塞。此即稀涎散，本是中医传统救急药，然而现今即使一些中医院也无此药，而猪牙皂末亦仓卒难办。现单以白矾亦能取效。

本人曾治一老妇中风痰厥，当时昏迷，痰声如曳锯。即予白矾2克，杵为碎末，开水溶化滴喂，即见痰下声和，再经至宝丹及涤痰中药调治后清醒，康复出院。又一肺性脑病住院病人，昏迷，痰声辘辘，微发热，苔滑，脉滑。闻诊估计痰位较低，难以吸出，滴以少许开水试其吞咽反射尚存，即以白矾1克，开水一匙，溶化滴喂，痰声渐渐减除。此例病人合并上消化道出血、发热，若照用，稀涎散中之皂角辛温似非所宜，而白矾本身尚有轻微酸敛止血作用，故用之无妨。另一70岁老人中风昏迷，痰如曳锯，即以皂角、白矾煎水滴灌，痰声随下。另一脑出血病人，痰声辘辘，亦以白矾水服后痰声即除。

《本草纲目》还引用此治牙关紧闭不开，以白矾、盐花等份擦之，涎出自开。及走马喉痹，均取其消痰之功。至于为何白矾能下痰涎？寇宗奭谓："水化书纸上，才干，水不能濡，故知其性却水。治涎药多须者，用此意尔。"白矾除痰主要用质重镇坠，若一般外邪咳嗽，痰出不畅，白矾则非所宜。

◎枯矾治急症

《中草药新医疗法资料选编》记载，治疗急慢性肠炎，用明矾研成粉末，装入胶囊，每天服用2次，每次2粒，温开水送下。治各类慢性胃炎、胆囊炎、十二指肠溃疡，用明矾和淀粉按9：1的比例，以冷水糊为丸，做成黄豆粒大小，每日3次，每次6~9克。

小指月见爷爷把明矾研成细粉，装在胶囊里，便不解地问，爷爷，明矾以外用为主，你装胶囊做什么？爷爷说，明矾外用，可以燥湿止痒，解毒杀虫，是各类湿疹瘙痒、疮疡疥癣之妙药。但因为它能够酸涩收敛，内服有很好的止血敛疮作用。由于它酸寒，又可以引败浊下降。

小指月说，也就是说明矾能吸收局部炎症水肿的病理产物，令局部溃疡水肿好转。爷爷点点头说，所以你别小看这便宜的白矾，在民间缺医少药的地方，用得好能起到独特的作用。

一老人慢性胆囊炎发作，痛得在床上打滚，随后上吐下泻，疼痛如绞，可一时却难以服用汤药，病势危急。他马上想起老先生给他交代过，如果以后暴饮暴食、喜怒无节时出现这种急性发作时，服用明矾胶囊，可得一缓。

他服用后马上缓解。他对老先生佩服得五体投地，因为老先生既断出他发病的诱因，又给了发作治疗的药物。可自己却没听从医嘱，忍不住又暴饮暴食，恼气不止。

爷爷笑笑说，医生不是病人最好的医生，病人才是自己身体最好的医生。如果懂得饮食有节，喜怒不致过度，天底下应无难治之病。

随后小指月在小笔记本中记道：

曹众毅经验：枯矾一般多作外用，而我市已故名中医陈佩永善于将此药加入汤剂中治疗急难病症，尤其是对吐泻、腹痛等症常获奇效。

枯矾由白矾经煅而成，味酸涩性寒，有和胃降逆、清化湿热、利胆止痛之效，其止痛之效尤为突出。单味或经适当配伍，可治呕吐、泄泻、胃痛、腹痛、胁痛等症。对西医的胆囊炎、胆石症、肠粘连等急腹症及急性胃肠炎有良效。应用时的关键是舌苔呈厚腻状，无论是白腻或黄腻，用之往往获效，反之则少效，故舌红少苔者慎用。枯矾以丸散剂内服，对胃黏膜有刺激性，有时可引起呕吐，故前人少用。而入汤剂煎服，较少此弊，且比丸散剂见效更快，从而增加了本品在中医急症中的应用范围，特别是在一些缺医少药的农村更有其运用价值。枯矾在炮制时须特别注意，一定要煅至黄色为度，如未煅透，则难以下咽而引起呕吐。

急性胃肠炎：笔者外婆一日半夜突然患病，上吐下泻，腹痛如绞，因地处穷乡僻壤，近处无医院可送，家中又无药品可用。正焦急中，忽想起枯矾之妙用，急忙将白矾煅至黄色，3～4克，煎汤服下，须臾即吐止痛瘥泻停。

胆囊炎、胆石症：某女，50岁。右上腹疼痛反复发作10余年，B超诊断为胆囊炎、胆石症。今脘胁疼痛难忍，向右肩背部放射，恶心，呕黄苦水，口苦纳差，大便秘结，脉弦，舌红苔黄腻。辨证属肝胆湿热蕴结，治宜疏肝利胆，清热化湿。处方：枯矾3克，柴胡10克，炒枳壳10克，制大黄6克，姜厚朴10克，金钱草15克，淡吴茱萸3克，炒黄连5克。1剂痛止。

◎白矾拾珍

张锡纯经验

生白矾长于治顽痰热痰，急症用之，诚有捷效。唯凉痰凝滞者，断不可用。一妇人年二十余，因悲泣过度，痰涎杜塞胃口，其胃气蓄极上逆，连连干呕。形状又似呃逆，气至咽喉不能上达。剧时，浑身抖战，自掜其发，有危在顷刻之状。医者用生姜自然汁灌之，益似不能容受。愚诊视之，其脉左手沉濡，右三部皆无。然就其不受生姜观之，仍当是热痰杜塞，其脉象如此者，痰多能瘀脉也。且其面有红光，亦系热证。遂用生白矾二钱，化水俾饮之即愈。此方愚用之屡次，审知其非寒痰杜塞，皆可随手奏效。即痰厥至垂危者，亦能救愈。(《医学衷中参西录》)

指月按：生姜偏温，能降寒痰壅堵胸肺，明矾酸涩偏寒，能收热浊痰扰上泛，所以如果属于痰热堵住胸际，而见胃逆气冲者，只需独用白矾，通过寒能清热，酸涩能收敛，便可使痰热下潜，堵塞得解，神志得清。

杨干潜经验　白矾降血压

据《金匮要略》治脚气冲心矾石汤，以外用治高血压。用白矾60克，米泔水一大煲，煲热，白矾溶后，热浸双足。观察30例，一般均可降10～20mmHg。一老妇单用白矾米泔热水浸脚10分钟后，收缩压降30mmHg，舒张压降20mmHg，自觉舒服。但必须以米泔水才好。曾对住院病人单用白矾60克，开水溶浸，有些体瘦病人用后自觉胸中不适，后再遵古方用米泔水煮溶，则无此感觉。中医认为肥人多痰，瘦人多火，瘦人单以白矾镇降，至胸中阳位阴津失布，故不适。若加入米泔水，取其润降，虽白矾收涩亦不过燥，故效。

指月按：脚气冲心是指脚气病而见心悸、气喘、呕吐诸症者，是因湿气上冲心肺引起。矾石即明矾，有除湿收敛之功。故脚气冲心用矾石煎水浸脚，是导湿下行，收敛心气。而高血压也是脏腑内压高的表现，通过巧用泡脚法，能够舒缓脏腑压力，从四肢消去。虽然疾病不同，但机制若一致，便可用相同的汤方去治。

90．蛇床子

◎蛇床子的由来

李时珍说，蛇喜欢睡卧在蛇床下面，得其气熏陶，又可以食其种子，故名蛇床子。小指月疑惑地问，爷爷，蛇为什么喜欢吃这种种子呢？

爷爷说，这蛇床子生长在阴湿卑下之地，但它的气味却芬芳燥裂，不受阴湿之气侵蚀。所以入于人体，也能够化散下焦阴湿，令各类病菌不得生。

小指月说，原来是这样，可能这蛇长期生活在阴湿环境里，必须有强大的皮肤，才能保全其身。如果服食一些对皮肤有好处的药物，就可以避免内外湿邪侵扰之苦，故蛇一般吃肉，很少吃植物，但却对蛇床子钟爱有加，必有其理。

一妇人患了滴虫性阴道炎，下焦湿痒，反复难愈，用了不少消炎杀菌药。

爷爷说，杀灭病菌容易，要换一种环境难。不换一种环境，病菌还会再生。

妇人问，怎么换一种环境呢？爷爷说，少食寒凉，多进温暖。本身你下焦子宫虚寒，容易湿邪为患，寒湿一重，各类疮痒就出来了。所以中医不盯着疮痒治，而治其寒湿。于是教这妇人用蛇床子和白矾煎汤熏洗患处，阴痒遂除。

随后小指月在小笔记本中记道：

《濒湖集简方》记载，蛇床子一两，白矾二钱，煎汤频洗，治妇人阴痒。

◎蛇床子拾珍

《千金要方》记载，三子丸治阴痿，即蛇床子、五味子、菟丝子。

指月按：蛇床子内服，能温肾壮阳，外用可燥湿杀虫。《神农本草经》记载，蛇床子主男子阳痿、湿痒，妇人阴中肿痛。碰到男子阳痿，精子活力不高，数量减少，可用五子衍宗丸合三子丸，以增强精子数量，鼓动精子活力，提高阳主动、阳生阴长的功能。

《千金要方》记载，治小儿癣，蛇床子打粉，以猪油敷之。

指月按：癣疾虽为真菌感染，若无阴湿环境，真菌不得生。而蛇床子辛苦温燥，把阴湿环境转为阳燥。《神农本草经疏》记载，蛇床子能除妇人、男子一切虚寒湿所生之病。寒湿既除，则病自去。阳气能壮，则疾自已。

《千金要方》有30首方治肾虚阳痿精冷，其中用到蛇床子的方子占一半以上。《药性论》也提到，蛇床子能大益阳事，可以壮阳起痿。

指月按：蛇床子能温肾壮阳，除湿祛寒，但毕竟是燥烈之品，若病人本身阴虚，用之无异于火上添油，这样火势愈旺，而劫伐肝肾之阴愈多。虽曰能暂时兴阳，却引动欲望，反而令身体精血透支燃烧，最终令弱者更弱，痿者更痿。所以单纯地补阳、兴阳只不过是在点火，助性情燥烈而已。故往往需要配伍一些柔肝滋水之品，以防欲望过亢，反致偾事，得不偿失。这就是为何陈士铎用蛇床子，必加熟地黄、菟丝子之品，目的是防治肾脏起火，燃烧精油太过。

91. 蟾蜍

◎消臌胀肿毒的蟾蜍皮

《本草汇言》记载，蟾酥，通行十二经络、脏腑、膜原、溪谷、关节诸处。主疗疳积、消臌胀、解疔毒之药也。能化解一切瘀郁壅滞诸疾，如积毒、积块、积胀、内疔痈肿之证，有攻毒拔毒之功也。

一病人肝中长一肿瘤，数年之间，肿瘤渐由黄豆粒大小至蛋黄大，常腹胀难受，饮食不入，虽经众药合治，仍没法遏制病势。后来发展到腹中水肿胀满如鼓，危在旦夕。虽经抽腹水等治疗，可随抽随生，不能治根。不得已出院，在家中名曰修养，实则坐以待死。他家人不肯放弃最后一线希望，便找来竹篱茅舍，请爷孙俩过去看看。

小指月看到这病人的肚子胀得像皮球一样，腹部青筋暴露，好像随时会破开一样。爷爷叹叹气说，到了这种地步，用药真是非常棘手。

这家人说，大夫，你尽管用药吧，反正我们也没报太大希望，但只要有一线希望，还是要努力争取。爷爷说，这样吧，先不管他肝内的肿瘤，先消退腹水，打开胃口，令二便通畅再说。

小指月马上明白爷爷的意思了，这是肝木克犯脾土，脾主大腹，所以很多肝病后期都会引起腹胀、饮食不入。如果不能守住脾胃这条防线，全身免疫力（正气）就会崩溃。可要守住脾胃，消去腹水，打开胃口，谈何容易。

爷爷说，你们去抓几只蟾蜍来。他家人都不解这爷孙俩要干什么。

原来爷爷用简单的五苓散配合蟾酥，外用新鲜的蟾蜍皮，敷在肚脐肿胀最厉害处，连同胁肋部、疼痛之处也贴敷上。同时爷爷教他务必饮食清淡，少油少盐。敷后第二天小便量是平常的五六倍，鼓起来的肚子居然像退潮一样，消了一半，胸胁胀痛感消去七八。

他家人兴奋地再上竹篱茅舍，请老先生再下来调整方子。爷爷看到病人有些胃口了，能喝点粥了，一方面叫病人喝山药粥，另一方面又叫病人喝黄芪鲫鱼汤作为食疗。

一周后，病人居然可以下地走路了，肿势消去八九。半年后再去做检查，发现肝区肿瘤并无增大，反而萎缩成硬块，看来身体与病灶和谐共处，带病延年，病人过上了正常的生活。

随后小指月在小笔记本上记道：

张震夏经验：张某，男，50岁。患肝病已10年，近年来经常腹胀，饮食减少，经检查确诊为肝硬化伴腹水，迭经中西医治疗，病情毫无好转之势，且有渐进之象。住院1个月来，经输血浆、白蛋白，抽腹水等治疗，虽症状有所改善，但出现尿闭、神志恍惚等症，病人执意要求出院。此时，恰遇张老返故里探视，张老见其腹胀如鼓，喃喃自语，循衣摸床，唇焦舌燥，脉弦细数。即嘱以新鲜蟾皮5张分别反贴于脐、两胁下、少腹左右，每日换一次。并以粥汤频频少许喂之。3日后，病人神志清，尿量增。再以干蟾皮15克合原服的党参、茯苓、白术、甘草、槟榔、泽泻之类煎服。旬余腹胀渐减，饮食增加，月余能起床少坐，年余体健如常人。20年来复查肝功能均正常，现虽年已古稀，尚胜任会计工作。

余遵师训以此法治肝硬化百余例，也多见良效。

92．樟脑

◎肠痧腹痛散

《本草纲目》记载，樟脑通关窍，利滞气，治邪气霍乱，心腹痛，寒湿脚气，疥癣风瘙，龋齿，杀虫，着鞋中去脚气。

夏天，有个病人吃了变质的食物，腹胀腹痛，上吐下泻，头晕目眩。

爷爷说，快速的治法是什么？小指月说，用十滴水或藿香正气水，可以治疗这种痧胀腹痛、吐泻神昏。

爷爷说，还有个办法，用樟脑和没药、乳香，按1：2：3的比例，共同打成粉，每次用茶水调服0.1克即可，能够治疗感受秽浊、疫疠邪气或者饮食不洁净之物而导致的腹痛胀满，升降紊乱，气机清浊相干。

小指月说，樟脑辛香走窜，能开窍醒神，辟秽化浊，温散止痛，既对神明有帮助，又败肠胃腐浊，还善温通止痛。一味药就能治疗肚腹胀痛闷乱、吐泻神昏。

果然给病人用了两次就好了。看来夏天要常备这种肠痧腹痛散，因为很多人饮食不节而导致急性肠胃炎。

随后小指月在小笔记本中记道：

《现代实用中药》记载，治痧秽腹痛：①樟脑0.3克，净没药0.6克，明乳香0.9克，研匀，茶调服0.09克。②精制樟脑10克，白兰地或高粱酒50毫升浸一天，溶解后，每次服1毫升。

93．木鳖子

◎木鳖子醋疗癣疾

《日华子本草》记载，木鳖子醋磨，消肿毒、癣痒。

有个学生经常打篮球，出汗后又不及时换衣服，导致汗酸刺激皮肤，久而久之，皮肤瘙痒，长癣，大有蔓延周身之势。吃牛肉、海鲜之物，癣痒加重。

爷爷说，皮肤病血浊为患居多，应该让血液清净。水至清则无鱼，血至净则少病。然后爷爷教他用木鳖子打粉，醋调敷患处。连续用5天后，发现癣疾如同百草碰到百草枯一样，纷纷结痂脱落。从此出汗后注重勤换衣服，衣服勤洗干净，晒足太阳，注重卫生清洁，饮食也要清淡，癣疾就不发作了。

随后小指月在小笔记本中记道：

木鳖子外用治疗牛皮癣、干癣、秃疮等有一定效果。用法：将木鳖子去外壳，蘸醋在粗瓷器上（如碗底）磨取药汁，临睡前用棉花或毛笔蘸涂患处，每日或隔日一次。涂药前患处先用盐水洗净。癣病蔓延周身者可分期分片治疗。一般3克木鳖子仁约需10毫升醋研磨，其药汁可涂3厘米×2厘米癣面5～7处。

◎痹痛外用膏药

爷爷说，木鳖子有毒，一般以外用为主，能攻毒疗疮，消肿散结，疏通经络。

一病人因为长期用电脑，在空调房里敲键盘，经常手臂痛，僵硬，筋脉拘挛，好像板结了一样，越来越不灵活。

爷爷说，过用则废，什么事都有一个度，过劳双手，会导致运动不利，气血亏虚，加上风寒乘虚而入，痹阻经脉，不通则痛，寒主收引，所以板结拘急。这病人说，大夫，有没有办法可以不用服药。

爷爷笑笑说，当然有了，给你配制一些外用药膏，可以疏通经络，治疗痹痛、活动不利。除了用药膏外，还要多拍打拍打。田地因为有人耕种，所以土壤肥沃疏松。人体的筋骨肌肉，因为敲打、运动、锻炼，才会变得强健。

这病人听后点点头。然后爷爷便教他熬木鳖子膏，用这药膏擦涂患处，把皮肤局部擦得发热，以开毛窍，药力进去，经络通，痹痛除，肌肉僵硬拘挛之感也消失了。

随后小指月在小笔记本中记道：

《是斋百一选方》记载，木鳖子膏，治经络受风寒邪气，筋脉牵连，皮肤疼痛，结聚成核，拘挛麻痹。木鳖子一两（去皮，锉如小豆大，用清油二两，浸一宿，慢火熬及一半，取出木鳖子，下黄醋一钱，相搅匀，醋化为度，绢滤去滓），乳香一钱（别研细，等木鳖子油与蜡相次欲凝，急投在油内，不住手搅匀）。上以瓷器收，每用少许，擦肌肉皮肤疼痛聚硬处，不住手，以极热为度。

◎ 木鳖子拾珍

董国立经验　木鳖子治疗腰痛

闪腰岔气腰痛或跌仆挫伤腰痛在临床上屡见不鲜，其临床表现以腰部剧痛难忍，痛有定处，轻则俯仰不便，重则不能转侧为特点。中医认为，此因跌打挫伤，损伤腰肌，气血运行不畅，气滞血瘀，经络阻滞不通故也。

世医治疗本病，多数以活血化瘀、理气止痛为法，处方不越复元活血汤、复元通气散、舒筋散、乳香趁痛散加减，皆有效。董老积数十年临床经验，对本病治有绝技，另辟蹊径，与众不同，且具有方药简单易行、疗效迅速之特点。此方即用木鳖子1个，去壳咀嚼后吞服，经数十分钟，病人将出现频频矢气，腰痛立刻减轻，真可谓奇妙无比。

指月按：《开宝本草》记载，木鳖子主折伤，消结肿恶疮，生肌，止腰痛。可见木鳖子也是跌打损伤常用之药，古人的跌打损伤汤方里喜欢加入此药，消肿散结、舒筋活络之力更强。但用此药不可多服，孕妇及肾虚腰痛者忌用本方。

94、土荆皮

◎土荆皮酒治癣

爷爷说，土荆皮也是外用药，能杀虫止痒治癣。

小指月说，我知道，对于一般的体癣、足癣、手癣、腿癣，可以用土荆皮在白酒中浸泡7天后过滤，加进樟脑，溶解后擦涂癣痒局部，有助于杀菌止痒。

爷爷说，你别小看这个民间小招法，它可饱含治癣痒的小招法。

小指月说，第一，土荆皮有毒，能杀虫，以毒攻毒；第二，樟脑能开窍，把毛窍打开，药力就能渗进去，有助于杀灭癣毒。

爷爷说，还有第三，用酒炮制，有助于药力渗出，还能够行气活血，局部气通血活，湿邪消散，癣疾就不容易再发。随后小指月在小笔记本中记道：

《本草纲目拾遗》记载，土荆皮杀虫疗癣，外用合芦荟、香油调擦，或浸酒涂擦疥癣。

95、露蜂房

◎露蜂房治蜂蜇

《本草汇言》记载，蜂房祛风攻毒，散疔肿恶毒。

一淘气孩子上树掏鸟蛋，鸟蛋没掏到，反而被蜜蜂蜇得大叫。

小指月说，蜈蚣酒用完了怎么办？爷爷说，这简单，用露蜂房打粉，与猪油调，敷在蜂蜇之处，很快就好。还真神奇，天生一物降一物，用蜜蜂的房子来治蜂虫蜇伤，果然有效。随后小指月在小笔记本中记道：

《千金要方》记载，治蜂蜇人，蜂房打粉，猪油调和敷之。

◎露蜂房治恶疮附骨疽

《名医别录》记载，治诸恶疽、附骨疽，根在脏腑，历节肿出，疔肿恶脉诸毒，露蜂房、乱发、蛇皮三味合烧灰，酒服方寸匕，日二。

一病人大腿长一痈疮，深伏在筋骨间，疮毒发不出来，行步不便，终日疼痛难忍，准备动手术。他便来到竹篱茅舍，想看看中医有无妙策。

爷爷说，像这种痈疮、附骨疽，一般都根深蒂固，根在脏腑筋骨，长出肌肉血脉。病人说，那该怎么办？

爷爷说，可以试试中药，如果能够内消，或者托透出来，就可免除手术之苦。

然后爷爷便教他用露蜂房、乱发和蛇皮三味药烧灰，以酒送服。吃了痛减，再吃几天，发现肿胀有浮出肌表之象。他高兴极了，又继续吃了几天，脓肿透出，疮口慢慢愈合，从此行走便利，不再为痛疽所苦。

小指月说，爷爷，这露蜂房、乱发和蛇皮相配，真不简单，露蜂房中空之象，善于攻毒；而乱发乃血之余，善引入血分；蛇皮走皮表，能引药力达表，借酒劲，便能够消痈散结。随后小指月在小笔记本中记道：

王仲青经验：蜂茧二灰散治附骨疽（骨髓炎）。组方以露蜂房、蚕茧各等份，烧煅成灰，用黄酒冲服，每次 1～2 克，每日 2 次。外将药灰敷于创口，隔日 1 次，脓水尽、疮口愈合为止。此方有吸收脓水、去腐生新、促进愈合之功效。治附骨疽疮口久不愈合，流脓水不止。方中露蜂房甘平有毒，具攻毒杀虫祛风之效，《名医别录》记载，合乱发、蛇皮烧灰，以酒日服二方寸匕，治恶疽、附骨痈；蚕茧甘温，《本草纲目》谓其"烧灰，酒服，治痈肿无头，次日即破……用治痈疽代针，神效无比"。此方所用价廉易得而效著。

◎ 露蜂房拾珍

郝现军等经验

露蜂房味辛性平，具有攻毒祛风的功效。露蜂房亦具有较好的通乳作用，可单味焙焦研末，每次 3～5 克，每日 3 次，开水冲服。

指月按：李时珍《本草纲目》讲露蜂房乃阳明药也，所以乳房为阳明经所主，壅堵不通，局部蕴毒肿胀，露蜂房能够以中空善通之象通人体乳房，又能够以攻毒止痛之力消坚破积，所以《日华子本草》称露蜂房乃乳痈之妙药，在《简要济众方》中用单味露蜂房治乳痈，乳汁不出，甚至内结成包块肿毒。

朱良春经验

露蜂房祛风蠲痹。朱老认为露蜂房对关节肿痛久而不消者具有佳效，凡风湿性关节炎或类风湿关节炎而见关节僵肿，久而不消，甚至变形，参用本品，颇有助益。朱老从实践中体会到，本品确为治痹良药，无论寒热之证，均喜于相应辨治方中配用之。

指月按：由于露蜂房能祛风止痛，所以风湿痹证常用。《金匮诠解》里记载，露蜂房有温阳强壮之力，对顽痹关节僵硬肿痛，甚至变形者，乃为必用之药。一般湿疹方里加露蜂房15～30克煎汤，也能提高疗效。

露蜂房不仅有祛风攻毒作用，而且有益肾温阳之功，治清稀带下为朱老所创。凡带下清稀如水，绵绵如注，用固涩药乏效者，朱老于辨证方中加用露蜂房，屡奏良效。朱老用露蜂房，每伍以鹿角霜、小茴香等通补奇经之品，即是此意。若带下因湿热下注，又有肾阳不足见症者，亦可在清泻湿热方中加用露蜂房，全在临证时化裁变通。

此外，露蜂房尚有两种功效，世人多忽之。朱老特为指出：一是用治阳痿不举及遗尿，具有佳效。因其温肾助阳之功，殊为稳捷。治遗尿，单味研末，每服4克（年幼者酌减），每日2次，开水送服即可，一般4～7日奏效。

指月按：带下清稀一般从脾论治，因为脾虚湿盛下注，但诸病水液，澄澈清冷，皆属于寒。如果从阴阳寒热来看，还是命门阳火气化不足，才会导致水湿下落。故朱老认为，带下清稀，乃肾气不足，累及奇经，带脉失束，任脉不固，湿浊下注所致。利湿泻浊之品，仅能治标；而温煦肾阳，升固奇经，才是治本之图。

96．大蒜

◎大蒜治腹痛冷泻

《濒湖集简方》记载，治心腹冷痛，蒜，醋浸至二三年，食至数颗。

有个小伙子，打完球后心烦发热，汗流浃背，口干口渴，打开水龙头咕噜咕噜灌了一肚子凉水。谁知还没走到家里，就肚腹绞痛，随后大泻一通，泻完后腹痛不解，两天了还没好。

爷爷便教他用独头大蒜两个捣烂如泥，加红糖，以清水一碗，煮开趁热顿服。喝第一次腹痛减半，喝第二次痛止病去。从此他便不敢运动完后喝冷水了。

爷爷说，运动后阳气发散于外，脏腑容易虚寒，这时水寒再进来，身体阳气温化不了，就会闭塞经脉，导致腹痛水泻。而大蒜治腹痛冷泻，是医家、民众常用之品，药食兼备，简验便廉。

大蒜除了本身能温化寒湿外，解毒杀菌作用也强，故善于治疗饮食生冷或者不干净食物导致的急性腹痛腹泻，真乃药食兼具之佳品。古书里说，用大蒜辛温之气，可以去寒湿，辟邪恶，治冷痛，加红糖调和口感，又可以调和血脉。

小指月说，难怪大蒜单用可以治疗饮食生冷及海鲜、螃蟹等中毒腹痛。姚僧垣《集验方》记载，干蒜煮汁饮之治食蟹中毒。

随后小指月在小笔记本中记道：

《上海中医药杂志》报道，马某，女，19 岁。劳动后饮用生水，遂发腹痛，肚脐周围疼痛剧烈，随后腹泻 3 次，仍不能止痛。遂用紫皮大蒜 2 个（9~12 克），剥皮捣碎，再加红糖 3 克，煮小半碗水，趁热顿服。服第二次药后，泻止痛愈，不再发作。

◎ 大蒜疗疮癣

一小孩背上起了一片疮疖，肿痛难忍。

爷爷说，你家厨房里就有药啊。孩子母亲不解地问，我家厨房没有药箱啊。

爷爷说，大蒜是味药，也是厨房宝，世人若尽知，疮疖不发了。然后爷爷教她用独头蒜贴敷在疮疖肿痛处，原来大蒜有解毒消肿之功，很快就疖散肿消。

爷爷说，除此之外，大蒜还可以切片外擦，或捣烂外敷，治疗各类皮肤疮痛或头癣瘙痒。大蒜乃疗疮癣至平至常之药，却能宣通温散，辟恶邪气，效果神奇。随后小指月在小笔记本中记道：

《外科精要》记载，治背疽漫肿无头者（用湿纸贴肿处，但一点先干处，乃是疮头），用大蒜十颗，淡豉半合，乳香钱许，研烂置疮上，铺艾灸之，痛者灸令不痛，不痛者灸之令痛。

《食物本草会纂》记载，治一切肿毒，独头蒜三四颗，捣烂，入麻油和研，厚贴肿处，干再易之。

◎ 大蒜拾珍

《中草药新医疗法展览会资料选编》记载，治肺结核，新鲜大蒜，每次 1~2 头，捣碎后深呼吸，吸其挥发气，每日 2 次，每次 1~3 小时。

指月按：用大蒜煮粥，送服白及粉，治疗肺结核咯血，也是一个民间验方。因为大蒜味辛走肺，又有解毒杀虫的作用，所以常用于肺结核的保健食疗方里。但大蒜毕竟是辛散之品，又温热容易助火，久服太过，会耗血伤阴损目，所以要把握这个度。

《贵州中医验方》记载，治小儿百日咳，大蒜 15 克，红糖 6 克，生姜少许，水煎服，每日数次，用量视年龄大小酌用。

指月按：蒜姜糖汤虽然是由普通食材构成，却有姜、蒜辛温发散，红糖甜味和中，能令小儿胸中气机开畅，血脉调和，可以治疗一般的百日咳。

治水气肿满，大蒜、田螺、车前子等份熬膏，摊贴脐中，水从便溏而下。

指月按：田螺乃凉利之品生于湿地，能清热利水，治小便涩滞难通。有个单方治热性的小便不通，田螺五枚，葱白二两，食盐五钱，同捣烂，用锅炒热，以布缠裹熨脐。用田螺配大蒜、车前子敷脐，借助大蒜开窍之功。李时珍在《本草纲目》里讲，大蒜其气熏烈，能通五脏，达诸窍，去寒湿。这样肌表毛窍、经络管窍能被大蒜打开，这田螺、车前子利水的功效便发挥出来。

《普济本事方》记载，蒜连丸治脏毒，鹰爪黄连末，用独头蒜一颗，煨香烂熟，研和入白制丸如梧子大，每服三四十丸，陈米饮下。

指月按：鹰爪黄连乃黄连上品，独头大蒜亦蒜中极品。黄连本身乃治痢圣药，而大蒜亦治腹中冷痛、杀虫止泻良品。两味药相结合，既有黄连败毒厚肠胃，也有大蒜辛烈辟恶浊，畅气机，所以肠腑气机通畅，败浊得下，脏毒自去。

《永类钤方》记载，治妇人阴肿作痒，蒜汤洗之，效乃止。

指月按：大蒜能解毒杀虫，以其气味独特，令寒湿消去，虫不得生，所以《食疗本草》里讲，用这种食疗之品，可以作为药物，以杀虫治痒。

97、炉甘石

◎眼科外用常用药

《本草品汇精要》记载，炉甘石治风热赤眼，或痒或痛，渐生翳膜。

爷爷说，炉甘石乃眼科外用要药，善于解毒明目退翳，各种目赤翳障往往少不了它。小指月说，我知道，《御药院方》有个神应散，用炉甘石配合玄明粉，等份为末，点眼，专治目赤暴肿，用之如神。

爷爷说，虽然说神应散为目赤肿特效点眼药，但如果病根肾中，绝非仅凭外用点眼能收效，必须配合内服汤药，洗涤脏腑，方为拔根去本之法。

一病人双目赤肿十余天不消，肿痛厉害时干燥难耐，用含有炉甘石的眼科药水，点了就减轻，不点就加重。

爷爷说，司外揣内，你看到的是眼病，我看到的是五脏病，眼睛乃五脏之窗户，五脏乃眼睛之房屋，窗户蒙垢了，可以反映出房屋也很久没清洗了。

小指月摸这病人脉象弦硬亢数，马上明白爷爷所说的道理。随后爷爷给病人开了龙胆泻肝汤加大黄，通过泻肝火，清利膀胱、肠道，再配合点眼。大便通畅后，双目清明，翳障赤肿消失。

98. 硼砂

◎喉痹圣药硼砂

《日华子本草》记载，硼砂消痰止嗽，破癥结、喉痹。

有个小孩想要吃街边的羊肉串，父母觉得不卫生不给他买，这孩子就坐在地上哭闹撒泼，父母无奈之下，只能给孩子买了几串羊肉串。回到家，孩子却喊咽喉痛，说话声音沙哑，连米粥都喝不进。他父母赶快带他来竹篱茅舍。

爷爷摇摇头说，看到没有，想贪口福，后面就有病苦；吃得清淡，后面就有健康的福气。这父母问，大夫，这是怎么回事？

爷爷说，这是孩子哭闹气逆在前，烧烤羊肉串在后，导致痰气闭塞，火逆冲上，咽喉不利。于是爷爷拿出一小块硼砂，叫孩子慢慢含化。这孩子还没含化完硼砂，就觉得咽喉清爽，好像喉窍有一股清凉爽快之意，说话马上不沙哑了，而且吞咽也没有那种梗阻感了，遂破涕为笑。

爷爷笑笑说，傻孩子，真正健康的人，才能笑到最后。下回如果再不听爸妈的话，还有病受。经过这次教训后，孩子不再随意吵闹要买街边小吃了。

随后小指月在小笔记本中记道：

《方脉正宗》记载，治气闭痰结火结，喉胀不通，硼砂一钱，放口中噙化。

《经验方》记载，破棺丹治咽喉肿痛，硼砂、白梅等份，捣丸芡子大，每噙化一丸。

◎硼砂点眼治急性腰痛

一老农被他儿子扶着进来。原来这老农在田里干活，正挑着担，突然听到孙子的哭声，赶忙转过身一看，原来是小孙子跌倒在地上，没什么大事，但老农的腰立马就伸不直了，痛苦地坐在地上。他儿子连忙带他来到竹篱茅舍。

爷爷看后说，这是急性腰扭伤，农村说的闪腰，多由失神岔气、突然跌仆闪挫所致，最是疼痛难忍，不过止痛也很快。

于是爷爷就叫指月去拿硼砂细粉，放入老农的两目内眦处。这时老农眼睛直流泪水，一分钟后，爷爷叫老农活动一下腰部，老农刚开始轻轻扭动，到后来居然屈伸无碍，走动自如。父子俩千恩万谢，高高兴兴地走了回去。

小指月问，爷爷，这硼砂书里没有说能治腰痛啊？爷爷笑着说，药物的运用怎么能局限在药物本身呢。我们抓猫要抓猫脖子，打蛇要打七寸，捕鱼要抓网眼。你看这急性腰扭伤，必然会导致膀胱经扭曲不通，不通则痛，只要解决了紧张扭曲不通的问题，就能够快速止痛。那么这膀胱经的网眼在哪里呢？

小指月说，爷爷，我知道了，就在目内眦，因为膀胱经起于目内眦，是膀胱经的起点，更是它的网眼！

爷爷说，对了，这猫脖子一抓，整只猫都松软了下来。而目内眦一受硼砂的刺激，眼泪一流，这个膀胱经的起始点就像是被抓住脖子的猫一样，整条膀胱经都松软无力了，腰部扭曲不通的问题就解决了，疼痛立马消失，自然行动自如。不懂的人以为这是什么魔术，其实这只是中医抓网眼的巧妙治法而已。

小指月说，这样说来，十二经络的起始结束点都是网眼，都能够起到牵一发而动全身的效果。今天的收获真的很大。

爷爷说，中医学无止境，但运用之妙，存乎一心！你要善用其心，专注于医道，到书中、生活中、天地自然中去观察、觉照、感悟，便能够不断地突破自身境界，提升医道修为。不可骄傲自满，要以弟子恭敬之心，师法天地万物！

随后小指月在小笔记本中记道：

余正鸿医师自1997年5月至2000年10月，应用硼砂洗液洗眼，治疗28例急性腰扭伤，取得满意疗效。硼砂洗液配制：水飞煅硼砂粉末2克，冰片0.5克，加入30毫升沸水中即可，药液放温后，滴管冲洗眼。28例经治后，显效20例，有效7例，无效1例。有效率95%。在有效病例中，有17例述2~3天后又出现腰部疼痛不适，程度明显较新伤时轻，需用其他疗法治疗。

李文银医师所在病区自1985年始收治急性腰扭伤68例，经硼砂单味药外用，收效迅速，收到满意疗效。用法：药用硼砂粉若干，经加热煅烧至干枯块状后，置于地面冷却（俗称去性），并制成米粒状颗粒备用。将硼砂颗粒放入急性腰痛病人晴明穴内。若单侧腰痛只需放入患侧晴明穴内，若双侧腰痛或脊柱正中疼痛者，需双侧晴明穴皆放入1粒硼砂，约2分钟左右。待药稍溶解，令病人活动腰部，如前屈、背伸、侧弯、左右旋转10~15度，10分钟后，腰痛明显缓解或完全消失。一般1次即愈，不愈者可次日重复治疗。68例中，最多治疗5次，最少治疗1次。腰痛消失41例，腰痛缓解24例，无效3例，总有效率为95.6%。

龚士澄老中医治疗急性腰扭伤疼痛不能俯仰转动者，取硼砂极细粉，以圆头玻璃棒挑少许，点两目内眦，约1分钟后，目珠因受药刺激而滚出热泪，白睛彤红，即有效验。此时令病人俯仰转动，痛必大减或竟不痛矣。轻症每日点1次，重者2次，三五日痊愈。并不伤眼。此法较委中放血治腰伤尤妥，然出自何书，其难忆及。以历试多验，姑录之，俟高明阐发其理。

后　记

实现中华民族全面伟大复兴，既是历史的潮流，时代的主题，更是我们每个人的梦想。而中医的复兴更是中华文化复兴不可缺失的重要版块。

国医大师邓铁涛说过一句话，没有中医药的振兴，中华民族的复兴是不完整的。而中医的振兴应该从全民普及开始，从娃娃抓起。少年智则中国智，少年强则中国强。少年健康成长，则中国健康发展。

一少年志向高远，想到社会闯荡，大展宏图，将来回报家乡，回报国家。于是他努力工作，奋发进取，不舍昼夜，一日当两日干。开公司，办企业，迅速富裕起来。在他的带领下，村里的伙伴们纷纷找到安稳的工作，脱贫致富。可这少年到了中年，却发现身体不行了，去医院检查，居然是不可救治的疾病。从此精神委靡，雄心壮志一落千丈，即便心有余，而体力却不足。

为什么满腔为家乡、为世人做贡献的热忱，却换来如此的结果呢？老中医跟他说，生病起于过用，健康源于有节。

他才回忆自己早年创业，饮食无节，起居无常，生活极不规律。他最为不看重的饮食起居，最后居然成为他事业上最大的绊脚石。

他以为养生保健是老年人的事，年轻人应该拿青春去搏明天，可事实却证明身体的透支是有限度的，无休无止地竭伐，就像开采矿产资源一样，只会提前用完，提前衰老生病。老来疾病都是壮时招的，病后体衰都是少时耗的。

国家的复兴发展最需要的是健康、持久、稳定，而中医最核心的优势就是如何打造能够健康、持久、稳定的身体。

中医修身的学问，将会成为做任何学问的基础；中医的普及传播，将会成为中华文化真正大放光彩的根本。

《礼记·大学》里讲，自天子以至于庶人，一是皆以修身为本。身如果不修，而求家安国富是不可得的。所以我们要做一个身心健康、精神饱满的中国人，才能圆中国梦、中医梦！

（《小郎中学医记》中药篇完结，敬请期待《小郎中学医记》我的大学中医故事篇）